Kohlhammer

Sabine Volkmar

Gerontopsychosomatik und Alterspsychotherapie

Grundlagen und Behandlung aus verhaltenstherapeutischer Sicht

Verlag W. Kohlhammer

1. Auflage 2013

Umschlag: Gestaltungskonzept Peter Horlacher
Gesamtherstellung:
W. Kohlhammer Druckerei GmbH + Co. KG, Stuttgart
Printed in Germany

ISBN 978-3-17-021328-9

Vorwort

Aufgrund des demografischen Wandels ist eine steigende Zahl psychisch Kranker über dem 65. Lebensjahr zu erwarten. In kaum einem anderen Tätigkeitsfeld des Gesundheitswesens haben sich derart gravierende und notwendige Veränderungen vollzogen wie in der Arbeit mit psychisch kranken Menschen. Dennoch stellt die psychotherapeutische Behandlung Älterer ein Außenseiterthema dar, welches von Vorurteilen geprägt ist. Dies hat zur Folge, dass ältere Menschen häufig nicht ausreichend psychotherapeutisch versorgt sind. Die Aufrechterhaltung der körperlichen und psychischen Gesundheit stellt eine Grundbedingung für erfolgreiches Altern dar. So werden in Zukunft immer mehr Psychotherapeuten[1] und Ärzte mit einer wachsenden Anzahl von über 65-jährigen Patienten konfrontiert werden. Deshalb erscheint die Nutzung von psychosomatischer und geriatrischer Fachkompetenz innerhalb eines interdisziplinären Behandlungsansatzes als Erfolg versprechend und innovativ, um den Erhalt bzw. die Wiedererlangung der größtmöglichen Selbständigkeit und Selbstbestimmung im Alter zu erzielen. Systematische wissenschaftliche Forschung konnte zeigen, dass ältere Menschen mindestens genauso erfolgreich psychotherapeutisch behandelt werden können wie jüngere. Dennoch sind gerontopsychosomatische Behandlungskonzepte und Alterspsychotherapie ein bisher wenig beachtetes Thema.

Im vorliegenden Buch werden die Grundlagen der Gerontopsychosomatik und Alterspsychotherapie anhand der wichtigsten Störungsbilder dargestellt. Das Buch versteht sich als Praktikerbuch und gliedert sich zur besseren Anwendbarkeit in drei Teile. Teil I befasst sich mit den Grundlagen der Alterspsychotherapie und Verhaltensmedizin. Ausgehend von der Frage, ob eine spezifische Alterspsychotherapie notwendig ist, werden die Basisstrategien verhaltenstherapeutischen Handelns präsentiert sowie Grundlagen zu Entwicklungstheorien, welche als Ausgangspunkt jeder Therapie gelten sollten, dargestellt. Mit diesem Grundlagenwissen sollte dem interessierten Leser die Umsetzung der therapeutischen Interventionen, welche in Teil II aufgezeigt werden, gelingen. Neben Diagnostikhilfen nach ICD-10, Fallbeispielen, spezifischen und wissenschaftlich fundierten Psychotherapie- und Interventionsformen für ältere Patienten orientiert sich dieser Abschnitt an den gerontopsychologischen Schwerpunktthemen des Alters. Hierdurch kann neben einem störungsspezifischen Vorgehen auch eine themenspezifische Nutzung des Buches gewährleistet werden. Eine einfache Anwendung des Buches ausgehend von bestehenden Belastungsfaktoren hin zu verhaltensthera-

1 Aus Gründen der besseren Lesbarkeit wird im Text durchgehend nur die männliche Form verwendet. Es sind jedoch immer gleichermaßen Frauen und Männer angesprochen.

peutischen Behandlungsansätzen der verschiedenen psychischen Störungen wird ermöglicht. Grundsätzlich beziehen sich die dargestellten Interventionen auf einen verhaltensmedizinischen Ansatz, welcher aber bei der Darstellung der Behandlung von chronischen Depressionen und Posttraumatischen Belastungsstörungen um tiefenpsychologisch geprägte Therapieformen ergänzt wird. Um eine schnelle Umsetzung der therapeutischen Interventionen zu gewährleisten, stehen webbasiert über »ContentPLUS«[2] und in einer Auswahl auch im vorliegenden Buch Arbeitsblätter zur direkten Nutzung im therapeutischen Prozess zur Verfügung. Teil III bietet einen Überblick über bestehende Behandlungskonzepte für ältere Patienten und gibt einen Ausblick für zukünftige Entwicklungen hinsichtlich der Versorgung älterer psychisch kranker Menschen.

Ohne Zweifel kann ein Buch zu diesem sehr spannenden, aber auch komplexen Thema nicht ohne Unterstützung entstehen. Deshalb sei an dieser Stelle Frau Dr. Susanne Daiber, meinen ehemaligen Kollegen und dem interdisziplinären Behandlungsteam der Schön Klinik Bad Staffelstein gedankt, die mir beim Aufbau einer gerontopsychosomatischen Behandlungsstation halfen. Besonderer Dank gilt Frau Dr. Elisabeth Rauh, Chefärztin des Zentrums für Verhaltensmedizin (ZVM) der Schön Klinik Bad Staffelstein, die als Mentorin neben der fachlichen Beratung auch bei disziplinären und emotionalen Grenzerfahrungen beim Schreiben des Buches hilfreich zur Seite stand. Danken möchte ich auch Herrn Stahlschmidt vom Kohlhammer Verlag, der geduldig und unterstützend die Entstehung dieses Buches begleitet hat.

2 Weitere Informationen hierzu finden Sie auf der vorderen Umschlaginnenseite.

Inhalt

Teil III: Alterspsychotherapeutische Behandlungskonzepte

ContentPLUS enthält die folgenden Materialien:

Arbeitsblätter:

Teil I: Grundlagen der Alterspsychotherapie und Verhaltenstherapie

Der Bedarf an psychotherapeutischen Behandlungen älterer Menschen ist groß und wird in den nächsten Jahren aufgrund des fortschreitenden demografischen Wandels weiter ansteigen. Grundsätzlich stellt sich hierbei die Frage, ob bisher bekannte und wirksame therapeutische Verfahren auch für die Behandlung älterer Menschen nutzbar sind. Prinzipiell sind für ältere Patienten keine neuen Psychotherapieverfahren notwendig, dennoch sollte eine Anpassung der Therapiestrategien an die Besonderheiten des Alterns und des Alters erfolgen. Hierfür ist es notwendig, bestehende Therapieverfahren um altersspezifische Entwicklungstheorien zu ergänzen.

Bisherige Publikationen zur Alterspsychotherapie bedienen sich eher psychodynamischen Ansätzen und Interventionsformen. Im Folgenden werden daher die grundlegendsten verhaltenstherapeutischen Techniken vorgestellt. Die Verhaltenstherapie hat bisher drei Entwicklungsphasen durchlaufen. Anfänglich basierte sie auf psychologischen Lerntheorien, welche in einem weiteren Schritt durch die Berücksichtigung von Gedanken und Bewertungen zur Verhaltensänderung erweitert wurde. Die »dritte Welle« stellt die achtsame Akzeptanz des inneren Erlebens in den Vordergrund. Das bedeutet, dass dem verhaltenstherapeutisch orientierten Therapeuten sowohl behaviorale und kognitive als auch achtsamkeitsbasierte Interventionen zur Verfügung stehen. Es ist zu beachten, dass noch nicht für alle Therapiestrategien altersadaptierte Formen zur Verfügung stehen. Im Folgenden sollen die prominentesten verhaltenstherapeutischen Techniken kurz vorgestellt und mögliche Adaptionen für ältere Patienten dargestellt werden.

Zu den behavioralen Behandlungsmethoden zählen Konfrontationsverfahren, Bewältigungstechniken und operante Verfahren. *Konfrontationsverfahren* verfolgen das Ziel, über eine bewusst Auseinandersetzung mit der belastenden/angstauslösenden Situation bei gleichzeitiger Verhinderung von Vermeidungs- und Sicherheitsverhalten (Reaktionsverhinderung) eine Habituation zu erreichen. Diese kann mittels systematischer Desensibilisierung in sensu und in vivo, graduierter Reizkonfrontation sowie Flooding erfolgen. Konfrontationsverfahren werden hauptsächlich bei der Behandlung von Angststörungen und Posttraumatischen Belastungsstörungen eingesetzt. Bei der Durchführung von Expositionen bei älteren Patienten sollte eine reduzierte Intensität der Expositionsstärke sowie ein graduiertes Vorgehen gewählt werden. Deshalb ist in der Therapie auch von einer höheren Anzahl therapeutischer Konfrontationssitzungen auszugehen. Generell besteht bei älteren Menschen eine größere Gefahr der kardiovaskulären Dekompensation während der Exposition. Die subjektive Stärke der Angst sollte deshalb im mittleren Bereich liegen und eine umfassende medizinische Abklärung und Diskussion der auftretenden körperlichen Symptome in einem multiprofessionellen Team erfolgen. Im Rahmen von *Bewältigungsverfahren* können gemeinsam mit dem Patienten Strategien zum Umgang mit belastenden Situationen erarbeitet werden, so dass die dabei auftretenden Emotionen und körperlichen Symptome handhabbar werden. Zu den wichtigsten Vertretern zählen Soziale Kompetenz- wie auch Depressionsbewältigungstrainings. Hierfür gibt es bereits altersadaptierte Versionen (z. B. Hautzinger 2000). *Operante Verfahren* basieren auf dem Konzept der operanten Konditionierung. Erwünschtes Verhalten soll positiv verstärkt werden, unerwünschtes Verhalten hingegen negativ verstärkt und abgebaut werden. Im Rahmen von Depressionsbehandlungen finden operante Techniken zum Beispiel Einsatz beim Aufbau positiver Aktivitäten. Auch Selbständigkeitsinterventionen folgen diesem Prinzip. Zum erfolgreichen Einsatz operanter Methoden sind die Auswahl realistischer und konkreter Ziele sowie die Nutzung von angemessenen Verstärkern erforderlich. Das schrittweise Aufbauen des Zielverhaltens ist notwendig. Angehörige können bei der Durchführung unterstützend die Therapie begleiten und die operanten Verfahren auch im häuslichen Setting einsetzen.

Kognitive Interventionen unterscheiden sich in der Durchführung bei älteren Patienten nicht von denen bei jüngeren. Jedoch findet man altersspezifische dysfunktionale Gedanken, welche teilweise aus der Lebensgeschichte der Patienten ableitbar sind. Zum einen bestehen häufig Einstellungen zur Ein- und Übernahme sowie Ausübung von Rollen, welche oft ihren Ursprung in den in der Kindheit gegenwärtigen Erziehungsgrundsätzen haben (z. B. »Ich muss die Zähne zusammenbeißen und darf keine Schwäche zeigen!«). Auch negative Altersstereotype werden von älteren Patienten berichtet, die psychische Erkrankungen aufrecht erhalten (»Es lohnt sich nicht mehr, für die paar Jahre eine Behandlung zu machen!«). Insbesondere die Wahrnehmung einer eingeschränkten Lebenszeit kann zu einer Nichtaufnahme einer Behandlung führen. Mittels kognitiver Interventionen, welche die aktuellen Überzeugungen zu einer Situation reflektieren (»Welche Argumente sprechen für, welche gegen die Bewertung der Situation?«), können hilfreiche Gedanken gemeinsam mit dem Patienten mittels eines ABC-Modells erarbeitet und die gravierenden Konsequenzen im Bereich der Gefühle, des Verhaltens sowie der körperlichen Verfassung gemindert werden (► **Abb. 1**). Das ABC-Modell der kognitiven Umstrukturierung beinhaltet folgende Ebenen:

- A = Activating event; auslösende Situation
- B = Belief; Bewertung/Kognition
- C = Consequence; Konsequenz (auf der Ebene der Emotion, des Verhaltens und der körperlichen Reaktionen)

Kognitive Interventionen können bei jedem therapeutischen Thema erfolgen. In der Arbeit mit älteren Menschen sollten insbesondere die folgenden Ziele verfolgt werden:

- Erarbeitung von realistischen Zielen und Erwartungen sowie Aufbau einer Therapiemotivation
- Ressourcenerarbeitung, d. h. Erkennen von eigenen Kompetenzen, Fähigkeiten und positiven Erfahrungen im Leben, und Umsetzung von positiven Aktivitäten
- Entkatastrophisierung von negativen Altersstereotypen (z. B. körperliche Veränderungen, eingeschränkte Lebenszeit)

Achtsamkeitsbasierte Behandlungsansätze beinhalten die bewusste und nichtwertende Wahrnehmung des Augenblicks. Generell lassen sich vier verschiedene Achtsamkeitsfertigkeiten benennen:

- Beobachten: Durch eine aufmerksame Beobachtung einer Vielzahl von Reizen wie z. B. Körperempfindungen, Kognitionen, Emotionen, Geräuschen usw. kann eine Reduktion der psychischen Belastung erzielt werden.
- Beschreiben: Die aufmerksam beobachteten Reize werden kurz benannt und beschrieben. Es ist zu beachten, dass dies auf eine nicht-wertende Art und Weise vollzogen wird und ohne konzeptuelle Analyse geschieht.
- Mit Aufmerksamkeit handeln: Ziel ist eine vollständige Beschäftigung mit der aktuellen Tätigkeit (z. B. »wenn ich gehe, dann gehe ich«).
- Akzeptieren: Die Dinge so sein lassen, wie sie sind, stellt die größte Herausforderung beim achtsamen Verhalten und Erleben dar. Voraussetzung ist die nicht-wertende Haltung gegenüber der gegenwärtigen Erfahrung. Automatische Werturteile wie »gut vs. schlecht« dürfen keine Anwendung finden.

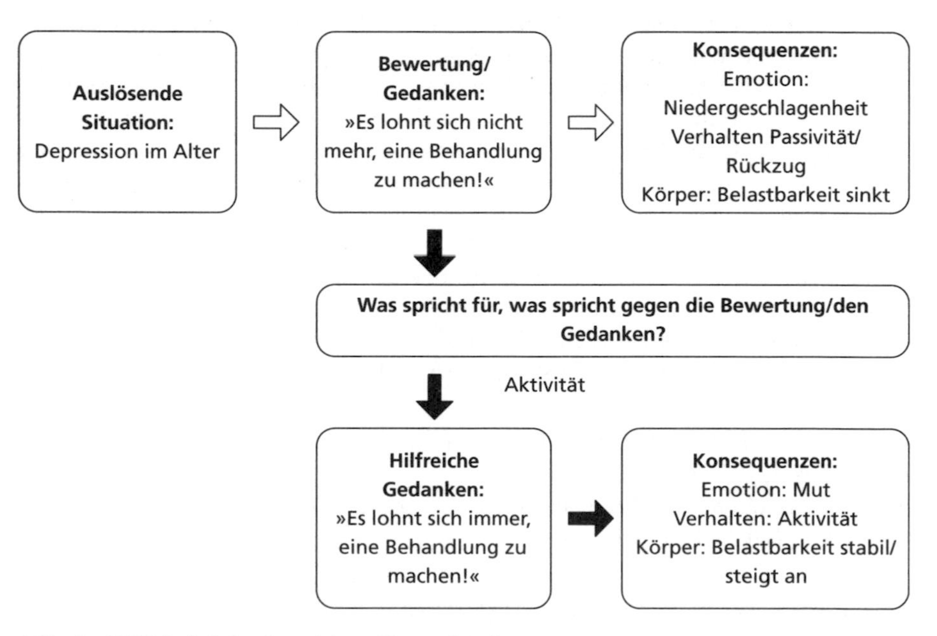

Abb. 1: ABC-Modell der kognitiven Umstrukturierung

Grundsätzlich müssen informelle von formellen Achtsamkeitsübungen unterschieden werden. Während informelle Übungen Alltags- und Routinehandlungen (z. B. Waschen, Treppensteigen) beinhalten, sind formelle Übungen dadurch gekennzeichnet, dass sie regelmäßig während eines festgelegten Zeitraums durchgeführt werden. Prominenteste Vertreter sind die Atemmeditation und der Body-Scan. Generell gilt, dass alle während der Übung auftretenden Empfindungen nichtwertend und akzeptierend wahrgenommen werden. Es ist zu beachten, dass aktuell keine wissenschaftlichen Belege existieren, die eine Veränderung der Aufmerksamkeitsspanne durch die Anwendung von Achtsamkeitsübungen belegen.

Im folgenden Kapitel werden Besonderheiten der Alterspsychotherapie, die aktuelle Versorgungssituation sowie wichtige Alternstheorien dargestellt.

1 Besonderheiten der Alterspsychotherapie

Eine Modifikation bestehender therapeutischer Behandlungskonzepte erscheint in der Arbeit mit älteren Patienten unumgänglich. Körperliche wie auch psychische Alternsveränderungen erfordern in der Regel ein langsameres therapeutisches Vorgehen. Klare Formulierungen und ein langsameres Sprechtempo des Therapeuten können sensorische Alterseinbußen kompensieren. Häufige Wiederholungen der psychotherapeutischen Kernaussagen verfestigen das gemeinsam Erarbeitete. Zudem erscheint es sinnvoll, verkürzte Sitzungen oder Pausen sowie kleinere Gruppensettings anzubieten, um der reduzierten Aufmerksamkeit im Alter Rechnung zu tragen. Weiterhin ist die Darbietung und Umsetzung der therapeutischen Informationen und Interventionen in den verschiedensten sensorischen Modalitäten unumgänglich. Multimodale Instruktionen nach dem Grundsatz »Sagen, zeigen, tun!« sowie der Einsatz von Gedächtnisstrategien und -hilfen können den Therapieverlauf unterstützen. Häufig sind Psychotherapeuten bei älteren Patienten mit sehr weitschweifigen Berichten konfrontiert, welche ursächlich aufgrund fehlender Bezugspersonen im Alltag entstehen. Ein aktives Therapeutenverhalten, welches auf die aktuellen Probleme fokussiert und diese strukturiert, kann Abhilfe schaffen. Um dem alternden Patienten in seiner Gesamtheit gerecht zu werden, ist es auch für Psychotherapeuten unerlässlich, Kenntnisse über die häufigsten körperlichen Erkrankungen und deren Behandlungsstandards zu erlangen. Eine gute interdisziplinäre Zusammenarbeit mit den betreuenden Ärzten des Patienten ist zwingend erforderlich. Weiterhin finden häufig psychotherapeutische Behandlungen bei Älteren in für Psychotherapeuten unkonventionellen Settings (z. B. am Krankenbett, im Seniorenheim) statt. Ein Vorteil in der Behandlung älterer Patienten stellt die Möglichkeit der Nutzung von vorhandenen Ressourcen und Kompetenzen dar (► **Tab. 1**). So kann das eigene Wissen des Patienten über seine Stärken sowie Erfahrungen aus früheren Problemlösungen auf aktuelle Probleme angewendet werden. Hierzu ist es von therapeutischer Seite notwendig, die persönliche Reife und Lebenserfahrung des älteren Patienten anzuerkennen und ihm Respekt auch bei schwersten Behinderungen und Beeinträchtigungen (z. B. Demenz) entgegen zu bringen.

Tab. 1: Hilfreiche Formulierungen zur Ressourcennutzung

Ressourcenaktivierung	• »Was sind Ihre Stärken?« • »Welche Erfolge hatten Sie in Ihrem Leben?«
Transfer	• »Kennen Sie ähnliche Probleme aus früheren Lebensphasen?« • »Was hat Ihnen früher in ähnlichen Lebenslagen geholfen?«

Die Psychotherapeutische Behandlung älterer Menschen sollte zusammenfassend die in ► **Tabelle 2** dargestellten Grundprinzipien berücksichtigen:

Tab. 2: Grundprinzipien psychotherapeutischen Handelns mit Älteren (nach Hirsch 1999, S. 9–16)

Bedenke	... die Probleme älterer Patienten sind immer multipel.
Kenne	... die Phänomene und Besonderheiten des Alters und Alterns.
Beachte	... das Prinzip der minimalen Intervention, d. h. möglichst wenig Abhängigkeit entstehen lassen und die Selbstständigkeit möglichst lange erhalten.
Plane	... zusätzliche, externe Hilfe (z. B. Sozialberatung).
Arbeite	... mit Angehörigen und dem unmittelbaren sozialen Umfeld des Patienten.
Beginne	... bei den vorhandenen Kompetenzen oder Ressourcen.
Fördere	... die sozialen, psychischen und somatischen Kompetenzen.
Informiere	... angemessen über alle geplanten Interventionen und ihren Sinn.
Nütze	... die Lebenserfahrung des Patienten.
Erfahre	..., dass Lernen immer und für jeden möglich ist.
Beachte	..., dass Ältere meist mehr aushalten können, als Therapeuten glauben.
Erkenne	... eigene Gerontophobie und Fehlurteile.
Verringere	... Vorurteile in der Öffentlichkeit.

Grundsätzlich ist zu bedenken, dass die Probleme älterer Menschen immer multipel sind. So liegen häufig neben psychischen Problemen auch körperliche Erkrankungen vor. Dies setzt voraus, dass der Behandler die Phänomene und Besonderheiten des Alters und des Alterns kennt. Prinzipiell sollte die Methode der minimalen Intervention zum Tragen kommen. Das heißt, dass während des therapeutischen Prozesses möglichst wenig Abhängigkeit des Patienten vom Therapeuten entstehen und die Selbständigkeit möglichst lange erhalten werden sollte. Zusätzlich ist es wichtig, bereits zu Behandlungsbeginn weiterführende externe Hilfen (z. B. Sozialberatung) zu planen. Die psychotherapeutische Behandlung sollte zudem bei älteren Patienten Angehörige und das unmittelbare soziale Umfeld einbeziehen. Eine Stärkung vorhandener Kompetenzen und Ressourcen sollte zu Beginn jeder Therapie erfolgen. Im weiteren Behandlungsverlauf ist die Förderung von sozialen, psychischen und somatischen Kompetenzen notwendig. Der ältere Patient ist angemessen über alle geplanten Interventionen und deren Sinn zu informieren. In der Regel sind ältere Patienten innerhalb des therapeutischen Prozesses genauso belastbar wie jüngere. Von einer rein supportiven Gesprächsführung sollte deshalb Abstand genommen werden.

1.1 Psychische und körperliche Alternsprozesse

Psychische und körperliche Alternsprozesse entwickeln sich interindividuell sehr verschieden. Das Alter stellt die Lebensphase dar, in der sich Menschen größtmöglich unterscheiden können. Während manche 70-Jährige noch aktiv am gesellschaftlichen Leben teilnehmen und den »Goldenen Ruhestand« genießen, sind andere Menschen in diesem Alter von Bettlägerigkeit und Pflegebedürftigkeit betroffen. Der Prozess des Alterns wird von den Betroffenen ebenso verschieden wahrgenommen, wie er auch objektiv zu beobachten ist. In diesem Zusammenhang erscheint eine Unterscheidung von normalem, pathologischem und erfolgreichem (optimalem) Altern sinnvoll, wie sie in ▸ **Tabelle 3** dargestellt ist.

Tab. 3: Normales, pathologisches und optimales Altern

Normales Altern	= Alterstypische Einbußen in organisch-somatischen und psychischen Funktionen
Pathologisches Altern	= Auftreten von Krankheiten und von erheblichen Funktionseinschränkungen mit Einbußen an Lebensqualität und Verkürzung der Lebensspanne
Optimales Altern	= Zielzustand eines Lebens mit weitreichender Autonomie, Wohlbefinden und das Erreichen weiterer individuell gesetzter Lebensziele

Dennoch stellt sich die Frage, welche Faktoren Einfluss auf den menschlichen Alternsprozess haben. Neben äußeren Einflussfaktoren (z. B. Stress, toxische Substanzen) spielen letztlich auch intrinsische Faktoren (z. B. Genpool) eine wichtige Rolle (▸ **Abb. 2**).

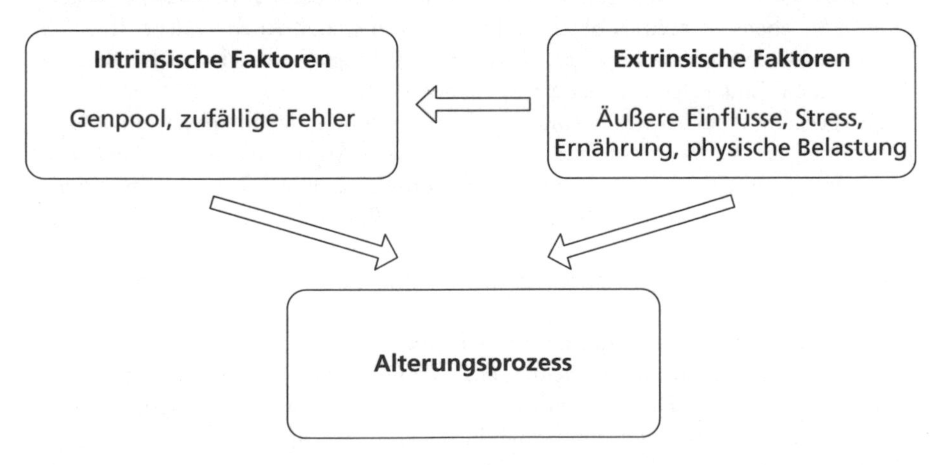

Abb. 2: Alterungsprozess (nach Füsgen 2004, S. 11)

Es wird deutlich, dass sowohl körperliche als auch psychische Veränderungen im Alter Auswirkungen auf den Alterungsprozess haben. Dieser ist von größtmöglicher Individualität gekennzeichnet. Im Folgenden werden häufig auftretende Alternsprozesse hinsichtlich psychischen und körperlichen Funktionen betrachtet.

Körperliche Alternsprozesse führen in der Regel zu erheblichen Funktionseinschränkungen im Alltag des älteren Menschen wie auch zu einem erhöhten Krankheitsrisiko. Dies äußert sich in der typischen Multimorbidität im Alter – dem gleichzeitigen Auftreten von mehreren Erkrankungen, welche wiederum in verschiedenen Organsystemen auftreten können. Häufig handelt es sich hierbei um chronische Erkrankungen. In der Berliner Altersstudie konnte gezeigt werden, dass 96 % der Über-70-Jährigen mindestens eine und 30 % fünf oder mehr internistische, neurologische oder orthopädische Erkrankungen hatten (Steinhagen-Thiessen und Borchelt 1996). Am häufigsten sind behandlungsbedürftige Erkrankungen des kardio- und zerebrovaskulären Systems sowie Erkrankungen des Bewegungsapparates. Die häufigsten somatischen Erkrankungen im Alter sind:

- Osteoarthrosen (z. B. rheumatische Erkrankungen, Polyarthritis) = 32 %
- Herzinsuffizienz-Symptome = 24 %
- Dorsopathien (Rückenschmerzen) = 21 %
- Koronare Herzkrankheit (z. B. Angina pectoris) = 18 %
- Osteoporose = 10 %

Zwar ziehen viele objektiv nachweisbare Krankheiten einen Behandlungsbedarf nach sich, für den Betroffenen steht aber das subjektive Krankheitserleben im Vordergrund. Insbesondere Erkrankungen des Bewegungsapparates sowie (meist chronische) Schmerzzustände haben für den älteren Menschen die größten Folgen hinsichtlich der selbständigen Lebensführung und Mobilität und somit den größten Einfluss auf das subjektive Krankheitserleben. Körperliche Alternsprozesse haben vielfältige funktionelle Konsequenzen, welche in den Bereich der basalen Aktivitäten des Lebens (Activities of Daily Living, ADLs; z. B. Körperpflege, Treppensteigen) und der instrumentellen Aktivitäten des täglichen Lebens (IADLs; z. B. Telefonieren, Einkaufen) gegliedert werden können.

Körperliche Alternsveränderungen treten in den unterschiedlichsten Körperfunktionen auf. Bereits ab etwa dem 30. Lebensjahr kommt es zu einer Reduktion der Nervenleitgeschwindigkeit, des Stoffwechselgrundumsatzes, der maximalen Herzfrequenz, der Muskelkraft, des maximalen Blutlaktatspiegels, der Vitalkapazität und der maximalen Ventilationsrate. Die wichtigsten physiologischen Veränderungen im Alter und ihre Auswirkungen sind detailliert in ▶ **Tabelle 4** dargestellt.

Zu den dargestellten Alternsveränderungen kommen geschlechtsspezifische Unterschiede hinzu. So unterscheiden sich Männer und Frauen hinsichtlich ihrer Lebenserwartung in Deutschland um ca. 6 Jahre. Weiterhin zeigen sich bei Männern und Frauen auch unterschiedliche Krankheitshäufungen von typischen altersabhängigen Erkrankungen (z. B. Demenz, Schlaganfall) wobei ab dem 70. bis 75. Lebensjahr eine Angleichung der Krankheitshäufigkeit erfolgt. Grundsätzlich ist immer im Blick zu halten, dass Altern an sich keine Krankheit ist, sondern eher einen physiologischen Rückbildungsvorgang darstellt. Die dargestellten unvermeidbaren körperlichen Alternsveränderungen im Rahmen des normalen Alterns

Tab. 4: Physiologische Veränderungen im Alter (n. Walter und Schwarz 2001, S. 166ff.)

Organsystem	Altersbedingte Veränderungen	Mögliche Folgen altersbedingter physiologischer Veränderungen
Allgemein	• Zunahme des Körperfetts • Abnahme der Körperflüssigkeit • Abnahme der Muskulatur • Abnahme des Grundstoffwechsels • Abnahme der Temperaturregulation	• Volumen zur Verteilung von fettlöslichen Medikamenten nimmt zu und für wasserlösliche ab; Wirkweise der Medikation ist verändert • Gefahr der Unterkühlung
Sinnesorgane	• Augen: Alterssichtigkeit, Linsentrübung • Ohren: Hochtonverluste	• Verminderte Akkomodation • Erschwerte Wortdiskrimination
Endokrines System	• Beeinträchtigte Glucose-Toleranz • Verringerte Vitamin-D-Absorption und -Aktivierung • Abnahme der Thyroxin-Clearance und -Produktion • Anstieg von Cortison im Blut	• Erhöhter Blutzuckerspiegel bei akuter Erkrankung • Minderung der Knochendichte • Verminderte T4-Dosis bei Hypothyreose erforderlich • Geringerer Glucose-Verbrauch im Gehirn
Respiration	• Abnahme der Lungenelastizität • Zunehmende Steifheit des Brustkorbs	• Ungleichgewicht zwischen Ventilation und Perfusion • Abnehmender Sauerstoffpartialdruck
Kardiovaskuläres System	• Hypertonie • Verzögerte Blutdruckregulation • Geringeres Herzschlagvolumen	• Schwindel (orthostatische Probleme) • Deutliche Herzfrequenzsteigerung bei geringer Belastung
Gastrointestinaltrakt	• Zahnverlust • Verringerung der Geschmacksknospen • Veränderung der Sekretion der Speicheldrüsen, des Magens und des Pankreas	• Problematische Kaufunktion • Gefahr der Fehl- und Mangelernährung
Urogenitaltrakt	• Durstperzeption nimmt ab, Sättigungsperzeption nimmt zu • Reduktion des Tonus und Fassungsvermögens der Harnblase • Glomeruläre Filtrationsrate der Niere nimmt ab, renaler Natriumverlust • Prostatavergrößerung	• Erhöhte Exsikkationsgefahr • Erhöhter Wasserverlust (häufigeres Urinieren, Schwitzen) • Gefahr der Medikamentenintoxikation
Blut- und Immunsystem	• Abnehmende T-Zellen-Funktion • Zunahme von Antikörpern	• Verminderte Immunantwort
Bewegungsapparat	• Reduktion der Skelettmuskulatur • Abnahme der Dehnbarkeit von Bändern, Sehnen und Muskeln • Reduktion des Mineralstoffgehalts der Knochen • Gelenkbeweglichkeit nimmt ab	• Abnahme der Beweglichkeit und Muskelkraft • Erhöhte Anfälligkeit für Frakturen

Organsystem	Altersbedingte Veränderungen	Mögliche Folgen altersbedingter physiologischer Veränderungen
Nervensystem	• Abnahme der Ganglienzellen und Neurotransmitter • Reduktion von Phospholipiden in Zellmembranen • Beeinträchtigung der Rezeptorfunktion	• Erhöhte Aufnahme von schädlichen Substanzen • Glukoseaufnahme ist reduziert
Haut	• Atrophie, Abnahme des subkutanen Fettgewebes • Reduktion und Veränderung des kollagenen Bindegewebes • Verminderte Durchblutung der Lederhaut • Reduktion der Talgdrüsenaktivität	• Verlangsamte Wundheilung • Faltenbildung • Trockene Haut

schränken den gesunden alten Menschen bei der Bewältigung der normalen täglichen Anforderungen in der Regel nicht ein.

Psychische Alternsprozesse lassen sich zum einen in Veränderungen des Denkens und der Gedächtnisfunktionen und andererseits in Veränderungen der Emotion, Motivation und interpersonalen Fähigkeiten untergliedern. Normales Altern ist mit einem altersbedingten kognitiven Abbau verbunden, welche sich in visuell-räumlichen Fähigkeiten, Gedächtnisfunktionen, Exekutivfunktionen, Sprache und Denken bemerkbar machen. So beinhaltet das DSM-IV die Kategorie des *Altersbedingten kognitiven Abbaus* (ICD-10: R41.8), welche auf ältere Menschen zutrifft, die über subjektive kognitive Probleme klagen, welche nicht durch eine spezifische psychische oder neurologische Störung erklärt werden können. Dennoch ist zu beachten, dass der Bereich zwischen nichtpathologischen kognitiven Beeinträchtigungen und Demenzen fließend ist. In den letzten Jahren hat sich deshalb das Konzept des Mild Cognitive Impairement (MCI) etabliert (▸ **Kap. 9.1**). Die bisher präsentierten Alternsveränderungen resultierten in einer Reduktion früherer Funktionen. Im Bereich der Emotion, Motivation und interpersonalen Fähigkeiten trifft dies grundsätzlich nicht zu, da sie häufig eine wesentliche Ressource im Alter darstellen und mit positiven Veränderungen verbunden sind (Forstmeier et al. 2005). Hinsichtlich Emotionen kann festgehalten werden, dass sowohl in jüngeren wie auch im späteren Erwachsenenalter positive Emotionen gegenüber negativen überwiegen. Weiterhin wird der emotionale Ausdruck von negativen Gefühlen mit dem Alter seltener. Positive Gefühle bleiben hingegen stabil und werden genauso wie in jüngeren Lebensphasen geäußert. Grundsätzlich ist ein Anstieg der Lebenszufriedenheit und des Selbstwerterlebens mit zunehmendem Alter zu verzeichnen, jedoch ist ab etwa dem 70. Lebensjahr ein Rückgang der Lebenszufriedenheit zu beobachten. Hinsichtlich motivationaler Aspekte des Alterns lässt sich feststellen, dass internale Kontrollüberzeugungen im Alter stabil bleiben, wohingegen externale zunehmen. Die Motivation, neue Lebenserfahrungen zu machen, nimmt im Alter ab, die Suche nach emotionaler Bedeutung im Leben hingegen zu. Eine optimistische Selbstwirksamkeitserwartung bleibt erhalten, solange sich der ältere Mensch hinsichtlich seiner Leistungsfähigkeit nicht mit jüngeren Menschen, sondern mit Personen im selben Alter vergleicht. Hinsichtlich der Motivation gibt es ebenfalls geschlechtsspezifische Unterschiede. So nimmt bei Frauen das Leistungs- und Beziehungsmotiv im Alter deutlich ab, das Machtmotiv verändert sich hingegen nicht. Bei Männern ist im Gegensatz dazu eine Reduktion des Leistungs- und Machtmotivs zu verzeichnen, das Beziehungsmotiv ist hiervon nicht betroffen. Auch hinsichtlich der Volition können Alternsprozesse beobachtet werden. Ältere Menschen haben bessere selbstregulatorische Fähigkeiten und können ihre Emotionen besser kontrollieren als Jüngere. Weiterhin entwickelt sich im Alter die Fähigkeit einer flexiblen Zielanpassung, was mit einer Abnahme der hartnäckigen Zielverfolgung einhergeht. Im Bereich der interpersonalen Fähigkeiten zeigt sich mit zunehmendem Alter eine Steigerung von altruistischem Verhalten und sozialer Verantwortung, welche aber in sehr hohem Alter wieder abnimmt. Des Weiteren scheint die Vergebungsbereitschaft bei älteren Menschen größer zu sein als bei Jüngeren. Auch wenn im Alter die Gesamtgröße des sozialen Netzwerks abnimmt, werden soziale Beziehungen im Alter häufig als enger, emotionaler und befriedigender erlebt als in jüngeren Lebensphasen. Generell zeigen ältere Paare ein geringeres Risiko für Konflikte, auch werden diese in der Regel weniger emotional negativ gelöst. Personen mit großen psychischen Ressourcen weisen im Allgemeinen eine bessere körperliche und psychische Gesundheit, eine bessere Stressbewältigungsfähigkeit, zufriedenere soziale Beziehungen und eine größere Lebenszufriedenheit auf (Forstmeier et al. 2005). Im Alter ist zudem eine Zunahme von reiferen Bewältigungsstrategien (Ernstnehmen und Uminterpretation) und eine Abnahme von unreifen (Externalisierung und Projektion) zu beobachten (Diehl et al. 1996). In ► **Tabelle 5** sind Bewältigungsstile (Staudinger et al. 1999) dargestellt, welche insbesondere bei älteren Menschen wirksam werden.

Tab. 5: Bewältigungsstile älterer Menschen

Häufigste Bewältigungsstile	Seltenste Bewältigungsstile
• Vergleich mit früher • Wunsch nach Information • Vergleich mit anderen → Anknüpfungspunkt für Alterspsychotherapie	• Verantwortung abgeben • Sinnverlust konstatieren • Laufenlassen

Zusammenfassend kann festgehalten werden, dass trotz körperlichen und psychischen Veränderungen im Alter, welche häufig mit alterstypischen negativen Lebensereignissen (z. B. Tod des Partners) einhergehen, das subjektive Wohlbefinden auch im Alter stabil bleibt und erst im sehr hohen Alter abnimmt. Dieses »Wohlbefindensparadox« kann durch die dargestellten psychischen Ressourcen, welche im Alter entstehen, sowie der erlebten Bewältigungs- und Lebenserfahrung erklärt werden. Einen weiteren Einfluss auf das erlebte Wohlbefinden im Alter können temporale und soziale Abwärtsvergleiche haben, welche jedoch durch psychische als auch körperliche Erkrankungen begrenzt werden können. Prinzipiell liegt häufig neben der bereits beschriebenen Multimorbidität im Alter auch eine

Komorbidität von psychischen und körperlichen Erkrankungen vor, da sich körperliche und psychische Prozesse wechselseitig beeinflussen. Insbesondere körperliche Erkrankungen, welche sich in funktionellen Einschränkungen zeigen, erhöhen die Wahrscheinlichkeit, zusätzlich eine psychische Erkrankung zu entwickeln. Andererseits können aber auch psychische Störungen das Risiko für körperliche Funktionseinschränkungen erhöhen.

Grundsätzlich werden bei der Gesundheitsentwicklung im Alter zwei Thesen diskutiert: Die *Medikalisierungsthese* bringt zum Ausdruck, dass vor dem Hintergrund der steigenden Lebenserwartung die Gesamtmorbidität zunimmt. Im Gegenzug beschreibt die *Kompressionsthese*, dass eine Verschiebung der Morbiditätsanfälligkeit in die letzten Lebensjahre erfolgen wird. Diese These hätte zur Folge, dass dem älteren Menschen mehr gesunde Lebensjahre zu Verfügung stehen.

1.2 Problempräsentation

Bei älteren Patienten bestehen häufig Ängste gegenüber einer psychotherapeutischen Behandlung. Zu tief sitzen Erziehungsgrundsätze und gesellschaftliche Normen aus Kindheit und Jugend, welche eine Selbstöffnung und den Ausdruck von Emotionen verhindern. Psychisch krank zu sein wird häufig mit »Ich bin verrückt!« gleichgesetzt, was zu einer Tabuisierung und Bagatellisierung von seelischen Beeinträchtigungen im Alter führt. Deshalb kommt es häufig vor – und ist auch nicht verwunderlich –, dass ältere Menschen im psychotherapeutischen Erstgespräch ausschließlich körperliche Symptome berichten. Ein gezieltes Nachfragen nach psychischen Symptomen ist während der Anamneseerhebung unbedingt erforderlich. Grundsätzlich ist davon auszugehen, dass es älteren Menschen sehr schwerfällt Gefühle zu zeigen und diese zu benennen. Dies hat zur Folge, dass negative Gefühle häufig bagatellisiert und somit nicht berichtet oder verneint werden. Psychische Probleme gehen bei älteren Patienten oft mit Schuldgefühlen einher, welche sich in dysfunktionalen Gedanken widerspiegeln (»Ich habe versagt!«). Die hieraus resultierende Scham führt vielmals zu einem Rückzug im therapeutischen Gespräch. Nur ein aktives therapeutisches Vorgehen kann dem Patienten die notwendige Selbstöffnung und Reflexion seiner Probleme ermöglichen. Teilweise werden Probleme auch sehr weitschweifig präsentiert, so dass für den Therapeuten anfänglich nicht erkennbar ist, welches Thema das aktuelle Anliegen des Patienten ist bzw. den größten Leidensdruck erzeugt. Ein aktives Gesprächsverhalten auf Seiten des Therapeuten sowie der Einsatz von Strukturierungshilfen (z. B. hierarchisch geordnete Liste der Probleme) können hierbei hilfreich sein und die Therapieplanung erleichtern.

1.3 Behandlungsmotivation

Wie oben erwähnt, liegen bei älteren Menschen häufig große Bedenken hinsichtlich einer psychotherapeutischen Behandlung vor. Deshalb ist beim Erstkontakt mit dem Patienten die Klärung folgender Fragen dringend indiziert:

- Weshalb kommt der Patient jetzt in Therapie?
- Weshalb kommt die Person zu mir?

Ein Großteil der älteren Patienten hat entweder keine oder nur wenig therapeutische Vorerfahrung, so dass die Erwartungen an die psychotherapeutische Behandlung sehr unterschiedlich sind. Weiterhin sollte beachtet werden, dass die Lösung von persönlichen Problemen bei Älteren eher als eine Frage des Willens und der eigenen Disziplin gesehen wird. Bei ca. 40 % der Patienten liegt eine eher ablehnende und skeptische Haltung gegenüber Psychotherapie vor. Während ein Teil der Patienten im Sinne eines »letzten Behandlungsversuchs« von Angehörigen oder Ärzten zum Therapeuten geschickt werden, stellt für andere der Therapeut den Ersatz für den fehlenden Gesprächspartner im häuslichen Setting dar. Beide Zugangswege zur Therapie lassen sicherlich eine gewisse Behandlungsmotivation bei dem Patienten erkennen, jedoch ist häufig der Aufbau einer Veränderungsmotivation für eine erfolgreiche psychotherapeutische Behandlung unerlässlich. Hierbei stellen insbesondere die Klärung von konkreten und realistischen Therapiezielen und Psychoedukation zum jeweiligen Störungsbild die wichtigsten Bausteine dar. Die Entscheidung für einen neuen (Lebens-)Weg ist die Basis für den individuellen Therapieerfolg. Hierbei ist insbesondere zu bedenken, dass jeder Mensch sich entsprechend seiner persönlichen Stärken und Schwächen, also auch hinsichtlich seiner psychischen Erkrankung, einrichtet. Dieses Verhalten ist durchaus sinnvoll, da es ein Überleben mit der Erkrankung ermöglicht. Deshalb empfiehlt es sich, sowohl Vor- und Nachteile der Erkrankung als auch einer Besserung der Symptome mit dem Patienten zu diskutieren.

1.4 Therapieziele

Die Therapieziele des älteren Patienten lassen sich häufig aus der Frage nach dem Anlass für das Aufsuchen eines Therapeuten eruieren. So ist es nicht verwunderlich, dass ein Großteil der älteren Patienten sehr konkrete Zielsetzungen an die Therapie hat. Typische Formulierungen der Patienten sind:

- »Ich möchte weniger Weinen.«
- »Ich möchte über den Tod meines Ehemannes besser hinwegkommen.«
- »Ich möchte weniger alleine sein.«

Generell stehen im Alter Therapieziele, welche das subjektive Wohlbefinden, die Verbesserung der sozialen Beziehungen, die Erhaltung der Selbständigkeit mit Wiedererlangung der Funktionsfähigkeit implizieren, im Vordergrund. Grundsätzlich sollte eine Neuordnung der bestehenden Belastungsfaktoren und der daraus resultierenden Therapiezielen zu Behandlungsbeginn erfolgen. Hierbei kann (► **Arbeitsblatt 1**) hilfreich sein.

Symptomreduktion	Subjektives Wohlbefinden
körperliche Symptome:	Selbständigkeit (ADL – Hobbys):
psychische Symptome:	zwischenmenschliche Beziehungen:

Arbeitsblatt 1: Strukturierung der Belastungsfaktoren und abgeleitete Therapieziele

In einem weiteren Schritt ist zu prüfen, ob die von den Patienten angegebenen Therapieziele folgenden Prinzipien entsprechen:

- realistisch: Viele Patienten neigen dazu, sich zu hohe therapeutische Ziele zu stecken, was zur Folge hat, dass kleinere positive Veränderungen nicht wahrgenommen werden. Dies kann zu einer Aufrechterhaltung oder Verschlechterung der psychischen Symptome führen. Die Vorteile eines Vorgehens nach dem »Prinzip der kleinen Schritte« sollten dem Patienten deutlich gemacht werden. Bei älteren Patienten ist zudem zu beachten, dass z. B. körperliche Alternsveränderungen nicht veränderbar sind. Zu große/schwere Therapieziele führen nicht nur beim Patienten, sondern auch beim Therapeuten zu Frustration.
- konkret: Das Erreichen von Therapiezielen kann nur überprüft werden, wenn diese ausreichend konkret formuliert sind. Ziele wie »Mir soll es besser gehen.« sind zu pauschal und unspezifisch. Eine Operationalisierung solcher Therapieziele ist erforderlich, um Therapiefortschritte ausreichend sichtbar zu machen

(»Mir geht es besser, wenn ich es schaffe, einmal pro Woche spazieren zu gehen.«).
- autonome Erreichbarkeit: Therapieziele sollten prinzipiell aus eigener Kraft erreichbar sein. Neben der Erhöhung der Selbstwirksamkeitserwartung bleibt hierdurch auch die Selbständigkeit im Alter erhalten.

In ▶ **Tabelle 6** sind mögliche Formulierungen für die Erarbeitung von Therapiezielen benannt.

Tab. 6: Formulierungen für die Erarbeitung von Therapiezielen

allgemein	• »Wie kann ich Ihnen helfen?« • »Was müsste sich verändern/anders sein, damit Sie mit Ihrem Leben zufrieden sind?« • »Nehmen wir an, die Therapie verläuft gut. Was wird das Beste sein, was unter den gegebenen Umständen zu erreichen sein wird?«
konkret	• »Gab es Zeiten, in denen Sie weniger verzweifelt waren? Was war da anders?« • »Was heißt/bedeutet, dass Sie ... (antriebsarm) sind. Was würden Sie mit mehr ... (Antrieb) machen?« • Wunderfrage: »Stellen Sie sich vor, heute Nacht, während Sie schlafen, geschieht ein Wunder und die Probleme, die Sie in die Therapie geführt haben, sind plötzlich gelöst. Da Sie geschlafen haben, können Sie nicht wissen, dass das Wunder geschehen ist. Wenn Sie am nächsten Morgen aufwachen, was fällt Ihnen als erstes auf? Was wäre anders? Was würden Sie tun? Welche Gedanken und Gefühle hätten Sie? Wie sähe ihr Tagesablauf aus?«

Nach der Erarbeitung diverser Therapieziele ist es sinnvoll, diese hierarchisch nach dem »Prinzip der kleinen Schritte« und ihrer Relevanz für die aktuelle therapeutische Behandlung zu ordnen. Hilfreich erscheint hier eine Unterteilung in kurzfristige, mittelfristige und langfristige (Lebens-)Ziele. Diese können auch den unterschiedlichen therapeutischen Behandlungssettings zugeordnet werden (▶ **Arbeitsblatt 2**). Grundsätzlich empfiehlt es sich, vor dem eigentlichen Behandlungsbeginn auch mögliche Verschlechterungen des psychischen und körperlichen Zustands des Patienten aus dessen Sicht zu thematisieren.

Die Besprechung und Erarbeitung von Therapiezielen kann umgehend in erste therapeutische Hausaufgaben führen (z. B. das Führen eines Schmerz- oder Befindlichkeitstagebuchs).

Eine weitere Methode zur Erarbeitung von Therapiezielen ist der Einsatz von Skalierungsfragen. Dieses sehr lösungsorientierte Vorgehen bietet sich insbesondere bei älteren Patienten an, denen es sehr schwer fällt, ihre psychische Symptomatik zu berichten. Der Patient wird bei dieser Methode aufgefordert, eine Einschätzung seines gegenwärtigen Befindens auf Skalen zu geben wie sie in ▶ **Arbeitsblatt 3** dargestellt sind.

Alle Skalen dienen dazu, die nächsten Veränderungsschritte besser konkretisieren zu können. Ein Patient schätzt sich auf den jeweiligen Skalen ein und wird gefragt, was beim nächst höheren Wert anders wäre. Die Energie-Skala gibt dem Therapeuten die Möglichkeit, das aktuelle Veränderungspotenzial des Patienten zu

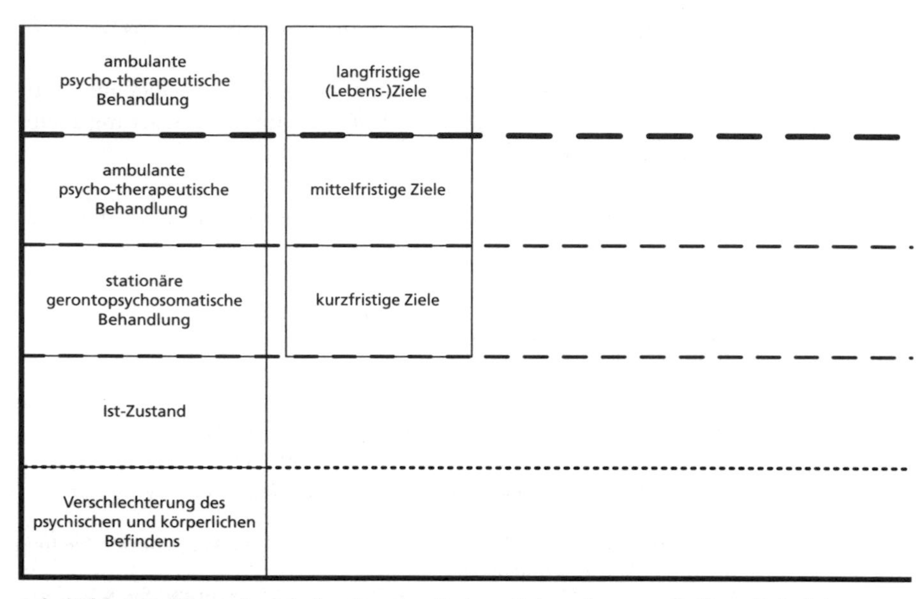

Arbeitsblatt 2: Therapieziele im therapeutischen Behandlungsverlauf am Beispiel Depression

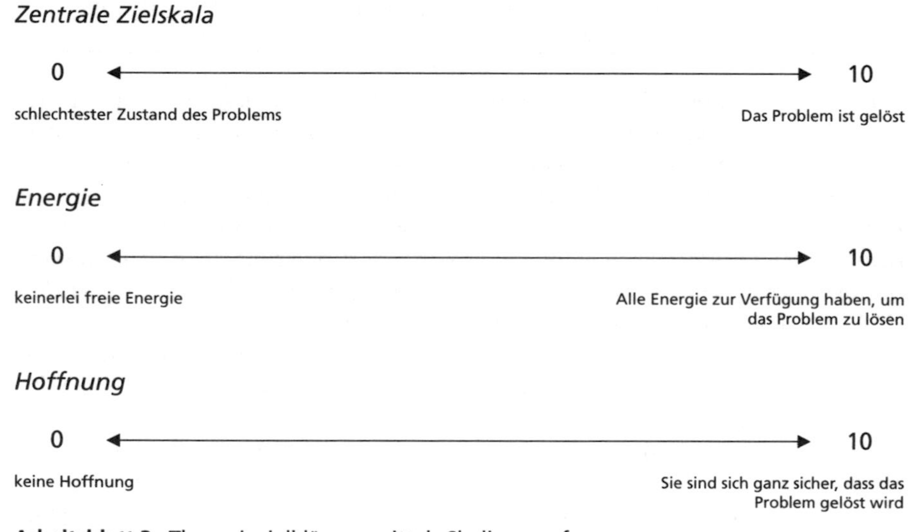

Arbeitsblatt 3: Therapiezielklärung mittels Skalierungsfragen

verstehen und hierdurch Überforderungssituationen (z. B. in Form von zu schweren therapeutischen Hausaufgaben) zu vermeiden.

Ist aufgrund der gegenwärtigen Belastungen des Patienten der Blick hinsichtlich Veränderungen (noch) nicht möglich, können Fragen nach den aktuellen Bewältigungsstrategien (»Wie bewältigen Sie zur Zeit die Situation? Was haben Sie bisher getan, damit sich Ihre Situation nicht weiter verschlechtert?«) angemessen sein.

Zusammenfassend kann festgehalten werden, dass eine detaillierte Besprechung der Therapieziele auf Seiten des Therapeuten zu einem besseren Verständnis der Situation des Patienten, einer Strukturierung des Behandlungsverlaufs und dessen ständiger Evaluation führt. Häufig stellt die Definition der Ziele eine erste wirksame Intervention im therapeutischen Prozess dar, wodurch eine erste Symptomreduktion seitens des Patienten zu verzeichnen ist und eine Festigung der Therapiemotivation erreicht werden kann. Weiterhin erhält der Patient erste Informationen zum Behandlungsverlauf und seiner Erkrankung.

1.5 Alternde und ihre jüngeren Helfer

Der Aufbau einer tragfähigen therapeutischen Beziehung stellt bei allen psychotherapeutischen Verfahren den wichtigsten Wirkfaktor für eine erfolgreiche Behandlung dar. Eine besondere Schwierigkeit in der Behandlung Älterer resultiert aus der besonderen Psychodynamik der Therapeut-Klient-Beziehung, die auf den Altersunterschied (jüngerer Therapeut – älterer Patient) abhebt und als »umgekehrte Übertragungskonstellation« bezeichnet wird. Unbewusst überträgt der ältere Patient auf den jüngeren Therapeuten schützende Elternbilder und möchte bewusst nicht mit ihm als aus seiner Sicht »Lebensunerfahrenen« seine Probleme besprechen. Dieser Umstand erfordert vom Therapeuten, sich bei der Behandlung von älteren Patienten auf diese Besonderheiten einzustellen. Weiterhin ist eine Auseinandersetzung des Therapeuten mit seinen persönlichen Vorstellungen von Alter, Tod und Sterben, mit eigenen Ängsten und Abwehrreaktionen sowie mit der begrenzten Lebenszeit dieser Patientengruppe sehr wichtig, um die häufig bestehende »Gerontophobie« zu lindern. Therapeuten müssen daher die Kapazität besitzen, sich ihrer eigenen Gefühle über die zweite Lebenshälfte nicht nur bewusst zu sein, sondern sie auch zu verstehen (Garner 2003). Der Therapeut kann sich auch in der Rolle als Kind sehen, und es können unangenehme Gefühle zu eigenen älteren Familienmitgliedern ausgelöst werden und ungeklärte Konflikte aktualisiert werden. Angst vor der Störung ihrer eigenen Identität als Therapeut und das Aufkommen von starken emotionalen Kräften kann furchterregend auf Therapeuten wirken (Hirsch 1990, Zank 2002). Basis für eine tragfähige therapeutische Beziehung und eine erfolgreiche psychotherapeutische Behandlung älterer Patienten stellen die folgenden Punkte dar:

- Grundüberzeugung, dass Psychotherapie im Alter sinnvoll ist
- Interesse an der Lebenssituation älterer Menschen
- Respekt vor der Lebenserfahrung und Lebensleistung älterer Menschen
- Versöhnung mit nicht veränderbaren Tatsachen des Alters (z. B. Tod und Sterben)
- Medizinische Kenntnisse

Weiterhin stellt die Berücksichtigung von Generationsunterschieden hinsichtlich verschiedener Lebenserfahrungen (z. B. Kriege und Notzeiten) und Wertvorstellungen eine wichtige Arbeitsgrundlage dar.

1.6 Diskriminierung älterer Menschen – Ageism

Die Diskriminierung älterer Menschen wird häufig übersehen, kann aber für das therapeutische Arbeiten mit dieser Patientengruppe von Bedeutung sein. In der Literatur wurde die Diskriminierung Älterer erstmals von Butler (1969) durch den Begriff Ageism definiert als »prejudice by one age group toward other age groups« (Butler 1969, S. 243). In Deutschland erscheint der Begriff Ageism erstmalig zu Beginn der 1990er Jahre in Publikationen zur Alternsforschung. So sieht Illhardt (1995, S. 9) Ageism als positive oder negative Fixierung der Perspektive gegenüber den Älteren und beschreibt dies wie folgt:

- »als Schwierigkeit, die Perspektive des Betroffenen wahrzunehmen,
- als die geschichtlich gewachsene, nur schwach kaschierte, aber immer noch tabuisierte Aversion oder sogar Aggression gegen alte Menschen und
- als unrealistische Wahrnehmung der Lebenswelt alter Menschen«.

Ageism beschreibt also die subjektiven Erfahrungen, die uns durch die Meinung der Öffentlichkeit im Hinblick auf den Generationenkonflikt impliziert werden. So wird das höhere Lebensalter häufig mit Krankheit, Behinderung, Angst vor Abhängigkeit, Nutzlosigkeit und Tod gleichgesetzt. Dies kann zur Folge haben, dass nur unzureichende finanzielle Mittel für die Behandlung psychischer Erkrankungen im Alter zur Verfügung gestellt werden. Während bis in die 1930er und 1940er Jahre das Alter eher mit negativen Eigenschaften belastet war und somit das Konzept des »negativen Ageism« im Vordergrund stand, begann mit dem Einsetzen des Wirtschaftswachstums ein Sinneswandel hin zum positiven Altern. Gleichzeitig wurde zudem den physischen, psychischen, sozialen und ökonomischen Problemen des Alterns besondere Beachtung geschenkt, so dass eine ganze Reihe von altenspezifischen Maßnahmen und Einrichtungen entstanden. Kritiker sind nun der Meinung, dass ältere Menschen heutzutage nicht mehr in dem Ausmaß wie früher von ökonomischen Einschränkungen betroffen sind und auch eine deutliche Verbesserung der Versorgung in medizinischen und psychologischen Disziplinen im Vergleich zu früher gegeben ist. Hierdurch kann die Einschätzung entstehen, dass spezielle altenspezifische Maßnahmen nicht mehr notwendig seien und diese eine Diskriminierung hinsichtlich jüngerer Bevölkerungsschichten darstelle. Diese vermeintliche Bevorteilung der Älteren und Benachteiligung der Jüngeren ist gleichbedeutend mit Palmors (1999) Konzept des »positiven Ageism«. Für eine differenzierte Betrachtungsweise über das höhere Lebensalter werden im Folgenden verbreitete Mythen und Stereotype beschrieben und hinsichtlich des aktuellen Forschungsstands diskutiert.

Eine weitverbreitete Annahme über das höhere Lebensalter ist, dass das Alter mit physischen Erkrankungen einhergeht. Selbstverständlich konnten wissenschaftliche Befunde zeigen, dass Alternsprozesse mit einer erhöhten Vulnerabilität für Krankheiten verbunden sind. Allerdings gilt es zu bedenken, dass die Mehrheit der 60 bis 70 Jahre alten Menschen gesund sind (Rowe und Kahn 1998). Generell sollte an dieser Stelle diskutiert werden, wie Gesundheit definiert ist, denn auch wenn viele ältere Menschen von Multimorbidität betroffen sind, sind über 85 % der über 65-Jährigen gesund genug, um den Aktivitäten des täglichen Lebens nachkommen zu können (Weiner et al. 1990). Auch wenn der Anteil chronischer Erkrankung mit zunehmendem Alter steigt, haben Ältere nur etwa halb so viele akute Erkrankungen wie jüngere Personen (National Safety Council 1990). Es bleibt also festzuhalten, dass Multimorbidität und Krankheit natürlich ein Thema im Alter sind, dennoch wird die höhere Rate chronischer Erkrankungen im Alter durch das seltenere Auftreten von akuten Erkrankungen, Verletzungen und Unfällen ausgeglichen. Physische Krankheiten sind somit ein wichtiger Lebensbestandteil in jedem Lebensalter.

Ähnliche Annahmen zu steigenden Prävalenzen im Alter liegen auch für psychische Erkrankungen vor. Hierbei ist anzumerken, dass psychische Erkrankungen kein Indiz für ein höheres Lebensalter sind, da die Prävalenzraten in der jüngeren wie auch in der älteren Bevölkerung nahezu identisch sind. Es gilt zu beachten, dass sich lediglich die Art der psychischen Erkrankungen mit zunehmendem Alter verändern. So stehen im höheren Lebensalter insbesondere Demenzen im Vordergrund.

Hieraus ergeben sich direkt als weitere Altersstereotype der kognitive Abbau und demenzielle Erkrankungen im Alter. Bei der Betrachtung der kognitiven Entwicklung im Alter ist zwischen normalem vs. pathologischem kognitivem Alter zu unterscheiden. Der normale Kognitionsabbau im Alter ist nicht mit einer Demenz gleichzusetzen. Generell liegt die Prävalenz für demenzielle Erkrankungen bei über 65-Jährigen bei 7,2 % (Bickel 1999). Die Annahme des unvermeidbaren kognitiven Abbaus im Alter kann dazu führen, dass eine adäquate psychologische und medizinische Versorgung und Differenzialdiagnostik verwehrt bleibt.

Aus den oben dargestellten negativen Annahmen über das Alter schließen viele jüngere Menschen, dass Ältere nutzlos für die Gesellschaft sind, da sie nicht in der Lage sind, aktiv am Erwerbs- und Arbeitsleben teilzunehmen. Es ist jedoch erwiesen, dass ältere Menschen unter den heutigen Arbeitsbedingungen die gleiche Leistungsfähigkeit erbringen können wie jüngere. Nur wenn die Geschwindigkeit der Ausführung und die Akkuratheit der Bewegung bei der Ausübung der Arbeit von großer Bedeutung sind, nimmt die Arbeitsleistung im Alter ab (Rix 1995). Dass ältere Menschen durchaus gewillt sind, einer Tätigkeit nachzugehen, kann am Beispiel von bürgerschaftlichen Engagements gezeigt werden. Dieses nimmt erst ab dem 75. Lebensjahr deutlich ab (Menning 2004).

Alter und Einsamkeit sind in den Alltagsvorstellungen jüngerer Menschen häufig eng miteinander verbunden. Dies ist auch nicht unbegründet, da mit zunehmendem Lebensalter die Wahrscheinlichkeit steigt, den Tod eines Menschen zu erleben. Es ist zudem wissenschaftlich gut belegt, dass ältere Menschen weniger soziale Kontakte und Beziehungen haben als Jüngere (Lang und Carstensen 1998). Es stellt sich aber die Frage, ob dies gleichbedeutend mit einer Zunahme der sozialen Isolation ist. Vor dem Hintergrund, dass Veränderungen der sozialen Kontexte und Beziehungen im Alter häufig von den Älteren aktiv herbeigeführt werden (Lang und Carstensen 1998) sollte auch bedacht werden, dass sich ältere Menschen in ihren Beziehungen verstärkt an emotionalen Inhalten orientieren und somit die Qualität der bestehenden Freundschaften als besser eingestuft wird als bei jüngeren Menschen (Lang 1998).

Eine weitere Annahme über ältere Menschen bezieht sich auf ihre finanzielle Situation. So besteht zum einen die Meinung, dass Ältere häufiger von Armut betroffen sind, andererseits wird häufig von den reichen Alten gesprochen. In Deutschland gibt es verschiedene Alterssicherungssysteme. Durch die deutsche Alterssicherungspolitik ist der Anteil von Altenhaushalten, die in Einkommensarmut leben, deutlich gesunken. So sind ältere Menschen nur unterdurchschnittlich in der Gruppe der Armen vertreten. Es ist aber zu bedenken, dass die Armutsrisikoquote der älteren Einpersonenhaushalte überdurchschnittlich ist (Becker und Hauser 2004). Von Armut im Alter sind insbesondere alleinstehende Frauen betroffen.

Es wird deutlich, dass eine Vielzahl negativer Grundüberzeugungen über das Alter existiert. Da diese die therapeutische Beziehung beeinflussen können, sollte sie immer in Hinblick darauf kritisch reflektiert werden.

2 Versorgungssituation

Etwa 25 % der über 65-Jährigen leiden unter psychischen Störungen, jedoch suchen sie nur selten eine psychotherapeutische Behandlung auf. In Studien zur psychotherapeutischen Versorgung waren meist weniger als 1 % der Patienten 65 Jahre und älter (z. B. Aroldt und Schmidt 1990). Dieses offensichtliche Versorgungsdefizit wird auch durch Statistiken der Gmünder Ersatzkasse aus dem Jahr 2007 (GEK-Report 2007; ▸ **Abb. 3**) gestützt.

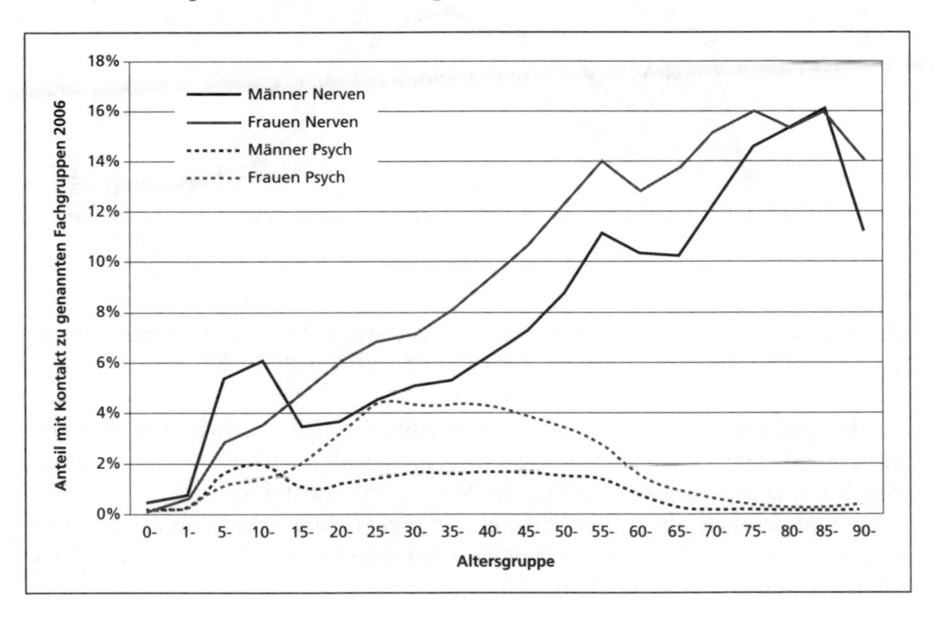

Abb. 3: Behandlungsraten Nervenärzte und Psychotherapeuten (GEK-Report 2007, S. 74)

Nervenärzte (Neurologen, Psychiater) werden laut GEK-Report 2007 mit steigendem Alter bis etwa zum 80. Lebensjahr tendenziell zunehmend häufiger kontaktiert. Es wird deutlich, dass nach Vollendung des 75. Lebensjahrs verhaltens- oder psychotherapeutische Behandlungen bei beiden Geschlechtern ausgesprochen selten sind. ▸ **Abbildung 4** verdeutlicht zudem, dass Psychotherapien in unterschiedlichen Altersgruppen mit unterschiedlicher Häufigkeit beantragt bzw. genehmigt werden. Auch wenn die Bewilligung von Psychotherapien im Jahr 2006 im Vergleich zu 2000 merklich angestiegen ist, fällt auf, dass spätestens ab dem 60. Lebensjahr die Häufigkeit der Genehmigung von Psychotherapien bei beiden

Geschlechtern erheblich sinkt. Ab einem Alter von 75 Jahren werden vermutlich Psychotherapien nur entsprechend selten beantragt und wahrscheinlich auch bewilligt.

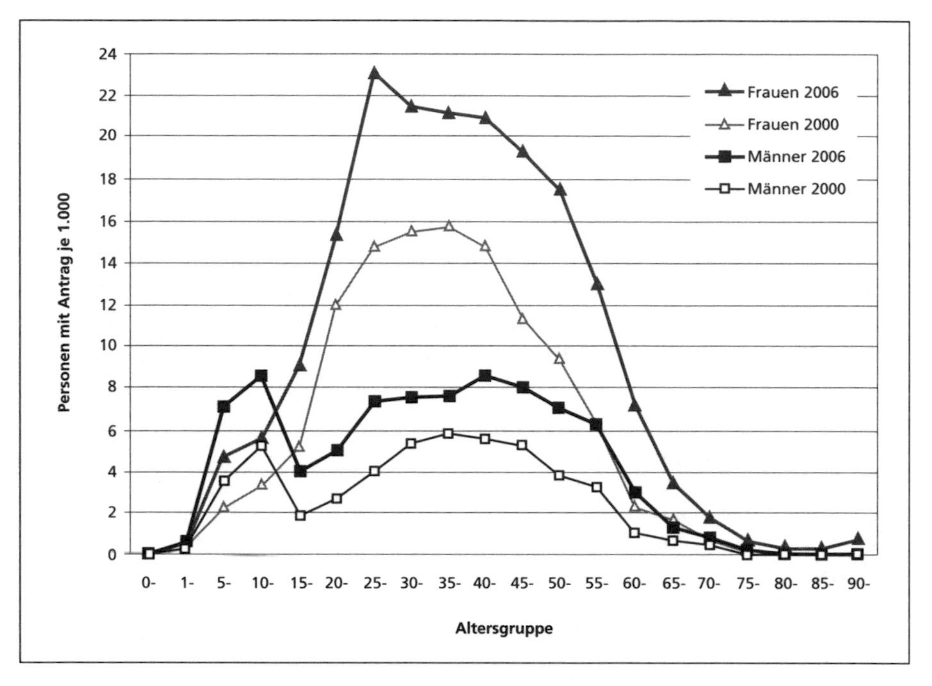

Abb. 4: Geschlechts- und altersspezifische Bevölkerungsanteile mit Genehmigung einer Psychotherapie in den Jahren 2000 und 2006 (GEK-Report 2007, S. 137)

Am Beispiel depressiver Erkrankungen (► **Abb. 5**) wird deutlich, dass die Diagnoserate ab dem 65. Lebensjahr sowohl bei Frauen als auch bei Männern ansteigt, jedoch fast keine psychotherapeutische Versorgung stattfindet.

Es wird deutlich, dass die Mehrzahl der psychischen Erkrankungen im Alter nicht oder nur medikamentös behandelt wird. Die Gründe für die psychotherapeutische Unterversorgung älterer Menschen liegen zum Teil

- bei den älteren Menschen selbst,
- in der Ausbildung und den Einstellungen der Psychotherapeuten,
- an den äußeren Rahmenbedingungen.

Die Gründe für die Nichtaufnahme einer Psychotherapie durch den älteren Menschen sind verschieden: Sie definieren ihre Probleme nur selten als psychisch, sondern führen diese eher auf körperliche Erkrankungen oder normale Alternsveränderungen zurück. Aufgrund erlebter Sozialisationserfahrungen (z. B. Erziehungsgrundsätze in Kindheit und Jugend: »Man muss die Zähne zusammenbeißen, reden hilft nicht.«) sowie der Stigmatisierung psychisch Kranker während der Zeit des Dritten Reichs werden psychische Erkrankung häufig mit »verrückt sein«

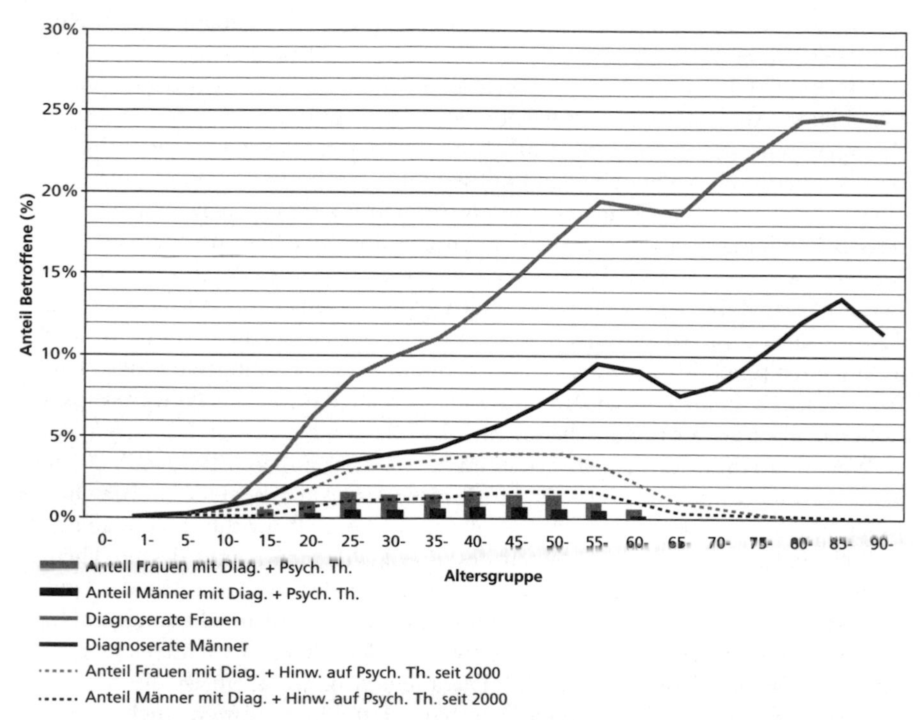

Abb. 5: Diagnoserate und Genehmigung einer psychotherapeutischen Behandlung am Beispiel Depression (ICD-10: F32-F33; GEK-Report 2007, S. 161)

gleichgesetzt. Häufig bestehen auch Vorurteile hinsichtlich Psychotherapie. Snell und Padin-Rivera (1997) zählen fünf Hauptvorurteile, die ältere Menschen in Bezug auf die Psychotherapie haben, auf:

- nur »verrückte Menschen« nehmen psychologische Hilfe in Anspruch,
- psychologische Probleme sind ein Indikator für moralische Schwachheit,
- Psychotherapie bedeutet eine Invasion in die Privatsphäre,
- Erwachsene, besonders Männer, wollen ihre Gefühle nicht teilen oder Schwachheit einem Fremden zeigen,
- Erwachsene sollten nicht nach Hilfe fragen.

Aus diesen Vorurteilen wird deutlich, dass viele ältere Menschen nur ein geringes Wissen über psychische Störungen und mögliche Behandlungsangebote haben. Ältere Patienten nutzen Psychotherapie nicht selbstverständlich. Bei Beschwerden nehmen nur 3 % aus eigener Initiative eine Behandlung in Anspruch.

Barrieren auf Seiten der Therapeuten stellen zum einen fehlende gerontologische Kenntnisse dar, wodurch negative Altersstereotype begünstigt werden. Teilweise kann bei Therapeuten von einer regelrechten »Gerontophobie« gesprochen werden, welche die Angst der Therapeuten vor der Konfrontation mit den Themen Sterben und Tod, Altern, Krankheit, Versagen, Verluste, Kränkungen, Fragen zu nicht gelebten Lebensansprüchen, und der Angst, dass der Patient vor Abschluss der Behandlung sterben könnte, beschreibt. Weiterhin bestehen häufig Zweifel an der Therapierbarkeit älterer Menschen aufgrund Veränderungen der kognitiven Flexibilität. Auch wird immer wieder die Frage aufgeworfen, ob eine psychotherapeutische Behandlung hinsichtlich der begrenzten Lebenszeit noch lohnend sei. Die hierdurch fehlende Behandlungserfahrung mit älteren Patienten führt zu einer Ablehnung dieser Patientengruppe. Studien konnten demgegenüber zeigen, dass Behandlungserfahrungen mit Älteren fast ausschließlich positiv waren. Des Weiteren wird von einigen Therapeuten auch die mangelnde Nachfrage an Alterspsychotherapie für die geringen Fallzahlen genannt. Aus Umfragestudien aus den 1990er Jahren ist jedoch bekannt, dass ältere Menschen über 65 Jahre in der ambulanten psychotherapeutischen Versorgung einerseits unterrepräsentiert sind. Andererseits gaben 25 % der Psychotherapeuten an, dass sie sich Patienten aus den höheren Altersgruppen wünschen (Zank 2002).

Weiterhin gibt es diverse Ursachen im Bereich der äußeren Rahmenbedingungen, die die Aufnahme einer Psychotherapie im Alter behindern. Bestehende psychotherapeutische Verfahren sind nur selten speziell für ältere Patienten entwickelt worden. Die Besonderheiten des älteren Menschen und dessen Themen finden sich in diesen Verfahren zunächst nicht wieder. Weiterhin ist die Durchführung von Alterspsychotherapien von komplexen Rahmenbedingungen abhängig. So stellt die eingeschränkte Mobilität vieler älterer Patienten ein großes Hindernis in der Erreichbarkeit des Therapeuten dar. Zudem ist die Mehrzahl der psychotherapeutischen Praxen nicht barrierefrei ausgestattet. Auch die Überweisung des älteren Patienten an einen Psychotherapeuten kann Schwierigkeiten aufwerfen. Studien belegen, dass etwa 20–35 % der Patienten, die einen Hausarzt aufsuchen, psychische Störungen haben. Hausärzte diagnostizieren jedoch nur bei etwas mehr als der Hälfte dieser Patienten eine behandlungsbedürftige psychische Erkrankung. Jede zweite psychische Störung bleibt unerkannt und ohne psychotherapeutische und/oder pharmakologische Therapie. Zwischen dem Auftreten der ersten psychischen Beschwerden und dem Beginn einer psychotherapeutischen Behandlung vergehen häufig bis zu fünf Jahre, in denen aus den Beschwerden schwere chronische Krankheiten werden können, die schwieriger zu heilen sind und erheblich höhere Behandlungskosten verursachen.

3 Entwicklungstheorien des Alterns

Die Kenntnis der wichtigsten Alternstheorien stellt die Basis jeglichen therapeutischen Handelns dar. Da weder die psychische noch die physische Entwicklung im Alter abgeschlossen sind, müssen unterschiedliche Definitionen für den Begriff Entwicklung berücksichtigt werden. Auf der einen Seite steht der traditionelle Entwicklungsbegriff. Er ist gekennzeichnet durch eine Abfolge von Entwicklungsschritten, die irreversibel sind. Diese sind auf einen Endzustand gerichtet, der immer höherwertig ist als der Endzustand eines vorausgegangenen Entwicklungsschritts. Die Veränderungen, die während dieser Entwicklung stattfinden, stellen eine quantitative und qualitative Transformation dar. Es wird deutlich, das frühere (vorausgegangene) Entwicklungsschritte für die späteren (folgenden) Schritte unbedingt notwendig sind. Weiterhin sind Veränderungen während der Entwicklung mit dem Lebensalter korreliert. Der traditionelle Entwicklungsbegriff geht davon aus, dass Entwicklung universell, natürlich und kulturunabhängig geschieht. Auf der anderen Seite kann man Entwicklung in Bezug auf die Lebensspanne definieren. Hierbei werden die interindividuelle Variabilität und die intraindividuelle Plastizität und Modifizierbarkeit von Entwicklung hervorgehoben. Die Multidimensionalität ist ein weiteres wichtiges Kennzeichen, welches sich auch in der multiplen Gerichtetheit der Entwicklungsverläufe äußern kann.

Da Entwicklung immer gerichtet ist (lineare vs. multiple Gerichtetheit), stellt die Frage nach möglichen Entwicklungszielen einen wichtigen Bestandteil für die folgenden Entwicklungstheorien dar. Als Entwicklungsziele lassen sich definieren:

- eine gesunde (reife) Persönlichkeit,
- seelische Gesundheit,
- die Integrität der Persönlichkeit,
- erfolgreiches Altern.

Entwicklung umfasst in jeder Lebensphase Gewinne und Verluste. Eine erfolgreiche Entwicklung über die Lebensspanne besteht aus einer Maximierung der Entwicklungsgewinne und einer Minimierung von Entwicklungsverlusten (▸ **Abb. 6**).

Ältere Modelle betonen oft Verluste und Problemsituationen des Alterns und beschreiben einen Abwärtsverlauf innerhalb der Veränderung im Alter. Solche Alterstheorien können den sogenannten »Defizitmodellen« zugeordnet werden. Im Gegensatz hierzu betonen »Kompetenzmodelle« der 1980er und 90er Jahre Ressourcen und positive Aspekte des Alterns. Hierbei werden die verschiedensten Potenziale des älteren Menschen hervorgehoben.

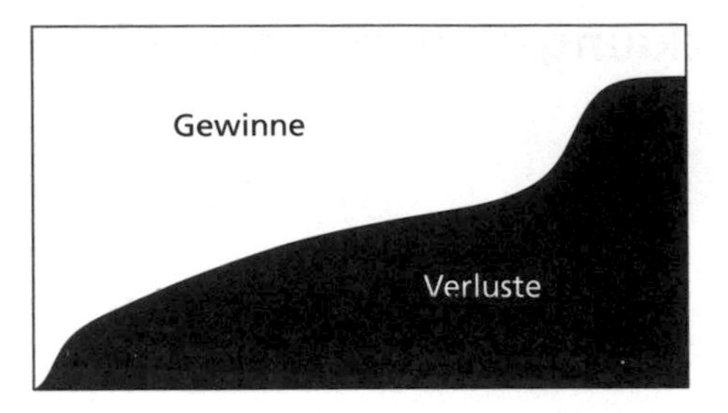

Abb. 6: Erwartetes Verhältnis von Gewinnen und Verlusten über die Lebensspanne

Im Folgenden werden die wichtigsten psychosozialen Alternstheorien prägnant vorgestellt.

3.1 Defizitmodelle

Defizitmodelle sind dadurch gekennzeichnet, dass das Altern im Wesentlichen vom Abbau wichtiger biologischer Funktionen gekennzeichnet ist. Auch frühe psychologische Theorien zum Alter bedienten sich dieser Annahme, welche auch Eingang in die Entwicklung von Testverfahren zu den Themen Intelligenz, Reaktionsfähigkeit und Gedächtnis fand. Mit der Erarbeitung der Bellevue-Wechsler-Intelligenzskala von Wechsler (1944) wurde deutlich, dass es sowohl altersbeständige als auch altersabhängige Gedächtnisfunktionen gibt (▸ **Tab.** 7).

Tab. 7: Altersbeständige und altersabhängige Gedächtnisfunktionen

Altersbeständige Gedächtnisfunktionen	Altersabhängige Gedächtnisfunktionen
• Wissensumfang • praktische Urteilsfähigkeit • Lösung alltäglicher Problemsituationen • sprachliche Kenntnisse • Fähigkeit zur Aufmerksamkeit und Konzentration • planende Fantasie • Unterscheidungsvermögen zwischen Wesentlichem und Unwesentlichem	• Gedächtnis und Merkfähigkeit • geistige Wendigkeit und Umstellungsfähigkeit • abstrakt-logisches Denken • psychomotorische Geschwindigkeit • Kombinationsfähigkeit

Insbesondere die Entwicklung verschiedenster Intelligenztests im Zeitraum von 1920 bis 1950 scheint einen großen Beitrag an dem in der Bevölkerung generell bestehenden Defizitmodell des Alters zu haben. So stellt Löwe (1970) das Postulat einer »Adoleszenz-Maximum-Hypothese« fest. Diese ist mit Sicherheit für einige biologische Funktionen richtig, dennoch kann nicht von einem allgemeinen Altersabbau ausgegangen werden. Eine Weiterentwicklung dieser Modelle stellt die Theorie der fluiden und kristallinen Intelligenz von Cattell (1957) dar, bei der zwei voneinander unabhängige Faktoren der Intelligenz (fluid vs. kristallin) unterschieden werden (▶ **Abb.** 7).

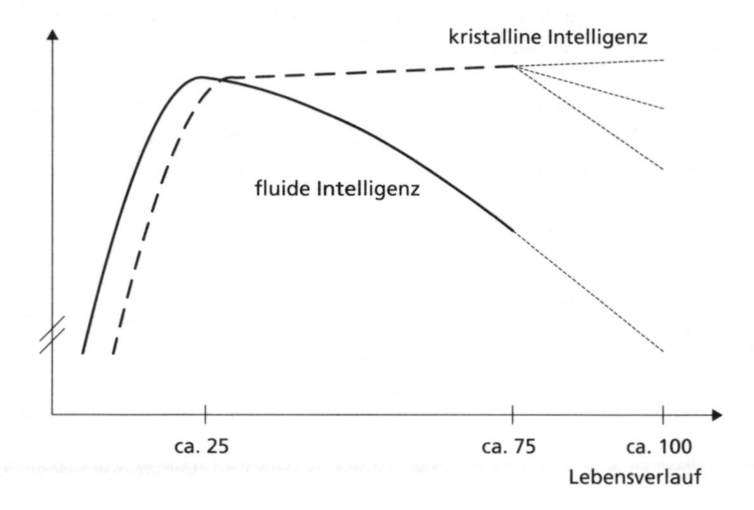

Abb. 7: Fluide und kristalline Intelligenz im Lebensverlauf

Es wird ersichtlich, dass kristalline Intelligenz über die gesamte Lebensspanne zunehmen kann, während fluide Intelligenz als Basis für alle Informationsverarbeitungsprozesse ab etwa dem 25. Lebensjahr abnimmt. In ▶ **Tabelle** 8 sind die Unterschiede von fluider und kristalliner Intelligenz (Cattell 1957) aufgeführt.

Tab. 8: Theorie der fluiden und kristallinen Intelligenz

Fluide Intelligenz	Kristalline Intelligenz
• vom individuellen Lernschicksal unabhängig • basiert auf vererbter Funktionstüchtigkeit hirnphysiologischer Prozesse • z. B. figurale Beziehungen, Gedächtnisspanne • induktives Schließen	• umweltbedingt • beruht auf Lernerfahrungen des Individuums • z. B. verbales Verständnis, Erfahrungsbewertung

3.2 Qualitative Verlaufsmodelle

Im Gegensatz zu den Defizitmodellen rücken bei den im Folgenden beschriebenen Phasenmodellen die qualitativen Veränderungen in den verschiedenen Lebensabschnitten in den Vordergrund.

Das Phasenmodell von *Erik Erikson* (1966) umfasst die gesamte Lebensspanne. Für jede Entwicklungsphase werden sowohl psychosexuelle als auch psychosoziale

Aspekte berücksichtigt. Wichtig ist hierbei, dass sich der Mensch zunehmend auf einen weiteren sozialen Radius einstellen muss. Die soziale Umgebung versucht diesem Prozess entgegenzukommen. Für die Erreichung der nächst höheren Entwicklungsphase ist es notwendig, dass die Aufgaben der früheren Entwicklungsphasen bewältigt werden. Falls diese Zwischenziele nicht erreicht werden, kommt es zu Lebensproblemen, die auch im höheren Alter noch das innerpsychische und das soziale Leben bestimmen. Erikson (1966) beschreibt die in ▸ **Tabelle 9** zusammengestellten acht Phasen der psychosozialen Entwicklung.

Tab. 9: Phasen der psychosozialen Entwicklung nach Erikson

Alter	Entwicklungsaufgabe	Beschreibung
1. Lj.	Vertrauen vs. Misstrauen	Vertrauen entsteht durch die Erfahrung, dass die Bezugsperson verlässlich erreichbar ist
2.–3. Lj.	Autonomie vs. Scham und Zweifel	Autonomieentwicklung des Kindes führt zu Manifestierung eines positiven Selbstkonzeptes/ Identität
4.–5. Lj.	Initiative vs. Schuldgefühle	Moralentwicklung und Bewältigung des »Ödipuskomplexes«
6. Lj.– Pubertät	Werksinn vs. Minderwertigkeitsgefühl	Kompetenzentwicklung durch hohe Arbeits- und Lernbereitschaft
13.–20. Lj.	Identität vs. Identitätsdiffusion	Suche nach sozialer Rolle in der Gesellschaft
20.–45. Lj.	Intimität vs. Isolierung	Aufnahme einer Paarbeziehung
45.–65. Lj.	Generativität vs. Selbstabkapselung	Familiengründung und Erziehung der nächsten Generation
65. Lj.–Tod	Integrität vs. Verzweiflung	Akzeptanz des Lebenszyklus

Eriksons Phasenmodell stellt eine Weiterentwicklung der psychoanalytischen Theorie von Freud um kulturelle und soziale Aspekte und der Entwicklung im Erwachsenenalter dar. Erikson hat die Entwicklung der Persönlichkeit aus einer breiteren Perspektive betrachtet und sich auch mit sozialen und historischen Variablen befasst. Trotzdem hat auch diese Theorie Schwächen. So ist die Theorie eine Zusammenstellung aus Beobachtungen, empirischen Verallgemeinerungen und abstrakten theoretischen Postulaten, welche kaum experimentell zu belegen sind.

Die *Theorie Havighursts* (1948) stellt eine Weiterentwicklung des Phasenmodells von Erikson dar. Er nimmt im Gegensatz zu Erikson keine organismische, sondern eine dialektische Position ein. Das bedeutet, dass eine Verbindung von biologischen, soziologischen und psychologischen Ansätzen stattfindet. Havighursts Theorie basiert auf dem Konzept der Entwicklungsaufgaben. Unter einer Entwicklungsaufgabe versteht man eine Aufgabe, die sich in einer bestimmten Lebensperiode des Individuums stellt. Ihre erfolgreiche Bewältigung führt zu Glück und Erfolg, während Versagen das Individuum unglücklich macht, auf Ablehnung durch die Gesellschaft stößt und zu Schwierigkeiten bei der Bewältigung späterer Aufgaben führt. Mögliche Quellen von Entwicklungsaufgaben sind der physische

Reifungsprozess, kultureller Druck bzw. Erwartungen und individuelle Ziele und Erwartungen. Havighurst (1948) geht von neun Entwicklungsperioden aus, wovon die letzten drei in ▸ **Tabelle 10** näher betrachtet werden.

Tab. 10: Entwicklungsperioden und Entwicklungsaufgaben ab dem frühen Erwachsenenalter nach Havighurst

Entwicklungsperiode	Entwicklungsaufgaben
Frühes Erwachsenenalter (23–30 Jahre)	• Heirat • Geburt von Kindern • Arbeit/Beruf • Lebensstil finden
Mittleres Erwachsenenalter (31–50 Jahre)	• Heim/Haushalt führen • Kinder aufziehen • berufliche Karriere
Spätes Erwachsenenalter (51 und älter)	• Energien auf neue Rollen lenken • Akzeptieren des eigenen Lebens • eine Haltung zum Sterben entwickeln

Der zeitlichen Zuordnung der Entwicklungsaufgaben liegt die Annahme zugrunde, dass es innerhalb der Lebensspanne Zeiträume gibt, die für bestimmte Lernprozesse besonders geeignet sind. Diese werden als »sensitive periods for learning« bezeichnet. Ebenso wie diese gibt es auch »teachable moments«, die für das Erlernen von Entwicklungsaufgaben von besonderer Bedeutung sind. Die Besonderheit an Havighursts Theorie ist die Hypothese, dass Entwicklung nicht nur das Resultat vergangener Ereignisse ist, sondern sich auch aus vorweggenommenen zukünftigen Geschehnissen erklärt. Somit ergibt sich Entwicklung aus der Diskrepanz zwischen dem aktuellen Entwicklungsstand und einem erwünschten aktiv vorweggenommenen Status.

Die Kontinuitätstheorie nach *Atchley* (1989) stellt ein weiteres Phasenmodell dar. Kontinuität im Sinne von Atchleys Kontinuitätstheorie ist ein dynamischer Prozess. Personen im mittleren und höheren Erwachsenenalter setzen Kontinuität als adaptive Strategie ein, um den Veränderungen durch den normalen Prozess des Älterwerdens zu begegnen. Atchley unterscheidet interne vs. externe Kontinuität. Interne Kontinuität ist notwendig für die Aufrechterhaltung von psychischen Mustern (Kompetenzen, Einstellungen, Werte). Dabei spielen das individuelle Selbstkonzept und die Identität eine große Rolle. Externe Kontinuität besteht aus erinnerten Strukturen der physischen und sozialen Umwelt sowie Beziehungen und Aktivitäten. Warum wird aber externe Kontinuität angestrebt? Zum einen wird von der sozialen Umwelt erwartet, dass wir uns gemäß der vergangenen Erfahrungen und Rollen verhalten. Zweitens erhöht externe Kontinuität die Vorhersagbarkeit von sozialem Feedback. Letztendlich wird durch sie das Gefühl von Ambiguität verringert. Atchleys Theorie basiert zum einen auf dem Konzept der evolutionären Entwicklung. Weiterhin ist seine Theorie konstruktivistisch, das bedeutet, dass Individuen Entscheidungen treffen, um ihre Ziele zu erreichen, aber dies auch tun, um sich an laufende Umweltveränderungen anzupassen. Die Theorie handelt auch von selektiver Investition: Menschen investieren vor dem Hintergrund ihrer Erfahrungen in die Entwicklung ihrer Kompetenzen und ihres Wissens.

Anpassung an Umweltveränderungen basiert auf der Motivation, die interne und externe Kontinuität zu erhalten. Diese Kontinuität wird durch Aktivität erhalten. Atchley definierte für den Bereich der internen Kontinuität drei Aspekte von Aktivität: Aktivitätsbereiche (z. B. Arbeitsstelle, Familie), Aktivitätskompetenz (z. B. Wissen und Fertigkeiten zur Ausübung von Aktivität) und Aktivitätspräferenz (Aktivitäten, die präferiert werden). Die Kontinuitätstheorie basiert auf den in ▸ **Abbildung** 8 dargestellten Stadien.

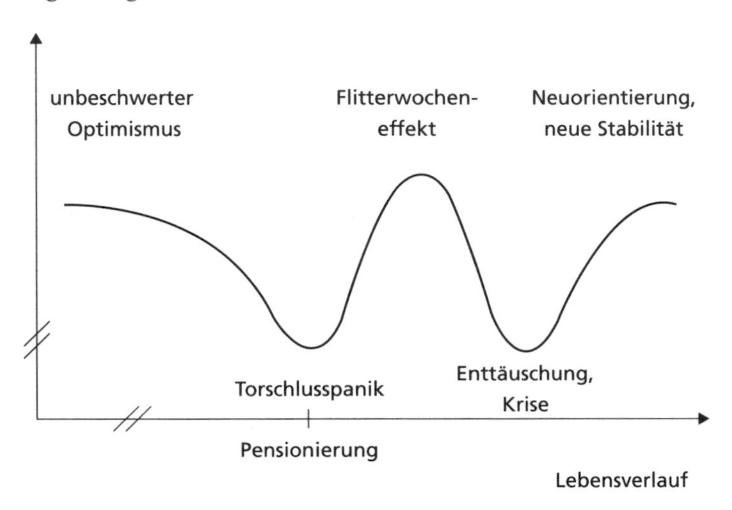

Abb. 8: Stadien der Kontinuitätstheorie (nach Atchley 1989)

3.3 Theorie erfolgreichen Alterns – Selektive Optimierung mit Kompensation

Die SOK-Theorie (Selektive Optimierung mit Kompensation) nach Baltes und Baltes (1990) beschreibt, dass gelingendes Alter durch drei Prozesse erreicht werden kann:

- Durch Selektion soll eine Auswahl oder Veränderung von Zielen und Verhaltensbereichen erfolgen,
- Optimierung beinhaltet die Stärkung und Nutzung vorhandener, zielrelevanter Handlungsmittel und Ressourcen,
- mittels Kompensation können neue Handlungsmittel geschaffen, trainiert und genutzt werden.

In ▸ **Tabelle 11** sind Auszüge aus dem SOK-Fragebogen (Baltes et al. 1999) und dazugehörige Sprichwörter aufgeführt.

Tab. 11: SOK-Fragebogen (Baltes et al. 1999)

	Beispiel-Items	Beispielsprichwort
Selektion	Wenn ich nicht mehr weitermachen kann wie gewohnt, richte ich meine Aufmerksamkeit auf mein wichtigstes Ziel.	Man kann nicht auf zwei Hochzeiten zugleich tanzen.
Optimierung	Ich setze alles daran, meine Pläne zu verwirklichen.	Übung macht den Meister.
Kompensation	Wenn die Dinge nicht mehr so gut laufen wie bisher, suche ich nach anderen Wegen, um zum Ziel zu kommen.	Fehlt es am Wind, so greife zum Ruder.

Das SOK-Modell liefert direkte Aussagen darüber, an welchen Schnittstellen psychotherapeutische Interventionen mit älteren Menschen sinnvoll sind. Der fortschreitende Prozess der Ressourcenerschöpfung im Alter (z. B. Reduktion des sozialen Netzwerkes) macht eine feinere Abstimmung und ein besseres Zusammenspiel von selbstgesteuerter Selektion, Kompensation und Optimierung nötig. Dies ist z. B. in ▸ **Kasten 1** am Beispiel des 80-jährigen Pianisten Arthur Rubinstein ersichtlich.

Kasten 1: Beispiel der SOK-Komponenten – Der 80-jährige Pianist Arthur Rubinstein (Baltes 2003, S. 16)

»Ein Beispiel dafür lieferte der 80-jährige Pianist Arthur Rubinstein, der auf die Frage, wie er es schaffe, noch in seinem Alter so hervorragende Konzerte zu geben, drei Gründe nannte: Erstens spiele er weniger Stücke – ein Beispiel für Selektion; zweitens übe er diese häufiger – ein Beispiel für selektive Optimierung; drittens schließlich setze er größere Kontraste in den Tempi, um sein Spiel schneller erscheinen zu lassen als er noch zu spielen imstande sei – ein Beispiel für Kompensation.«

Wo können nun aber psychotherapeutische Interventionen konkret ansetzen? Psychologische Interventionen im Bereich der Selektion werden notwendig, wenn Verlusterlebnisse (z. B. Verluste von Sozialpartnern) sowie somatische Funktionsverluste im Alter (z. B. körperliche Behinderungen im Bereich der Mobilität) zunehmen. Mittels motivationaler Bereitschaft, kognitiver Flexibilität und Handlungsorientierung des Patienten können neue Ziele für das Leben erarbeitet und umgesetzt werden. Psychologische Interventionen zur Optimierung beinhalten bspw. Veränderungen der Rahmenbedingungen des Patienten (z. B. Gestaltung des Wohnraums mit Hilfsmitteln, Einbezug von Pflegediensten). Handlungs-, Entscheidungs- und Kontrollspielräume bleiben hierdurch erhalten. Psychologische Interventionen zur Kompensation beruhen auf der sogenannten »Plastizitäts-These«. Nach dem Motto »use it or loose it« besagen diese Konzepte, dass durch den Gebrauch von Fähigkeiten deren Entwicklung gefördert wird, der Nichtgebrauch führt hingegen zu einer Verkümmerung. Es ist davon auszugehen, dass der Großteil der älteren Menschen über eine beträchtliche Reserve, z. B. in den

Bereichen Gedächtnis, soziale Kompetenz und Aktivitäten des Alltagslebens, verfügt, welche durch psychologische Interventionen gestärkt werden kann.

3.4 Alters- und störungsspezifisches Rahmenmodell

Das von Maercker (2002) erarbeitete alters- und störungsspezifische Rahmenmodell der Psychotherapie (ASS-RP, ► **Abb. 9**) geht von mehreren Grundannahmen aus:

- Die Psychotherapie älterer Menschen ist eingebettet in zwei Perspektiven: die Altersspezifik und die Störungsspezifik.
- Die Altersspezifik wird durch die Interaktion altersbezogener erschwerender und erleichternder Faktoren bestimmt.
- Die Psychotherapie älterer Menschen impliziert selektiv orientierte Therapieziele.

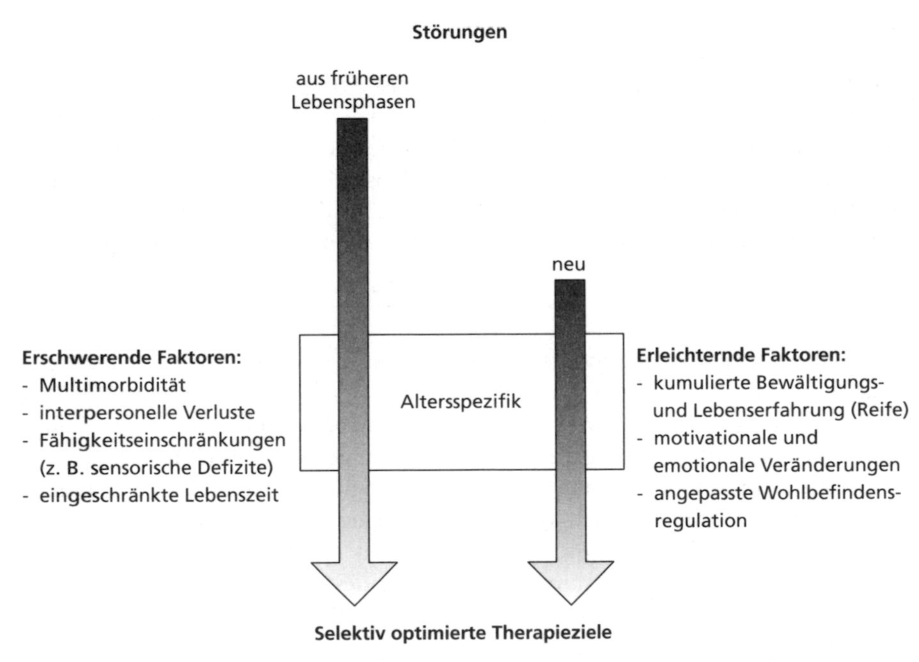

Abb. 9: Alters- und störungsspezifisches Rahmenmodell (nach Maercker 2002, S. 49)

Die Perspektive der Altersspezifik sagt indirekt aus, dass beim Vorherrschen der erleichternden Faktoren eine psychotherapeutische Intervention nicht dringend erforderlich ist, da ausreichende Ressourcen und Fähigkeiten bei dem älteren

Menschen für eine selbständige Bewältigung der aktuellen Probleme vorhanden sind. Bei den erschwerenden Faktoren wird deutlich, dass nur durch eine interdisziplinäre Zusammenarbeit und guter Kenntnisse des Psychotherapeuten über die wichtigsten Alterserkrankungen und -veränderungen eine Behandlung möglich ist. Die Störungsspezifik wird der Tatsache gerecht, dass verhaltenstherapeutische Psychotherapie im Wesentlichen störungsspezifisch ausgerichtet ist. Hierbei ist zu beachten, dass es für das höhere Lebensalter noch keine eigenen Klassifikationssysteme gibt, die die Besonderheiten psychischer Störungen im Alter berichten. Die Sektion der Therapieziele ist umso wichtiger, je mehr erschwerende Faktoren (insbesondere Multimorbidität) vorliegen. Häufig ist es dann nicht möglich, alle Erkrankungen in einen Behandlungsplan aufzunehmen, so dass eine Priorisierung der Ziele vorgenommen werden muss.

3.5 Theorien der erlernten Hilflosigkeit und erlernten Abhängigkeit

Die Theorien der erlernten Hilflosigkeit (Seligman 1975) und der erlernten Abhängigkeit (Baltes 1995) basieren auf sozialen Lerntheorien. Grundlage ist die Annahme, dass jedes Verhalten eine bestimmte, vorhersagbare Konsequenz oder ein Resultat hat. Die Theorie der erlernten Hilflosigkeit geht davon aus, dass passive Verhaltensweisen durch die Erfahrung entstehen, dass die eigenen Lebensumstände nicht beeinflussbar sind. Das bedeutet, dass die bestehende Nichtkontingenz zu einem Kontrollverlust führt, was häufig als eigenes Versagen kognitiv attribuiert wird. Als Interventionsziel kann beim Vorliegen von erlernter Hilflosigkeit die Schaffung neuer Kontingenzen auf das aktive Verhalten des Patienten benannt werden. Das Modell der erlernten Abhängigkeit geht im Gegensatz zum oben beschrieben Modell davon aus, dass die Passivität eines Menschen durch die Unterstützung und soziale Bekräftigung von der sozialen Umwelt entsteht. Die Kontingenzen der Umwelt, welche Unselbständigkeit unterstützen und Selbständigkeit nicht unterstützen, führen dazu, dass unselbständiges Verhalten zur Zielerreichung (z. B. Aufnahme von sozialen Kontakten) eingesetzt wird. In diesem Fall sollte als Interventionsziel eine Veränderung der Kontingenzen in dem Sinne erfolgen, dass der Betroffene nur für aktive Verhaltensweisen soziale Bekräftigung bekommt und Passivität ignoriert wird.

Teil II: Alterspsychotherapie in der Praxis

Weder im ICD-10 noch im DSM-IV gibt es gesonderte Kapitel, in denen alterstypische psychische Erkrankungen definiert sind. Deshalb ist der Praktiker gezwungen, sich an den bisher vorliegenden, altersübergreifenden Störungsbildern in der Diagnostik zu orientieren. Zu den häufigsten psychischen Störungen im Alter zählen Demenzen, Depressionen und Angststörungen, welche in den folgenden Kapiteln detailliert vorgestellt werden.

Da es für den Praktiker schnell offensichtlich wird, dass psychische Störungen im Alter sich nicht immer in den bisherigen Störungsdefinitionen abbilden lassen, gibt es aktuell die in ► **Tabelle 12** vorgestellten Diagnosevorschläge für psychische Erkrankungen mit Altersrelevanz (vgl. Maercker 2002, 2003). Es bleibt zu hoffen, dass diese Eingang in die Überarbeitungen der gängigen Klassifikationssysteme finden.

Tab. 12: Psychische Störungen mit Altersrelevanz (z. T. Diagnosevorschläge; nach Maercker 2003, S. 133)

Diagnosevorschlag	Kurzbeschreibung	Bisheriger ICD-10 Code
Kurz dauernde rezidivierende Depression	Depressive Verstimmung als Kernsymptom, weitere vier Symptome wie bei Major Depression vorhanden, aber nur ein bis zwei mehrtägige Episoden pro Monat	F33.8
Komplizierte Trauer	Verlust einer bedeutsamen Bezugsperson vor mind. 13 Monaten. Drei von acht Symptomen aus den Bereichen Intrusion, Vermeidung und Fehlanpassung sind vorhanden	F43.22
Anpassungsstörung	Bisher pathogenetisch schlecht definierte Belastungssyndrome	F43.xx
Gemischte Angst und depressive Störung	Dysphorische Verstimmung als Kernsymptom für mindestens einen Monat. Mind. vier weitere Symptome	F41.2
Posttraumatische Belastungsstörung mit spätem Beginn	Kurz- oder langanhaltendes Ereignis von außergewöhnlicher Bedrohung in der Vergangenheit. Symptome aus den Bereichen Intrusion, Vermeidung und physiologischer Übererregung	F43.1
Leichte kognitive Beeinträchtigung	Kognitive Beeinträchtigung über mind. zwei Wochen in Gedächtnis-, Exekutiv-, Aufmerksamkeits-, Sprach- und perzeptiven motorischen Fähigkeiten, die neurologisch und neuropsychologisch objektivierbar sind.	F06.7
Psychose der Alzheimer-Demenz	Visuelle oder auditive Halluzinationen und/oder Wahn und Alzheimer-Demenz vorhanden. Ausschlusskriterien: Schizophrenie, wahnhafte Psychose, Delirium etc.	F00.x1

In den folgenden Kapiteln sollen die wichtigsten psychischen Störungen mit Altersrelevanz nach ICD-10 definiert sowie verhaltenstherapeutische Interventionen dargestellt werden. Neben Diagnostikhilfen, Fallbeispielen, spezifischen und wissenschaftlich fundierten Psychotherapie- und Interventionsformen für ältere

Patienten orientiert sich dieser Abschnitt an den gerontopsychologischen Schwerpunktthemen des Alters. Hierdurch kann neben einem störungsspezifischen Vorgehen auch eine themenspezifische Nutzung des vorliegenden Buches gewährleistet werden. Eine einfache Anwendung des Buches ausgehend von bestehenden Belastungsfaktoren hin zu verhaltenstherapeutischen Behandlungsansätzen der verschiedenen psychischen Störungen wird ermöglicht. Dies bedeutet konkret, dass am Beispiel pflegender Angehöriger die Themen Depression, Pflege-Burnout, Suizidalität und Gewalt in der Pflege vorgestellt werden. Anpassungsstörungen und komplizierte Trauerreaktionen werden im Zusammenhang mit dem Tod eines Angehörigen thematisiert. Der große Komplex der Angststörungen im Alter wurde um den Bereich Sturzangst erweitert. Die Therapie Posttraumatischer Belastungsstörungen wird am Beispiel der Kriegskinder-Generation dargestellt. Weiterhin wurden häufige Schlagworte des Alterns, nämlich Multimorbidität, Komorbidität, Frailty und Schmerz, in einem Kapitel zusammengefasst und in Zusammenhang mit der Behandlung Somatoformer Schmerzstörung gebracht. Abschließend sollen am Beispiel von Hilfs- und Pflegebedürftigkeit Demenzerkrankungen und Demenzangst thematisiert werden.

4 Pflegende Angehörige

Pflegende Angehörige sind mit dem täglichen Spagat zwischen Beruf, Familie und Pflege konfrontiert. 2011 waren ca. 2,5Millionen Menschen in Deutschland pflegebedürftig (Statistisches Bundesamt, 2012). Hiervon wurden ca. zwei Drittel im häuslichen Umfeld versorgt. Für die Übernahme der Pflege durch Angehörige gibt es unterschiedliche Beweggründe (▶ **Kasten 2**). Zum einen kann die Pflege aus (Nächsten-)Liebe und Zuneigung resultieren. In diesem Fall wird die Pflege weniger als Belastung, sondern eher als positiver Stress erlebt. In der psychotherapeutischen Praxis finden sich eher Klienten, die die Motivation für die Pflege aus überzogener Dankbarkeit oder Pflichtgefühl ziehen. Betroffene berichten häufig den Gedanken, ihre Pflegeaufgaben nicht ausreichend gut zu erfüllen, so dass sie in ständiger Selbstabwertung, Schuldgefühlen und Versagensängsten leben. Aber auch finanzielle Gründe können zur Übernahme der Pflege motivieren. Häufig besteht in diesen Fällen eine gegenseitige Abhängigkeit zwischen pflegendem Angehörigen und Pflegebedürftigen.

Kasten 2: Beweggründe zur Übernahme der Pflege Angehöriger

- Motivation aus (Nächsten-)Liebe und Zuneigung
- Motivation aus Dankbarkeit
- Motivation aus finanziellen Gründen
- Motivation aus Abhängigkeit

Grundlage für eine gute häusliche Pflege ist das Wohlbefinden der pflegenden Angehörigen. Häufig werden die pflegenden Angehörigen in dem Prozess der Pflege gar nicht wahrgenommen, da sich alle auf den zu Pflegenden fokussieren. Im Rahmen der Pflegebelastung können sich körperliche, psychische und soziale Beeinträchtigungen beim Pflegenden entwickeln. Es ist davon auszugehen, dass ca. ein Drittel der pflegenden Angehörigen an psychischen oder organischen Krankheiten erkrankt (Leitlinie der Deutschen Gesellschaft für Allgemeinmedizin und Familienmedizin 2005). Die Dunkelziffer dürfte aber noch deutlich höher liegen. Häufig sind Angehörige 24 Stunden am Tag für den zu Pflegenden zuständig, was zu deutlichen *physischen Beeinträchtigungen* führen kann. Eine gestörte Nachtruhe verhindert die Regeneration des Körpers und kann u. a. zu Kreislaufproblemen, Schwindel, Stürzen und Konzentrationsschwächen führen. Körperliche Überlastung beim Heben und Umlagern kann Ursache von diversen orthopädischen Problemen sein. Neben den körperlichen Überforderungen sind pflegende Angehörige auch mit einer Vielzahl von *psychischen Belastungen* konfrontiert. Die Gesellschaft setzt häufig selbstverständlich voraus, dass die Pflege innerhalb der Familie übernommen wird. Insbesondere weibliche Familienmitglieder stehen häufig hilflos diesem Erwartungsdruck gegenüber und fühlen sich verpflichtet, dieses Rollenverständnis zu erfüllen. Die durch die Pflegesituation entstehende Rollenumkehr (z. B. Tochter übernimmt die »Mutterrolle« gegenüber ihrer pflegebedürftigen Mutter, welche »zum Kind werden« soll) kann zu tiefgreifenden Konflikten innerhalb der Familie führen. Die psychische Belastung äußert sich bei den Betroffenen häufig in Depressionen, welche sich insbesondere durch somatische Symptome (z. B. Schlafstörungen, Müdigkeit, erhöhter Blutdruck, psychomotorische Agitiertheit), Grübeln (Sorge, etwas falsch zu machen oder nicht genug zu tun) und Ängsten (den Kranken nicht alleine zu lassen) auszeichnet. Psychische Belastungen können sich im schlimmsten Fall in gewalttätigem Verhalten gegenüber dem zu Pflegenden äußern. Bei einer langandauernden Pflegesituation tritt häufig ein Zustand von totaler emotionaler und körperlicher Erschöpfung, dem sogenannten »Pflege-Burnout« ein. Die Pflege eines Angehörigen kann auch weitreichende *soziale Folgen* haben. Durch die eingeschränkte Möglichkeit, den eigenen Beruf aufgrund der Pflege auszuüben, kann es zu finanziellen Einbußen kommen. Auch führt der oft hohe Zeitaufwand für die Pflege zur Aufgabe von Hobbys und Interessen, was in einer totalen sozialen Isolation enden kann.

4.1 Depression im Alter

Fallbeispiel: Depression im Alter

Frau M. (66 Jahre) berichtet, dass sie sehr niedergeschlagen sei. Vorschläge ihrer Freunde, gemeinsam etwas zu unternehmen, lehne sie mit der Begründung ab, sie sei zu erschöpft und habe zu starke körperliche Schmerzen. So nehme sie kaum noch soziale Kontakte wahr und verlasse nur selten das Haus. Den Großteil des Tages verbringe sie im Bett. Trotzdem fühle sie sich den ganzen Tag müde, leide aber in der Nacht unter Schlaflosigkeit. Zudem könne sie sich schlechter konzentrieren und sei vergesslich. Freizeitaktivitäten, wie z. B. die Pflege ihres Gartens, nehme sie nicht mehr wahr, und sie könne schon lange keine Freude mehr erleben. Sie habe keinen Appetit mehr und würde Mahlzeiten nur noch einnehmen, wenn die Tochter ihr das Essen vorbeibringe. Weiterhin berichtet die Patientin ein vermindertes Selbstwertgefühl in Form von dysfunktionalen Gedanken (»Ich habe in meinem Leben nichts geleistet«) und mache sich Vorwürfe, eine schlechte Mutter gewesen zu sein. Sie mache sich große Sorgen um die Zukunft und befürchte, von ihrer Tochter verstoßen zu werden. Wenn sie weiter psychisch und körperlich abbaue, müsse sie laut ihrer Tochter in ein Pflegeheim umziehen. In diesem Zusammenhang klagt sie über starke Schmerzen in den Schultern, Armen und Händen. Die Schmerzen hätten zur Folge, dass ihr eine selbständige Lebensführung zum aktuellen Zeitpunkt kaum möglich sei. Bei gezielter Exploration berichtet die Patientin Suizidgedanken und Suizidpläne. Wenn sie ein Pflegefall werden würde und in ein Pflegeheim umziehen müsse, wolle sie nicht mehr weiterleben. Weiterhin habe sie zur Bewältigung ihrer Schmerzen immer wieder Alkohol in großen Mengen (z. B. eine Flasche Cognac) getrunken.

Depressionen stellen neben demenziellen Erkrankungen die häufigsten psychischen Erkrankungen im Alter dar. Es ist davon auszugehen, dass ca. 9 % der über 65-Jährigen an einer Depression leiden. Weitere 18 % der Älteren weisen eine sogenannte subsyndromale Depression (z. B. auch rezidivierende kurze Depression) auf. Rechnet man diese Werte auf, sind die depressiven Störungen mit 26 % die häufigsten psychischen Altersstörungen, bei der Frauen doppelt so häufig betroffen sind wie Männer. Es gibt Schätzungen, dass 30–40 % der Patienten im höheren Lebensalter, die in einer Allgemeinarztpraxis behandelt werden, an nicht erkannten Depressionen leiden und dementsprechend nicht ausreichend therapiert werden.

Kasten 3: ICD-10 Kriterien für eine depressive Episode (ICD-10: F32)

Die Patienten leiden seit mindestens zwei Wochen unter mindestens zwei (schwere Episode: drei) der folgenden drei Hauptsymptomen:

- depressive Stimmung
- Verlust von Interesse oder Freude
- verminderter Antrieb oder erhöhte Ermüdbarkeit

sowie unter mindestens zwei (leichte Episode), drei bis vier (mittelgradige Episode) bzw. mindestens vier (schwere Episode) der folgenden Symptomen:

- verminderte Konzentrationsfähigkeit
- vermindertes Selbstwertgefühl und Selbstvertrauen
- Schuldgefühle und Gefühle von Wertlosigkeit
- negative und pessimistische Zukunftsperspektive
- Suizidgedanken oder erfolgte Selbstverletzung oder Suizidhandlungen
- Schlafstörungen
- verminderter Appetit

Ausschlusskriterien:

- organische Erkrankungen
- medikamenteninduzierte Depression
- Anpassungsstörungen
- Trauerreaktion
- andere affektive Störungen

Besonders häufig besteht eine Komorbidität mit Angst- und Panikerkrankungen.

Wodurch ist eine Depression im Alter gekennzeichnet? Bei älteren Patienten bestimmen oft körperliche Symptome (insbesondere Schlafstörungen, Schmerzen und gastrointestinale Beschwerden), kognitive Symptome (insbesondere Klagen über ein schlechtes Gedächtnis), generalisierte Ängste und Klagsamkeit sowie somatoforme Befürchtungen das klinische Bild.

Es ist davon auszugehen, dass sich ca. 20–35 % aller Depressionen zu einer chronischen Störung entwickeln. Da die Diagnose chronische Depression noch keinen Eingang in die ICD-10 gefunden hat, können chronische Depressionen in Anlehnung an das DSM-IV in folgende Kategorien eingeteilt werden:

- Chronische major-depressive Episode: Diese Diagnose liegt vor, wenn die depressive Episode länger als zwei Jahre besteht.
- Dysthyme Störung: Sie entspricht einer leichter ausgeprägten depressiven Symptomatik für länger als zwei Jahre (entspricht ICD-10: F34.1).
- Double depression: Eine double depression kennzeichnet eine major-depressive Störung, welche sich auf eine dysthyme Störung aufgesetzt hat.
- Major-depressive Episode mit unvollständiger Remission.

Chronische Depressionen weisen eine hohe Komorbidität mit anderen psychischen Störungen auf. So liegen häufig gleichzeitig Hinweise für eine Angststörung, Alkoholmissbrauch oder -abhängigkeit und Persönlichkeitsstörungen vor. Weiterhin entwickeln sich größere psychosoziale Beeinträchtigungen und ein erhöhtes Inanspruchnahmeverhalten des Gesundheitssystems. Auch die Zahl der Suizidversuche ist höher als bei akuten depressiven Erkrankungen. Chronische Depressionen galten bisher als schwer behandelbar und zeigen eine geringe Spontanremission.

Eine Vielzahl somatischer Erkrankungen kann mit dem Auftreten depressiver Symptome verbunden sein (▸ **Tab. 13**). In hausärztlichen Praxen konnte gezeigt werden, dass bei etwa 40 % der depressiven Patienten durch eine genaue differenzialdiagnostische Abklärung bisher unbekannte somatische Erkrankungen gefunden werden konnten, die mit der depressiven Symptomatik im Zusammenhang standen. Bei chronischen Erkrankungen sind ca. 25 % der Betroffenen zusätzlich von einer depressiven Symptomatik betroffen. Die Häufigkeit, mit der somatische Erkrankungen direkt oder indirekt depressive Verstimmungen hervorrufen, macht eine exakte körperliche Diagnostik erforderlich.

Weiterhin können Medikamente und Substanzmissbrauch Depressionen bedingen. Hierzu zählen insbesondere:

- Hirngängige Antihypertensiva
- Kardiaka und Antiarrhythmika
- Glucokortikoide
- Cimetidin
- Antiglaukom-Medikamente
- Indometacin
- Antibiotika (insbesondere Gyrasehemmer)
- Zytostatika (insbesondere Vinca-Alkaloide)

- Cholinergika
- Levodopa
- Absetzen von Benzodiazepinen
- Beenden eines starken Nikotin- oder Koffeinmissbrauchs

Tab. 13: Somatische Erkrankungen als Ursache für depressive Störungen

Infektionskrankheiten	• Viruspneumonie • Influenza
Kardiovaskuläre und pulmonale Erkrankungen	• Herzinsuffizienz • Arrhythmien • chronisch obstruktive Bronchitis • Schlafapnoe
Neoplasien	• Pankreaskarzinom • Leukämie • Hirntumor
Endokrinopathien	• Hypothyreose • Hyperthyreose • Morbus Addison • Cushing-Syndrom • Hypoparathyreoidismus • Hyperparathyreoidismus • Diabetes mellitus
Metabolische Störungen	• Urämie • Leberinsuffizienz • Vitamin-B_{12}-Mangel • Folsäuremangel • Morbus Wilson • Hypoproteinämie • Porphyrie
Gastrointestinale Erkrankungen	• Pankreatitis • entzündliche Darmerkrankungen • Morbus Whipple
Kollagenosen	• Lupus erythematodes • Polymyalgie rheumatica • Panarteriitis nodosa
Hirnerkrankungen	• Morbus Parkinson • Alzheimer-Erkrankung • Enzephalomyelitis disseminata • Enzephalomalazie • Epilepsie

Die breite Palette von Pharmaka, die zu affektiven Störungen führen können, ist ebenfalls von hoher differenzialdiagnostischer und therapeutischer Relevanz.

4.1.1 Diagnostik der Depression

Die bisher entwickelten psychometrischen Testverfahren zur Depressionsdiagnostik bzw. zur Erfassung des Schweregrades einer depressiven Symptomatik sind in der Regel für Personen im jüngeren und mittleren Erwachsenenalter entwickelt und überprüft worden. Diese beinhalten häufig Items zu körperlichen Symptomen (z. B. Schlaf- und Appetitlosigkeit), die zwar auch bei älteren Patienten relevant sind, aber vor dem Hintergrund der häufig bestehenden Multimorbidität nicht spezifisch für das Vorliegen einer depressiven Störung sind. Das bedeutet, dass es aktuell für diese Instrumente keine ausreichenden Beurteilungen für die Anwendbarkeit bei gerontopsychosomatischen Patienten gibt. Ausnahme bildet hierbei die Geriatrische Depressionsskala (GDS-15, Yesavage et al. 1983). Als Depressionsscreening für die gesamte Altenpopulation entwickelt, wird auch dieses Testverfahren der Situation multimorbider Patienten in geriatrischen und gerontopsychosomatischen Einrichtungen nicht gerecht. Deshalb entwickelten Heidenblut und Zank (2010) die Depression-im-Alter-Skala (DIA-S). Dieses Selbstbeurteilungsverfahren erfasst durch zehn kurze Items und ein einfaches Ja/nein-Antwortschema ökonomisch und praktikabel depressive Symptome. Der beste Trennwert für die DIA-S (► ContentPLUS, **Arbeitsblatt 4**) liegt zwischen drei und vier Punkten. Die Testgütekriterien liegen höher als bei der bisher verwendeten GDS-15. Weiterhin haben sich die Allgemeine Depressionsskala (ADS; Hautzinger und Bailer 1993) als auch das Beck Depressions Inventar-II (BDI-II; Beck et al. 1996) als Selbstbeurteilungsverfahren zur Beurteilung der Schwere und der Veränderung über den Behandlungsverlauf bewährt. Als Fremdbeurteilungsverfahren ist das Inventar Depressiver Symptome (IDS; Hautzinger et al. 1994) zu empfehlen. Die häufig verwendete Hamilton Depression Rating Scale (HAMD; CIPS 2005) ist bei älteren Patienten nur eingeschränkt nutzbar, da die Gültigkeit des Ergebnisses abhängig vom Grad der gesundheitlichen Beeinträchtigung ist.

Differenzialdiagnostisch sind vor allem demenzielle Erkrankungen, pathologische Trauerreaktionen und Angststörungen zu beachten.

4.1.2 Depressionsbehandlung mittels kognitiver Verhaltenstherapie

Die kognitive Verhaltenstherapie bei Depressionen im Alter gliedert sich in vier Abschnitte:

- Psychoedukation
- Aufbau positiver Aktivitäten
- Kognitive Umstrukturierung dysfunktionaler Gedanken
- Training sozialer Kompetenzen
- Rückfallprophylaxe

Die genannten Therapieschritte sollen im Folgenden näher erläutert werden.

Aufgrund der häufig bestehenden Vorurteile und Stigmatisierung von psychischen Störungen ist eine umfassende Psychoedukation bei älteren Patienten notwendig. Durch die gemeinsame Erarbeitung der depressiven Symptome und einer Diskussion zur Unterscheidung von normalen Gefühlen und pathologischen emotionalen Zuständen kann bei den Patienten ein Problembewusstsein und eine Veränderungsmotivation aufgebaut werden. Als entlastend erleben viele Patienten die Besprechung der Ursachen und Entstehung von Depressionen. Hier sollte zwischen biologischen Bedingungen (z. B. körperlichen Erkrankungen, Hirnstoffwechsel, genetische Prädisposition), kritischen Lebensereignissen (z. B. Tod eines Angehörigen, Umzug in ein Pflegeheim) und allgemeinen Lebensgewohnheiten (z. B. passiver Lebensstil) unterschieden werden, da sich hieraus direkt Interventionsmöglichkeiten ergeben und Vorbehalte gegenüber einer psychotherapeutischen Behandlung abgebaut werden können. Stehen bei dem Patienten biologische Entstehungsbedingungen im Vordergrund wird der Fokus der Therapie auf einer individuellen Pharmakotherapie liegen. Die Erarbeitung von Bewältigungsstrategien und kognitiver Umstrukturierung dysfunktionaler Gedanken bilden die zentralen Interventionen beim Vorliegen von kritischen Lebensereignissen. Mit Hilfe des sogenannten Fassmodells können die bestehenden kritischen Lebensereignisse und individuellen Belastungsfaktoren erfasst und gewürdigt werden. Zudem können während des gesamten therapeutischen Prozesses erarbeitete Bewältigungsstrategien hinzugefügt werden, so dass am Ende eine Zusammenfassung der Therapie möglich wird und die therapeutische Arbeit nachhaltig fixiert werden kann (▶ **Arbeitsblatt 5**).

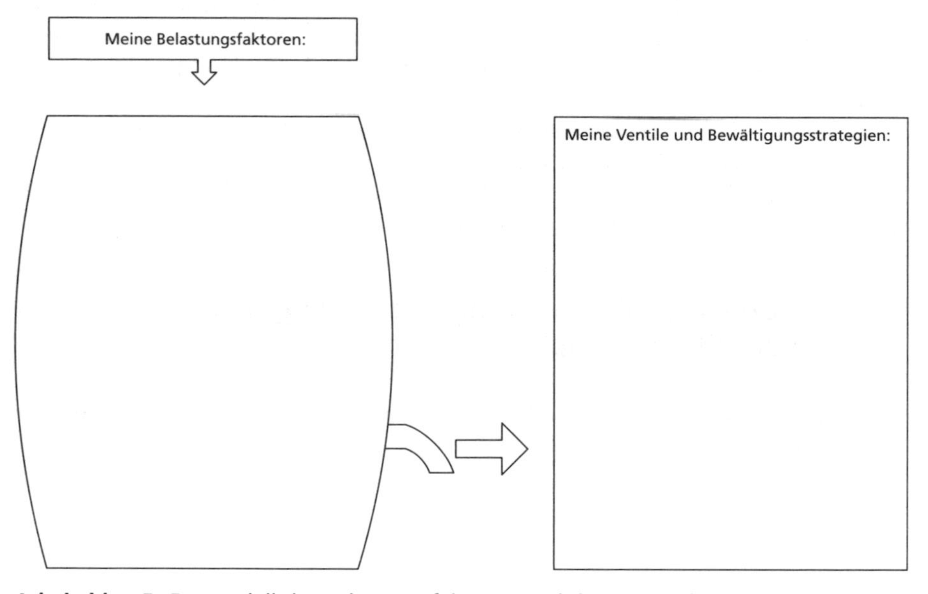

Arbeitsblatt 5: Fassmodell der Belastungsfaktoren und deren Bewältigungsstrategien

Beim Bestehen eines depressionsbegünstigenden Lebensstils (siehe Depressive Spirale, ▶ **Abb. 10**) kommen der Aufbau positiver Aktivitäten und kognitive Umstrukturierung zum Einsatz. Im Anschluss an die Psychoedukation werden gemeinsam mit dem Patienten Therapieziele festgelegt (▶ **Kap. 1.4**). Weiterhin sollte dem Patienten der Zusammenhang von Verhalten, Denken und Fühlen vermittelt und die daraus resultierenden Behandlungsoptionen erklärt werden. So stellen Gedanken und das Verhalten Ansatzpunkte für die Veränderung einer depressiven Stimmung in eine positive, lebensfrohe Stimmung dar.

Der Aufbau positiver Aktivitäten ist bei allen Patienten wichtig, bei denen die Symptome der Antriebs- und Freudlosigkeit vorherrschen. Die depressive Spirale (▸ **Abb. 10**) untermauert die Entstehung und Aufrechterhaltung der depressiven Symptomatik.

1. Sie fühlen sich niedergeschlagen und haben keine richtige Lust, etwas zu tun.
2. Sie haben im Alltag kaum noch positive Erlebnisse.
3. Ihre Stimmung wird schlechter, und Sie tun nur noch das Nötigste.
4. Sie haben überhaupt nichts mehr, an dem Sie sich freuen können.
5. Ihre Stimmung ist auf dem Nullpunkt, und Ihnen ist alles zu viel.

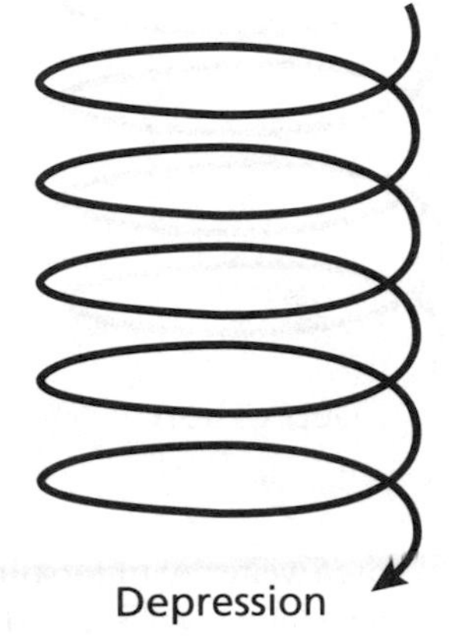

Abb. 10: Die depressive Spirale

Es wird deutlich, dass ein passiver Lebensstil die Entwicklung einer Depression begünstigt. Aus diesem Erklärungsmodell kann nun die Bedeutung von positiven Aktivitäten und der Zusammenhang zwischen Aktivität und Stimmung abgeleitet werden. Die Gestaltung des Alltags und die Art der täglichen Unternehmungen haben einen wichtigen Einfluss auf die Stimmung. Depressive neigen dazu, einen weniger aktiven Lebensstil zu führen und sich sozial zurückzuziehen. Häufig sind Sie nur noch mit der Erledigung von unangenehmen Verpflichtungen beschäftigt. Im Sinne eines Verstärkerverlusts entsteht ein Teufelskreis der Entstehung einer depressiven Symptomatik. Ein Ausweg aus der depressiven Symptomatik stellt die umgekehrte depressive Spirale dar (▸ **Abb. 11**).

Da die Mehrzahl der Depressiven objektiv positive Erlebnisse nicht mehr als solche wahrnehmen kann, bietet sich zu Beginn des Aufbaus positiver Aktivitäten das Führen eines Positiv-Tagebuchs an. Mit Hilfe dieses Tagebuchs (▸ **Kasten 4**, ▸ ContentPLUS, **Arbeitsblatt 6**) soll der Patient darin unterstützt werden, aktiv nach positiven Aktivitäten und Erlebnissen zu suchen (Wahrnehmungslenkung) und diese gezielt aufzubauen.

Kasten 4: Instruktion Positiv-Tagebuch

Bitte überlegen Sie jeden Tag beim Ausfüllen des Tagebuchs ganz bewusst, welche großen und kleinen angenehmen Erlebnisse Sie tatsächlich hatten und welche Sie sich für den nächsten Tag vornehmen.

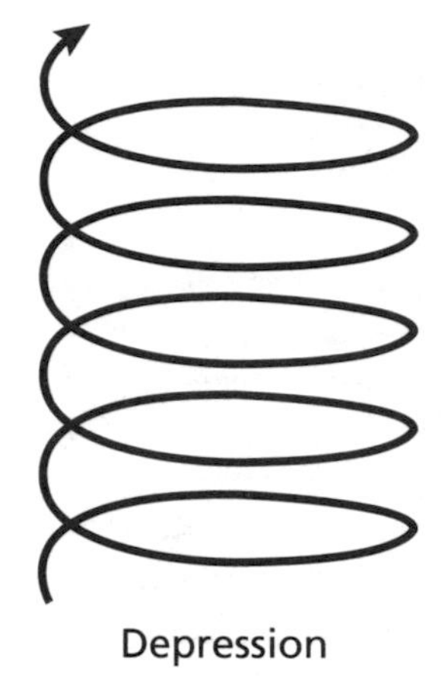

Abb. 11: Die umgekehrte depressive Spirale

Um den Aufbau positiver Aktivitäten weiter zu unterstützen, können dem Patienten folgende Fragen als therapeutische Übung (► ContentPLUS, **Arbeitsblatt** 7) gegeben werden:

- Was habe ich früher gerne gemacht?
- Was mache ich jetzt gerne?
- Was werde ich in Zukunft gerne machen, was möchte ich gerne ausprobieren?

Eine vorgegebene Liste mit positiven Aktivitäten (► ContentPLUS, **Arbeitsblatt 8**) kann den Patienten ermuntern, neue Aktivitäten auszuprobieren. Bei der Erarbeitung von positiven Aktivitäten sind folgende Fallstricke in der Therapie zu beachten. Aufgrund der häufig bestehenden eingeschränkten Mobilität im Alter sind nicht alle angenehmen Tätigkeiten für den älteren Menschen erreichbar. So haben insbesondere ältere Menschen, die in einer ländlichen Gegend wohnen, aufgrund der eingeschränkten Mobilität kaum die Möglichkeit, an kulturellen Veranstaltungen teilzunehmen. Weitere Einschränkungen können durch fehlende soziale und finanzielle Ressourcen auftreten. Zudem ist zu bedenken, dass insbesondere durch ältere Patientinnen positive Aktivitäten definiert werden (z. B. Hausarbeit), die vom häufig deutlich jüngeren Therapeuten als Pflichtaufgaben interpretiert werden. Deshalb ist es dringend erforderlich, nur realistische individuelle positive Aktivitäten in die Therapiezielplanung aufzunehmen. Weiterhin berichten viele Patienten, dass sie zwar durchaus Ideen für angenehme Tätigkeiten hätten, diese aber aufgrund des schlechten Antriebs an der Umsetzung scheitern. Die Erarbeitung von Unterstützungsmöglichkeiten und Strategien bei der Umsetzung sollte folgen. Mögliche Strategien zur Umsetzung der positiven Aktivitäten sind:

- schriftliche Fixierung der Tagesstruktur, z. B. in Form eines Wochenplans (► ContentPLUS, **Arbeitsblatt 9**) und farbliche Markierung der angenehmen Aktivitäten

- Nutzung von sozialer Unterstützung durch Kontrolle von Angehörigen und Bekannten
- Nutzung von sozialer Unterstützung durch Teilnahme an Gruppenveranstaltungen
- positive Verstärkung des gewünschten Verhaltens

Auch wenn die schriftliche Erarbeitung einer klaren Tagesstruktur für das häusliche Setting sehr technisch erscheint, kann dieser Stundenplan ein ausgewogenes Verhältnis zwischen Pflichtaufgaben und positiven Aktivitäten unterstützen und somit Überforderungssituationen vermeiden. Die bewusste Einplanung von Ruhezeiten kann weitere Entlastung für den Patienten bringen. Im Zusammenhang mit dem Wochenplan können auch soziale Unterstützungsmöglichkeiten besprochen werden. So könnte im Rahmen eines Angehörigengesprächs vereinbart werden, dass die Umsetzung des Wochenplans durch die Angehörigen kontrolliert und belohnt wird. Durch die gezielte Planung von Gruppenaktivitäten (Sportverein, Seniorennachmittag) kann zusätzlich sozialer Druck zur Durchführung aufgebaut werden. In der klinischen Praxis zeigte sich, dass die Teilnahme an Veranstaltungen häufig aufgrund des bestehenden Gruppendrucks geschieht. Dies kann man sich bei der Depressionsbehandlung zu Nutze machen. Selbstverständlich sollte der Patient im Sinne des Selbstmanagements dazu angeleitet werden, sich bewusst für die Umsetzung des gewünschten Verhaltens zu belohnen.

Im weiteren Behandlungsverlauf sollen bestehende depressiogene Gedanken kognitiv umstrukturiert werden. Um die Bedeutung der Kognition in der Depressionsbehandlung zu verdeutlichen, bietet sich als Einführung »Die Geschichte mit dem Hammer« von Watzlawick (2000) an (► **Kasten 5**, ► ContentPLUS, **Arbeitsblatt 10**).

Kasten 5: Die Geschichte mit dem Hammer (Watzlawick 2000, S. 37 ff.)

Ein Mann will ein Bild aufhängen. Den Nagel hat er, nicht aber den Hammer. Der Nachbar hat einen. Also beschließt unser Mann, hinüberzugehen und ihn auszuborgen. Doch da kommt ihm ein Zweifel: Was, wenn der Nachbar mir den Hammer nicht leihen will? Gestern schon grüßte er mich nur so flüchtig. Vielleicht war er in Eile. Vielleicht hat er die Eile nur vorgeschützt, und er hat was gegen mich. Und was? Ich habe ihm nichts getan; der bildet sich da etwas ein. Wenn jemand von mir ein Werkzeug borgen wollte, ich gäbe es ihm sofort. Und warum er nicht? Wie kann man einem Mitmenschen einen so einfachen Gefallen abschlagen? Leute wie dieser Kerl vergiften einem das Leben. Und dann bildet er sich noch ein, ich sei auf ihn angewiesen. Bloß weil er einen Hammer hat. Jetzt reicht's mir wirklich.

Und so stürmt er hinüber, läutet, der Nachbar öffnet, doch bevor er »Guten Tag« sagen kann, schreit ihn unser Mann an: »Behalten Sie Ihren Hammer, Sie Rüpel.«

Anschließend können typische automatische dysfunktionale Gedanken des Patienten gesammelt und die bestehenden Denkfehler aufgezeigt werden (► **Arbeitsblatt 11**). Negative Gedanken sind häufig durch Wörter wie »muss«, »nie«, »immer«, »niemand«, »keiner« und »alle« gekennzeichnet. Die negativen Gedanken bei älteren Patienten drehen sich meist um die Themen Selbstwert, Leistungsfähigkeit, Konzentration und Gedächtnis, die Zukunft und zwischenmenschliche Beziehungen.

Ein Symptom der Depression sind Denkfehler. Vielleicht haben auch Sie schon solche Gedanken bei sich beobachtet. Tragen Sie diese bitte in die untenstehende Tabelle ein.

Denkfehler	Beispiele
Alles-oder-Nichts-Denken	• Man kann sich auf niemanden verlassen. • Wenn ich nicht alles perfekt mache, bin ich ein Versager. • ________________
Willkürliche oder voreilige Schlussfolgerungen	• Sie hat mich nicht gegrüßt, also mag sie mich nicht mehr. • Wenn ich Gefühle zeige, werde ich verletzt. • ________________
Übertriebene Verallgemeinerungen	• Das passiert immer nur mir. • Jemanden um Hilfe bitten ist ein Zeichen von Schwäche. • ________________
Personalisierung (Dinge persönlich nehmen)	• Es liegt an mir, dass sich meine Kinder gestritten haben • Die Leute auf der anderen Straßenseite sehen zu mir herüber, weil ich so schrecklich aussehe. • ________________
Verkleinerung und Vergrößerung (Übertreibung)	• Alle anderen sind toll und ich bin schrecklich. • Meine Leistung ist nichts Besonderes, das hätte jeder geschafft. • ________________

Arbeitsblatt 11: Denkfehler in der Depression

Häufig werden automatische Gedanken in Frageform formuliert, so ist es Aufgabe des Therapeuten, den Patienten dazu anzuleiten, sie in konkrete Aussagen umzuformulieren. Nur so sind ein Hinterfragen und eine Überprüfung der dysfunktionalen Gedanken möglich. Ziel ist der Aufbau von alternativen (positiven) Gedanken. Hierbei sind folgende Fragen hilfreich:

- Welche Beweise gibt es für diesen Gedanken? Das heißt:
- Welche Argumente sprechen für und welche gegen den automatischen Gedanken?

Um die dysfunktionalen Gedanken weiter zu verändern und alternative Gedanken einzuüben, empfiehlt es sich, Gedankenkarten mit den neu erarbeiteten Kognitionen anzulegen, welche im Tagesverlauf vom Patienten mehrmals durchgelesen werden können. Weiterhin sollten alternative Gedanken an konkreten Situationen und Beispielen mittels des ABC-Modells (▸ **Kasten 6**) erarbeitet werden.

Kasten 6: ABC-Modell der Verhaltenstherapie

A = Auslösende Situation
B = Bewertung/Gedanke
C = Konsequenzen in den Bereichen Emotion, Verhalten und körperliche Reaktion (Physiologie)

Zur Diskussion des ABC-Modells können folgende Fragen Verwendung finden:

- Gibt es eine alternative Erklärung/Schlussfolgerung?
- Was würde Sie einem guten Freund in dieser Situation raten?
- Was ist das Schlimmste, das passieren könnte?
- Was ist das Beste, das passieren könnte?
- Was ist ein realistisches Ergebnis?
- Welche Konsequenzen hat es, wenn ich an den automatischen Gedanken glaube?
- Welchen Effekt könnte es haben, wenn ich mein Denken verändere?

Im Folgenden (▸ **Tab. 14**) ist ein Beispiel eines ABC-Modells mit alternativen Bewertungen/Gedanken und den jeweiligen Konsequenzen dargestellt. Mit Hilfe von ▸ **Arbeitsblatt 12** (▸ ContentPLUS) kann der Patient sein individuelles ABC-Modell erarbeiten.

Tab. 14: ABC-Modell

Auslöser/Situation		Bewertung/Gedanke		Consequence
Im Haushalt bleibt Arbeit liegen.	→	Negative Bewertung: Ich kann gar nichts mehr.	→	C-Emotion: niedergeschlagen C-Verhalten: sozialer Rückzug, Passivität C-Körper: kraftlos
	→	Alternative Bewertung: Ich erledige meine Hausarbeit Schritt für Schritt. Morgen ist auch noch ein Tag.	→	C-Emotion: Gelassenheit C-Verhalten: Aktivität C-Körper: Entspannung

Da negative Gedanken meistens automatisch auftreten und sich zum Gedankenkreisen und Grübeln ausbreiten können, stellen Techniken zur Gedankenkontrolle und Gedankenstopps einen weiteren wichtigen Baustein in der Behandlung Depressiver dar. Eine originelle Methode zum Einüben von positiven Denkens ist es, sich gezielt Signale zum positiven Denken zu setzen (»Punkte-Technik«). Dies kann durch das Anbringen von farbigen Punkten an verschiedenen Stellen in der Wohnung erfolgen. Immer wenn man an diesen Punkten vorbeikommt oder sie sieht, nimmt man sich vor, an etwas Schönes zu denken. Auch die sogenannte »Gummiband-Technik« kann negative Gedanken unterbrechen. Durch das Tragen eines Gummibandes am Handgelenk kann beim Auftreten von unangenehmen und negativen Gedanken durch ein kurzes Schnippen des Gummis das Gedankenkreisen unterbrochen werden. Auch bei dieser Technik ist es wichtig, anschließend an etwas Positives zu denken. Eine dritte Strategie stellen die »Stopp-Techniken« dar. Wenn der Patient bemerkt, dass er in negativen Gedanken versunken ist, kann er durch hilfreiche Sätze wie z. B. »Ich höre jetzt auf, darüber nachzudenken« oder das laute Rufen von »Stopp« den Gedankenfluss unterbrechen. Anschließend sollten die Gedanken auf etwas Positives gelenkt werden. Interventionen auf metakognitiver Ebene sind bei der Behandlung von generalisierten Ängsten in ► **Kapitel 6.2** aufgeführt.

Da Depressionen in der Regel gravierenden Einfluss auf zwischenmenschliche Beziehungen und den Selbstwert einer Person haben, ist die Durchführung eines Trainings zum Aufbau von sozialen Fertigkeiten indiziert. Die Unterscheidung von selbstsicherem, unsicherem und aggressivem Verhalten (► **Tab. 15**, ► ContentPLUS, **Arbeitsblatt** 13) stellt die Basis für Diskriminationsübungen und Rollenspiele dar.

Tab. 15: Charakteristika von selbstsicherem, unsicherem und aggressivem Verhalten (nach Hautzinger 2000, S. 272)

Verhalten	selbstsicher	unsicher	aggressiv
Stimme	laut, klar, deutlich	leise, zaghaft	brüllend, schreiend
Formulierung	eindeutig	unklar, vage	drohend, beleidigend
Inhalt	präzise Begründung, Ausdrücken eigener Bedürfnisse, Benutzung von »ich«, Gefühle werden direkt geäußert	überflüssige Erklärungen, Verleugnung eigener Bedürfnisse, Benutzung von »man«, Gefühle werden nicht geäußert	keine Erklärungen und Begründungen, Drohungen, Beleidigungen, Kompromisslosigkeit
Gestik, Mimik	unterstreichend, lebhaft, entspannte Körperhaltung, Blickkontakt	kaum vorhanden, verkrampft, kein Blickkontakt	unkontrolliert, drohend, wild gestikulierend, kein Blickkontakt oder »Anstarren«
Selbstinstruktion	aufbauend, auf Rechte und Bedürfnisse hinweisend	resignierend, erniedrigend	andere vernichtend, selbstüberhöhend

Bei der Besprechung der Selbstinstruktionen wird nochmals Bezug auf die Bedeutung der Gedanken genommen.

Zur nachhaltigen Festigung des Therapieergebnisses sollten während des gesamten therapeutischen Prozesses Überlegungen zu Möglichkeiten einer Rückfallprophylaxe angestellt werden. Neben der Erarbeitung der individuellen depressiven Index-Symptome (z. B.: »Aus der Vergangenheit weiß ich, dass meine depressive Phase sich dadurch ankündigt, dass ich nicht mehr zum Stammtisch gehe.«) kann ein Notfallplan (▶ ContentPLUS, **Arbeitsblatt 14**) mit konkreten Ansprechpartnern und Handlungsanweisungen aufgestellt werden.

Die Wirksamkeitsbeurteilung von kognitiv-verhaltenstherapeutischen Interventionen bei älteren Patienten konnte in einigen Studien nachgewiesen werden. So ergaben sich im Vergleich von Kognitiver Verhaltenstherapie mit einer Kontrollgruppe (i. d. R. Wartekontrollgruppe) Effektstärken von d = .79 bis d = 1.44. In der Gegenüberstellung mit anderen Formen der Psychotherapie schneidet die Kognitive Verhaltenstherapie mit d = .14 bis d = .70 besser ab (Hautzinger 2000, S. 296). Cuijpers et al. (2009) konnten bei über 60jährigen mit leichten bis mittelschweren Depressionen mittels kognitiver Verhaltenstherapie eine Effektstärke von d = 0.74 erzielen, welche im Vergleich bei 25–50jährigen d = 0.67 beträgt. Insbesondere ressourcenfördernde und kontrollerhöhende Interventionen bei älteren Menschen zeigten in einer Meta-Analyse von Pinquart (1998) Effektstärken von d = 1.15. Mit dem von Hautzinger (2000) entwickelten kognitiv-verhaltenstherapeutischen Gruppenprogramm zur Behandlung von Depressionen im Alter konnte eine Effektstärke von Behandlungsbeginn bis zu Behandlungsende in einer ambulanten Patientengruppe von d = .84 erzielt werden. Auch die in ▶ **Kapitel 7.1.3** dargestellte Lebensrückblicksintervention kann erfolgreich zur Behandlung von Depressionen eingesetzt werden. So konnten Pinquart und Forstmeier (2012) eine Effektstärke von g = 0.57 erzielen.

4.1.3 Behandlung chronischer Depressionen mittels »Cognitive Behavioral Analysis System of Psychotherapy« (CBASP)

Von James McCullough wurde ein spezifisches Therapieprogramm zur Behandlung chronischer Depressionen entwickelt. Beim »Cognitive Behavioral Analysis System of Psychotherapy« (CBASP) werden behaviorale, kognitive und interpersonelle Strategien vereint. Ausgangspunkt für McCulloughs Theorie ist die Hypothese, dass die chronische Depression eine Entwicklungsstörung ist, in der sich der Patient im sozialen interpersonalen Bereich (Denken, Sprechen, Verhalten) wie ein vier- bis sechsjähriges Kind verhält. In Anlehnung an Piagets Konstrukt des präoperationalen Denkens entsteht ein Zustand der Inkohärenz, in dem das Individuum nicht zwischen sich und der Außenwelt differenziert. Der Patient ist gefangen in seiner Weltsicht. Dies äußert sich in stereotypen und dysfunktionalen kognitiv-emotionalen Schemata: »Es hat alles keinen Sinn mehr. Ich werde immer depressiv bleiben. Ich kann gar nichts.« Die präoperatorische Phase nach Piaget zeichnet sich weiterhin durch folgende Kennzeichen aus, welche auch bei chronisch Depressiven zu beobachten sind:

- globales und prälogisches Denken
- Denkprozesse, die kaum durch Gesprächspartner beeinflusst werden
- Ich-Zentrierung in ihrer Sichtweise von sich selbst und anderen
- monologisierende verbale Kommunikation
- Unfähigkeit zu authentischer interpersoneller Empathie
- wenig affektive Kontrolle unter Stress

Ursächlich für die Entstehung ist das Erleben zahlreicher negativer Lebensereignisse, welche eine normale kognitiv-emotionale Entwicklung behindern. So liegen bei 60 % der chronisch Depressiven seelische und körperliche Traumatisierungen vor. Dies entspricht einer chronischen Depression mit frühem Beginn (vor dem 21. Lebensjahr, »early-onset-depression«). Aber auch das längere Andauern eines depressiven Affektes kann ein Abgleiten in das »präoperatorische Denken« zur Folge haben, was einer chronischen Depression mit spätem Beginn (nach dem 21. Lebensjahr, »late-onset-depression«) entspricht. Positive Lernerfahrungen und der Aufbau von Selbstvertrauen wurden durch negative Konsequenzen behindert, was zu einem ängstlich-vermeidenden Persönlichkeitsstil führt. Der Patient sieht den gegenwärtigen Moment als Wiederholung einer negativen Vergangenheit und als Prädiktor für eine ähnliche Zukunft. Das Denken und Verhalten bleibt unbeeinflusst von logischem Nachdenken oder realitätsgestütztem Feedback. Logische Begründungen werden ignoriert. Es resultiert daraus die Unfähigkeit, die negativen depressiven Annahmen über das Leben und die Umwelt auch bei wiederholt anderen Erfahrungen zu korrigieren.

Die Prinzipien der Behandlung chronisch Depressiver lassen sich aus den Charakteristika des präoperatorischen Denkens ableiten. Zu Beginn der Behandlung ist der Patient in seiner Wahrnehmung unverbunden mit seiner Umwelt. Daraus resultiert, dass der Patient lernen muss, die spezifischen Konsequenzen seines Verhaltens zu erkennen. Da er zudem dazu neigt, über seine Probleme in globaler Art und Weise zu sprechen, liegt ein weiteres Ziel der Behandlung in der Förderung der Diskriminationsfähigkeit von spezifischen Situationen. So muss im therapeutischen Prozess die Aufmerksamkeit des Patienten auf eine spezifische Situation fokussiert und dieses identifizierte Problem gelöst werden. Chronisch depressive Patienten sind primär nicht motiviert, ihr Verhalten zu ändern. Die Änderungsmotivation kann mittels negativer Verstärkung durch den Therapeuten erhöht werden, indem dem Patienten gezeigt wird, dass er sein Leiden selbst erzeugt und aufrechterhält. Er soll erkennen, dass jedes Verhalten immer Konsequenzen hat. Die geringe Änderungsmotivation spiegelt sich auch in interpersoneller Distanz und Unterwürfigkeit wider. Dies muss in der therapeutischen Beziehung besondere Beachtung finden, da diese Verhaltensweisen auf Therapeutenseite dominante Verhaltensmuster auslösen können (z. B. Übernahme der Verantwortung für Veränderungsprozesse durch den Therapeuten). Ziel der Behandlung ist jedoch, dass der Patient eine selbstbewusste Haltung gegenüber dem Therapeuten einnimmt. Dem Patienten soll es innerhalb des therapeutischen Prozesses ermöglicht werden, neue interpersonelle Erfahrungen zu machen. Neben der komplementären Beziehungsgestaltung ist es erforderlich, dass der Therapeut dem Patienten mit diszipliniertem persönlichem Involvement (Selbstöffnung) begegnet.

Die in der Übertragungssituation auftretenden Themen werden mit Hilfe einer Liste von prägenden Bezugspersonen konzeptualisiert und während des Therapieprozesses aktiv in Frage gestellt. Mit Hilfe der Technik der interpersonellen Diskriminationsübung werden korrektive emotionale Erfahrungen möglich. Weiterhin können gravierende Defizite im Bereich der sozialen Wahrnehmung und sozialen Kompetenz über Verhaltenstrainings abgebaut werden.

Zu den Haupttechniken bei CBASP gehören die Situationsanalyse, interpersonelle Techniken und das Training von Verhaltensfertigkeiten. Mittels der Situationsanalysen soll präoperationales Denken überwunden, unangemessene Verhaltensweisen charakterisiert und verändert sowie die Konsequenzen des eigenen Verhaltens erkannt werden. Sie helfen dem Patienten, sich auf eine bestimmte Problemsituation zu fokussieren und hierfür Gedanken, Gefühle und Verhaltensweisen zu durchleuchten. Hierdurch wird der Patient darin unterstützt, die Konsequenzen seines Verhaltens wahrzunehmen und alternative Denk- und Verhaltensweisen zu generieren, die zu dem gewünschten Ausgang der Situation beigetragen hätten. Patienten erfahren bei der Erarbeitung der Situationsanalysen (► **Kasten** 7) häufig emotionale Entlastung.

Kasten 7: CBASP – Situationsanalyse (nach Schramm et al. 2006, S. 355 ff.)

A: Explorationsphase

1. Was ist in der Situation passiert? (Identifizierung der Situation und Situationsbeschreibung)
2. Was hat diese Situation für Sie bedeutet? Beschreiben Sie ihre Bewertung. (Interpretation der Situation)
3. Wie haben Sie sich in dieser Situation verhalten? Was haben Sie gemacht? (situatives Verhalten)
4. Wie ist diese Situation für Sie ausgegangen? (tatsächliches Ergebnis)
5. Welches Ergebnis wollten Sie erzielen? (erwünschtes Ergebnis)
6. Haben Sie in dieser Situation bekommen, was Sie wollten? (Vergleich von tatsächlichem und erwünschtem Ergebnis, Betonung der Konsequenzen, Intensivierung des Leidens)
7. Warum haben Sie (nicht) das bekommen, was Sie wollten? (Übergang zwischen Explorations- und Lösungsphase, wiederholte Betonung der Konsequenzen des Verhaltens, Bewusstmachung der Gründe für das (Nicht-)Erreichen)

B: Lösungsphase

1. In welcher Weise hat jede einzelne Interpretation dazu beigetragen, dass Sie Ihr erwünschtes Ergebnis erreichen? (jede Interpretation wird einzeln ausgewertet und revidiert, wenn dies nötig ist zur Erhöhung der Wahrscheinlichkeit, dass der Patient ein erwünschtes Ergebnis erreicht)
2. Wenn Sie die Situation angesichts Ihrer revidierten Interpretationen interpretiert hätten, in welcher Weise hätten Sie sich unterschiedlich verhalten?

3. Was haben Sie heute in der Situationsanalyse gelernt? (Beenden und Zusammenfassen)
4. Wie lässt sich das, was Sie heute in der Situationsanalyse gelernt haben, auf ähnliche Situationen anwenden? (Lerntransfer und Generalisierung)

Ziel der Situationsanalyse ist, dass unpassende Interpretationen einer Situation vom Patienten selbst erkannt, korrigiert und durch selbstsicheres Verhalten ersetzt werden.

Zur Aufarbeitung negativer oder traumatisierender zwischenmenschlicher Erfahrungen werden interpersonelle Techniken angewendet. So soll eine Liste mit prägenden Bezugspersonen (▶ **Kasten 8**) erhoben werden. Neben dem Einholen von Informationen über wichtige Personen im Leben des Patienten sollen lebensgeschichtlich-kausale Informationen darüber gegeben werden, wie andere Personen ihn beeinflusst haben. Dies erfordert vom Patienten formal operatorisches Denken. Anschließend kann die interpersonelle Diskriminationsübung durchgeführt werden, indem der Patient sein Verhalten während des therapeutischen Prozesses mit dem anderer wichtiger Bezugspersonen aus seiner Lebensgeschichte vergleicht und kontrastiert.

Kasten 8: CBASP – Erhebung einer Liste prägender Bezugspersonen (nach Schramm et al. 2006, S. 355 ff.)

- Ich möchte, dass Sie auf Ihr Leben zurückblicken und die Menschen nennen, die Ihrer Meinung nach den größten Einfluss auf die Gestaltung Ihres Lebensweges hatten. Zu diesen prägenden Bezugspersonen zählen Menschen, die Ihnen sozusagen ihren Stempel aufgedrückt haben und deren Einfluss Ihr Leben geformt hat. Die Einflüsse können positiv oder negativ, schmerzhaft oder hilfreich gewesen sein. Benennen Sie jetzt diese Menschen, anschließend gehen wir gemeinsam diese Liste durch.
- Erzählen Sie mir, wie Person XY Ihren Lebensweg beeinflusst hat.
- Inwieweit hat es Ihren Lebensweg oder Ihre Persönlichkeit beeinflusst, dass Sie im Umfeld von Person XY aufgewachsen sind?
- Welche Auswirkungen hat das Verhalten von Person XY auf Ihr Leben und Ihre Lebensweise
- Inwiefern ist Ihr Leben von Person XY beeinflusst?
- Was für ein Mensch sind Sie aufgrund des Einflusses von Person XY geworden?

Weiterhin neigen die Patienten dazu, den Therapeuten mit einer verletzenden Bezugsperson aus der Vergangenheit gleichzusetzen, was den Aufbau einer Veränderungsmotivation und Verhaltensänderung behindert. Neben der Berücksichtigung des Beziehungsstils des Patienten ist es notwendig, dass sich der Therapeut in einer kontrollierten Weise persönlich einbringt (»disciplined personal involvement«). Das bedeutet, dass der Therapeut bereit sein muss, seine eigenen positiven und negativen Gefühle und Reaktionen zu verbalisieren. Hilfreich ist in diesem Zusammenhang die Erstellung von Übertragungshypothesen, die vor möglichen kritischen interpersonellen Situationen warnen können. Hierdurch kann eine komplementäre Reaktionsweise durch den Therapeuten verhindert werden und der Patient eine neue Beziehungserfahrung machen. Es schließt sich das interpersonelle Diskriminationstraining (▶ **Kasten 9**) an, welches das systematische Gegenüberstellen der negativen interpersonellen Erfahrungen des Patienten in der Vergangenheit und des realen Verhaltens des Therapeuten beinhaltet.

Kasten 9: CBASP – Interpersonelles Diskriminationstraining (nach Schramm et al. 2006, S. 355 ff.) Wie habe ich darauf reagiert?

- Was für Unterschiede zwischen den Reaktionen Ihrer Bezugspersonen und der Art, wie ich reagiert habe, können Sie sehen?
- Was bedeutet das für Sie, wenn ich in einer anderen Weise reagiere als Ihre Bezugsperson?
- Wie würde Person XY reagieren, wenn Sie über diese Dinge sprechen würden oder sich in einer bestimmten Weise verhalten würden?

Ziel der interpersonellen Techniken ist die Erarbeitung von kausalen Schlussfolgerungen zwischen dem Verhalten prägender Bezugspersonen und dem eigenen Verhalten.

Durch die Situationsanalyse und die Anwendung der interpersonellen Techniken werden häufig Verhaltensdefizite des Patienten sichtbar. Zur Bewältigung dieser maladaptiven Verhaltensweisen bieten sich jegliche Arten von Selbstsicherheitstrainings an, welche insbesondere eine Auseinandersetzung mit den häufig reflexartigen feindseligen Reaktionen des Patienten fördern. Anstatt impulsiv zu reagieren, soll der Patient dazu angeleitet werden, zunächst abzuwarten, wie sich die Situation entwickelt, um dann mit einer geringeren emotionalen Beteiligung adäquat reagieren zu können. Selbstsicherheitstrainings bieten sich vor allem bei den Patienten an, bei denen die emotionalen Ausbrüche bisher das Erreichen der eigenen Ziele behindert haben.

Die Wirksamkeit des CBASP konnte in einer randomisierten kontrollierten Studie von Keller (2000) gezeigt werden. Dabei erwies sich eine Kombinationsbehandlung von CBASP und Pharmakotherapie (Nefazodon) als besonders erfolgreich. Zusätzlich konnte eine Verbesserung der psychosozialen Leistungsfähigkeit erzielt werden. Der Behandlungserfolg konnte durch eine über die akute Phase hinaus andauernde Therapie gesteigert werden. Dies unterstreicht die Wichtigkeit längerer Therapiezeiten in der Behandlung chronischer Depressionen. Aktuell liegen keine Studien zur Wirksamkeit von CBASP bei gerontopsychosomatischen Patienten vor.

4.2 Pflege-Burnout

Fallbeispiel: Pflege-Burnout
Frau K. (87 Jahre) berichtet, dass sie seit Jahrzenten die Pflege von Familienangehörigen übernehme. Seit drei Jahren kümmere sie sich sehr intensiv um ihren insulinpflichtigen Ehemann. Wenn sie nicht die Insulineinnahme überwache, würde ihr Mann diese nur unregelmäßig durchführen. Nachts liege sie häufig wach und passe auf, dass ihr Ehemann keine Unterzuckerung habe. Aufgrund mangelnder Schlafdauer und Ein- und Durchschlafstörungen fühle sie sich ständig müde und erschöpft. Durch die häusliche Pflegesituation sei es zu einem 50-prozentigen Leistungsabfall gekommen, der sich auch in Konzentrations- und Gedächtnisschwierigkeiten äußere. Zusätzlich leide sie unter einem ständigen Kopfdruck, der sich auf Augen und Ohren ausgeweitet habe – eine medizinische Erklärung gebe es hierfür nicht. Für Freizeitaktivitäten und Freunde habe sie keine Zeit und Energie, da nur sie ihren Ehemann optimal pflegen könne. Bereits bei ihrem stationären Behandlungsbeginn machte sie sich große Sorgen, ob die Fußpflege bei ihrem Ehemann in der Kurzzeitpflege korrekt durchgeführt werde. Diese Ungewissheit mache sie sehr unruhig und führe zu einer starken inneren Anspannung. Die Haushaltsführung und Pflege des Ehemannes sei aufgrund von Rückenschmerzen zunehmend schwierig.

Die meisten Menschen, die außerhalb des Berufslebens ein Burnout erleiden, sind pflegende Angehörige. Die Pflege ist für den Angehörigen oft mit einem hohen Aufwand verbunden und wird nicht selten als äußerst belastend und anstrengend empfunden, wobei vor allem die Pflege eines Demenzkranken mit einem gesteigerten Ausmaß an subjektiv wahrgenommener emotionaler und körperlicher Belastung verbunden ist (Zank und Schacke 2007). Die totale Erschöpfung und die Entstehung einer Burnout-Symptomatik sind häufig die Folge.

Als Burnout kann eine individuelle, als unerträglich erlebte Situation definiert werden, in der der Betroffene das Gefühl hat, diese nicht verlassen und nicht verändern zu können. Nach Pines et al. (2006) sind Überdruss und Ausbrennen Zustände körperlicher, emotionaler und geistiger Erschöpfung. Sie sind Empfindungen des Unglücks und der Unzufriedenheit, das vergebliche Streben nach Idealen.

Für Burnout-Erkrankungen gibt es gegenwärtig weder im DSM-IV noch im ICD-10 eine eigene Diagnose. Im ICD-10 wird Burnout lediglich als Zusatzkategorie (ICD-10: Z73.0) aufgeführt. Differenzialdiagnostisch sollten folgende Störungsbilder abgegrenzt werden:

- Affektive Störungen
- Anpassungsstörungen
- Angst und Depression gemischt
- Chronische Schmerzstörung mit psychischen und somatischen Faktoren

Es gibt keine spezifischen Belastungsfaktoren für Burnout in Pflegesituationen. Als Hauptfaktor kann Stress in jeglicher Ausprägung angenommen werden. Weiterhin ergibt sich eine Risikokonstellation aus der Kombination von äußeren und inneren Faktoren (▶ **Tab. 16**).

Tab. 16: Externale und internale Faktoren bei der Entstehung eines Pflege-Burnouts

Externale Faktoren	Internale Faktoren
• Überforderungssituation • stark belastende Veränderungen • unverarbeitete Verluste • soziale Herausforderungen • Schicksalsschläge	• Umgang mit Leistungsanforderungen, Zielen, Misserfolgen und Konflikten • Perfektionismus • eingeschränkte Fähigkeit zur Selbstbeschränkung

Die externalen Risikofaktoren zeichnen sich durch einen hohen Leistungsdruck, der Eintönigkeit der Arbeit bzw. fehlender Anforderungsvielfalt aus. In Kombination mit fehlender Unterstützung und Anerkennung für die geleistete Arbeit können sie beim Pflegenden Frustration und Niedergeschlagenheit erzeugen. Auch Verlusterfahrungen, die für den Einzelnen eine schwere Belastung darstellen, können die Entwicklung von Erschöpfungszuständen begünstigen. Dies kann sowohl den Verlust von körperlicher oder psychosozialer Integrität als auch den Verlust von wichtigen Personen (z. B. Verlust von Freunden oder einer bekannten Lebensumwelt) betreffen. Internale Risikofaktoren finden sich hauptsächlich bei Personen, die hohe Leistungsansprüche haben, welche sich zudem in einem Hang zum Perfektionismus zeigen. Hieraus entsteht häufig ein übermäßiges Engagement, wodurch die Inanspruchnahme von Hilfe und sozialer Unterstützung behindert wird. Auch hier sind häufig Erziehungsgrundsätze wie »Es muss gehen, reiß dich zusammen, zeig keine Schwäche« zu finden. Dies kann zur Verdrängung und Abwehr von Emotionen führen, da auch hier Lebens- und Erziehungsgrundsätze wie z. B. »Nur schwache Menschen haben Gefühle« zum Wirken kommen. Bei Burnout-Patienten findet sich zudem teilweise eine große Diskrepanz zwischen dem eigenen Leistungsideal und der tatsächlichen Belastbarkeit. Der hierdurch entstehende »Hamsterradeffekt« spiegelt wider, dass mehr Anstrengung nicht zu einer besseren Leistung führt, sondern ein Ausbrennen begünstigt.

Innerhalb der Pflegesituation treten häufig Beziehungsprobleme auf. So besteht auf Seiten des zu Pflegenden der Wunsch nach Sicherheit und Geborgenheit. Der pflegende Angehörige stellt meistens den »letzten Strohhalm« und die einzige Verbindung zum gesellschaftlichen Leben dar. In Kombination mit der Angst vor Abhängigkeit und der Angst, dem anderen zur Last zu fallen, können sehr ambivalente Beziehungsmuster entstehen. Aber auch die Themen »Neid auf die Gesundheit des anderen« sowie »Aggression und Misstrauen« können die Beziehung zusätzlich belasten. Der pflegende Angehörige ist häufig durch den Rollentausch in der Beziehung sowie die Übernahme zusätzlicher Aufgaben überfordert.

Burnout-Symptome zeigen sich auf kognitiver, emotionaler, körperlicher und sozialer Ebene. Im kognitiven Bereich ist der Verlust von Handlungskompetenz, Flexibilität, Motivation und Kreativität zu verzeichnen. Weiterhin gehen wichtige

Kernkompetenzen verloren, so dass Perspektivlosigkeit entsteht. Des Weiteren leiden die Betroffenen unter einer großen Verunsicherung, da sie nur noch eine eingeschränkte Fähigkeit zum erfolgreichen Krisenmanagement und Planungsfähigkeit haben. Quälendes Gedankenkreisen, die richtigen Entscheidungen für die häusliche Situation und den zu Pflegenden zu treffen, bestimmen den Alltag. Aufgrund der mangelnden Distanzierungsfähigkeit entsteht das Gefühl, festgefahren zu sein. Dies kann sich bis zu gravierenden kognitiven Defiziten entwickeln: Störungen von Konzentration und Merkfähigkeit sowie eine extreme Problemfokussierung in Form eines Tunnelblicks werden häufig berichtet. Emotional zeigt sich ein Burnout durch den Verlust von Selbstvertrauen, Lebensfreude und Begeisterungsfähigkeit. Einbußen hinsichtlich des Lebenssinns, der Konfliktfähigkeit und der Selbstkontrolle sind zu verzeichnen. Das Gefühl der Angst stellt für den Betroffenen häufig eine unüberwindbare Hürde dar, die Situation zu verändern. So stellt Angst das zentrale Gefühl neben Insuffizienz- und Vernichtungsgefühlen dar. Die Ängste, die Kontrolle zu verlieren, Fehlhandlungen und -entscheidungen zu treffen und zu versagen führen zu zunehmenden Selbstzweifeln und Resignation. Die hierdurch entstehenden Zukunftsängste können sich bis zu Panikattacken ausweiten und Beziehungsängste schüren. Generell zeichnen sich Burnout-Patienten durch eine eingeschränkte emotionale Belastbarkeit aus, welche sich bis zur Vernachlässigung eigener Bedürfnisse, Affektlabilität mit plötzlichem Weinen, unbegründeten Schuldgefühlen, Antriebslosigkeit mit einem Verlust an Freude sowie Interessenlosigkeit und Suizidalität steigern kann. Auf körperlicher Ebene findet sich eine Vielzahl von psychosomatischen Beschwerden. So leiden die Betroffenen häufig unter einer erhöhten Infektanfälligkeit, Schlafstörungen, Herz-Kreislauf-Problemen, Tinnitus, Harn- und Stuhlunregelmäßigkeiten (»Stressinkontinenz«), erhöhter Muskelspannung, Übelkeit, Magenkrämpfen und Magengeschwüren, Atembeschwerden und Kopfschmerzen. Auch im sozialen Bereich hat ein Burnout weitreichende Folgen. Viele Patienten neigen zu sozialem Rückzugsverhalten und leiden unter der entstehenden Vereinsamung. Teilweise kann es zu querulatorischem Verhalten kommen, da ein Verlust von Umsicht und Authentizität auftreten kann. Konflikte werden aufgrund einer eingeschränkten Durchsetzungsfähigkeit anhaltend vermieden, so dass es zu maladaptiven Entscheidungen kommen kann.

Eine erfolgreiche Burnout-Behandlung bezieht alle genannten Ebenen ein. Zu Beginn der Behandlung ist eine umfassende Aufklärung über das Krankheitsbild notwendig, da viele Patienten eigene Auswege, die sich häufig als Irrwege aus dem Burnout erweisen, suchen (▸ **Kasten 10**).

Kasten 10: Irrwege aus dem Burnout

- Verleugnen der aktuellen Situation
- Aufputschmittel zur Leistungssteigerung
- Drogen und Alkohol zur emotionalen Betäubung
- Fokussierung auf nur eine der betroffenen Ebenen (z. B. Patentrezept »Positives Denken«)
- Exzessive Verhaltensweisen (z. B. vermehrte Risikobereitschaft, Sport)

Die Vielseitigkeit der Themen innerhalb einer Burnout-Behandlung legt eine interdisziplinäre, multiprofessionelle Therapie nahe. Eine verhaltenstherapeutische Burnout-Behandlung unterscheidet sich von einer Depressionsbehandlung durch die Einbeziehung folgender Themen:

- Erarbeitung von Ursachen der Beschwerden und deren Diskussion hinsichtlich ihrer Beeinflussbarkeit
- Erarbeitung von positiven und negativen Aspekten der Situation
- Erarbeitung von Stärken, Ressourcen und Kraftquellen
- Hinterfragung und Bearbeitung der persönlichen Werte
- die Entscheidung für einen neuen Lebensweg und Sinnfindung

Weiterhin kann es für den älteren Patienten hilfreich sein, die Burnout-Behandlung durch ein Training sozialer Kompetenzen zu ergänzen. In ▸ **Tabelle 17** sind die einzelnen Behandlungsbausteine und deren therapeutische Ziele sowie konkrete verhaltenstherapeutische Interventionen aufgeführt.

Zu Behandlungsbeginn sollten neben einer umfassenden Psychoedukation zum Krankheitsbild gemeinsam mit dem Patienten die Ursachen für die (körperlichen) Beschwerden gesammelt werden. Hierauf aufbauend kann gemeinsam mit dem Patienten ein psychosomatisches Krankheitsmodell erarbeitet werden. Da ein Burnout in der Regel als eine Situation erlebt wird, die von dem Betroffenen nicht verlassen und nicht verändert werden kann, bietet sich eine Diskussion hinsichtlich der Beeinflussbarkeit der Belastungsfaktoren an, wodurch eine aktive Problemlösung angeregt und Therapiemotivation aufgebaut werden kann. Die im Fallbeispiel beschriebene Patientin konnte folgende Ursachen für ihren Kopfdruck benennen:

Fallbeispiel: Pflege-Burnout – Ursachen für den Kopfdruck

- Wetter
- Sorgen um Ehemann, Sohn (Herzerkrankung), Schwiegertochter (Demenz)
- Mehrbelastung im Haushalt, Schriftverkehr, Lesen
- Überstandene Krebserkrankung
- Augenprobleme, »falsche« Brille
- Perfektionismus – »nur ich kann es am besten«
- Hormonelles Ungleichgewicht durch Schilddrüsenerkrankung
- Durchblutungsstörungen (Kapillargefäße sind »zu«) im Gehirn

Tab. 17: Verhaltenstherapeutische Pflege-Burnout-Behandlung

Behandlungsbausteine und deren Ziele	Verhaltenstherapeutische Interventionen
Ursachen für die Beschwerden: • Beachtung von Multimorbidität • Psychoedukation zur psychovegetativen Stressreaktion • aktive Problemlösung oder Situationstoleranz	• Welche Ursachen können Ihre Beschwerden haben? • Diskussion der Beeinflussbarkeit der Ursachen der Beschwerden • Was »will Ihnen Ihr Burnout sagen«?
Positive und negative Aspekte der Situation: • Aufmerksamkeitslenkung auf Zufriedenheitsfokus	• Was belastet mich konkret, was macht mir Freude? • Welche Funktion hat die Pflege für mich? • Meine Helfer im Alltag sind ...
Stärken, Ressourcen, Kraftquellen: • Selbstwertstärkung	• Welche Stärken haben mir in früheren Situationen geholfen? • Welche Stärken spüre ich, wenn es mir gut geht? • Welche Stärken wurden mir schon zurückgemeldet?/Andere finden gut an mir ... • An mir finde ich positiv, dass ... • Meine wichtigsten Erfolge im Leben sind ... • Ich bin stolz auf ...
Werte: • Werte werden bewusst gemacht, geordnet, hinterfragt und mit Situationen assoziiert	• Was ist mir im Leben wichtig? • Erstellung einer Wertepyramide • Kognitive Umstrukturierung dysfunktionaler Gedanken • Therapeutischer Brief an den Burnout
Entscheidung für einen Lebensweg und Sinnfindung: • Aktive Problemlösung oder Situationstoleranz	• Verharren: Sind die Auswege aus dem Burnout tatsächlich besser zu ertragen? • Verlassen: Wenn Sie die Situation verlassen, welche Folgen hat die Entscheidung konkret (für ihre Gefühle, Familie, materiell, Wohnsituation ...)? Was passiert nach dem Verlassen der Situation? Welche Überzeugungen hindern Sie daran, die Situation zu verlassen? • Akzeptanz: Ich muss die Situation nicht gut finden, aber es bringt nichts, weiter dagegen anzukämpfen. • Wo will ich hin? Was will ich in einem Jahr über mein Leben berichten?/Aufbau einer Vision

Im anschließenden Diskurs konnten für den weiteren psychotherapeutischen Behandlungsverlauf die Themen »Sorge um Familienangehörige«, »Mehrbelastung durch Rollentausch/Rollenübernahme« und »Perfektionismus als beeinflussbare Inhalte« eruiert werden.

Im zweiten Schritt werden positive und negative Aspekte der Situation benannt. Hierdurch soll eine Erweiterung des Aufmerksamkeitsfokus auf Zufriedenheitserlebnisse erzielt werden. Hilfreich kann die Nutzung von 4-Felder-Tafeln sein

(► ContentPLUS, **Arbeitsblatt 15**). Dem Patienten werden neben den negativen Aspekten auch die positiven Seiten der gegenwärtigen Situation aufgezeigt. Weiterhin kann eine mögliche zu hohe Erwartungshaltung und Überfrachtung der Freizeit überprüft werden. Auch die Erarbeitung von persönlichen Helfern des Alltags kann die Akzeptanz der gegenwärtigen Situation fördern.

Der dritte Behandlungsbaustein zielt auf die Stärkung des Selbstwerts des Patienten ab. Anschließend bietet sich die Erarbeitung der individuellen Werte an. Diese können in einer Wertepyramide hierarchisch dargestellt werden. Die in diesem Behandlungsschritt auftretenden dysfunktionalen Gedanken können kognitiv umstrukturiert werden. So erkannte die Patientin aus dem dargestellten Fallbeispiel, dass sie ihr Leben der früheren »Powerfrau« nun als »Genussmensch« gestalten möchte (► **Tab. 18**).

Tab. 18: Fallbeispiel Pflege-Burnout – Kognitive Umstrukturierung im Anschluss an die Wertearbeit

Früher: »Powerfrau«	Jetzt/in Zukunft: »Genussmensch«
• Meine Energie ist grenzenlos!	• Ich bin keine 50 mehr, ich bin älter (87)!
• Ich schaffe alles selber, ich muss stark sein! • Ich bin eine starke Frau! • Es muss immer alles sauber und rein sein!	• Es ist kein Zeichen von Schwäche, wenn ich Hilfe annehme. Ich achte auf meine Belastungsgrenzen. • Ich engagiere eine Haushaltshilfe. • Wenn die Gedächtnisprobleme meines Mannes zunehmen, nutze ich eine Tagespflege.
• Wenn ich etwas mache, mache ich es im Vergleich zu anderen sehr genau/gründlich. Ich kann nicht schludern!	• Ich finde gefallen am Nichtstun. • Die perfekte Hausfrau gibt es nicht, es ist normal, wenn Dinge liegenbleiben.
• Wenn ich etwas mache, mache ich es hundertprozentig. Es gibt nur schwarz oder weiß!	• Es gibt Graustufen. • Das Leben hat schöne Seiten trotz der körperlichen Veränderungen.
• Ich habe eine Stunde »verleppert«, wenn ich Kreuzworträtsel mache.	• Es ist nicht so tragisch, wenn ich mir eine Stunde gönne. • Ich kann mich ruhigen Gewissens zwei Stunden hinlegen und ausruhen.
• Wenn sich mal die Gelegenheit bietet, gönne ich mir etwas!	• Der Himmel stürzt nicht ein, wenn ich etwas für mich tue.

Am Ende der Behandlung steht die Entscheidung für einen neuen Lebensweg und die persönliche Sinnfindung an. Grundsätzlich ist zu betonen, dass zuerst an einer möglichen Akzeptanz der Situation zu arbeiten ist, da häufig keine grundlegenden Veränderungen der häuslichen Pflegesituation möglich sind und eine Versorgung des Angehörigen in einem Pflegeheim häufig abgelehnt wird. Weiterhin handelt es sich häufig um einen begrenzten Zeitraum, in dem die Pflege übernommen wird. Eine umfassende sozialdienstliche Beratung und Anbahnung von Unterstützungsmöglichkeiten (Tagespflege, Pflegedienst, ehrenamtlicher Besuchsdienst, Haushaltshilfen ...) erscheint in diesem Zusammenhang unumgänglich. Konkrete Ziele für das häusliche Setting und ein Fazit der Behandlung sollte schriftlich fixiert werden.

Fallbeispiel: Pflege-Burnout – Meine guten Vorsätze
»Seit langem spüre ich, dass der Zahn der Zeit an mir nagt, dass ich ›älter‹ werde. Der Spruch: ›Was du heute kannst besorgen, dass verschiebe nicht auf morgen‹ – wie wahr! Meine täglichen Pflichten fallen mir immer schwerer und es treten deutlich körperliche Beschwerden auf. Ja, was tue ich dagegen? Eigentlich noch nichts, in meinem Arbeitszimmer oder in der einen oder anderen Schublade werden die Reste-Häufchen immer größer. Und was ist mit meinem lieben Ehemann (90 Jahre)? Seine Diabetes (seit 42 Jahren) hat jetzt einen Punkt erreicht, wo's gefährlich wird. Meine Kinder drängen darauf, dass ich mir eine Haushaltshilfe suche. Die fachärztlichen Befunde ergeben eine Erschöpfungs-Depression, der Hausarzt drängt auf eine Reha und ich habe akzeptiert. Also packe ich meine Koffer und bringe meinem Mann in die Kurzzeitpflege, dann habe ich keine Sorgen. Nach vielen Einzelgesprächen und in der Gruppe habe ich gelernt und verstanden, dass ich meinen bisherigen Lebensstil ändern muss, um weiterhin altersgemäß leistungsfähig zu bleiben. Ich habe mir allerhand vorgenommen, um meinen eigenen Freiraum zur Erholung und Freude in Besinnung für mich zu bekommen, Hilfe für den Haushalt und für Schriftliches, wenn notwendig auch pflegerische für meinen Mann. Diese guten Vorsätze werden von allen begrüßt und befürwortet.«

4.3 Suizidalität

Suizid und Suizidversuche kommen im Alter häufig vor. Nach Angaben des Statistischen Bundesamtes werden ca. 30 % aller Suizide von Menschen über 65 Jahren ausgeübt (Statistisches Bundesamt 2008). In fast allen Industrieländern der Welt ist die Suizidrate in der Altersgruppe der über 75-Jährigen am höchsten (► **Abb. 12**). Daten der Berliner Altersstudie ergaben, dass etwa 20 % der älteren Menschen Todeswünsche bzw. Suizidideen äußerten (Schmidtke et al. 2008). Es ist zu beachten, dass es eine hohe Dunkelziffer im Bereich der Suizidversuche und Suizide im Alter gibt. Suizidalität wird definiert als die Summe aller Denk- und Verhaltensweisen eines Menschen, die in Gedanken, durch aktives Handeln oder passives Unterlassen den eigenen Tod anstreben bzw. als mögliches Ergebnis hinnehmen.

Dass die Öffentlichkeit Suizidhandlungen bei Älteren eher akzeptiert als bei Jüngeren, kann als Ausdruck eines weitgehend negativen Altersbildes angesehen werden. Als ethische Argumente für Suizidalität im Alter werden immer wieder das Recht auf Selbstbestimmung, die menschliche Würde, Glücksstreben sowie die Gelassenheit Älterer gegenüber dem (ohnehin unvermeidbaren) Tod genannt. Demgegenüber können folgende Contra-Argumente für die moralische Akzeptanz des Suizids bei Älteren aufgeführt werden: Ein Suizid stellt immer eine unnatürliche

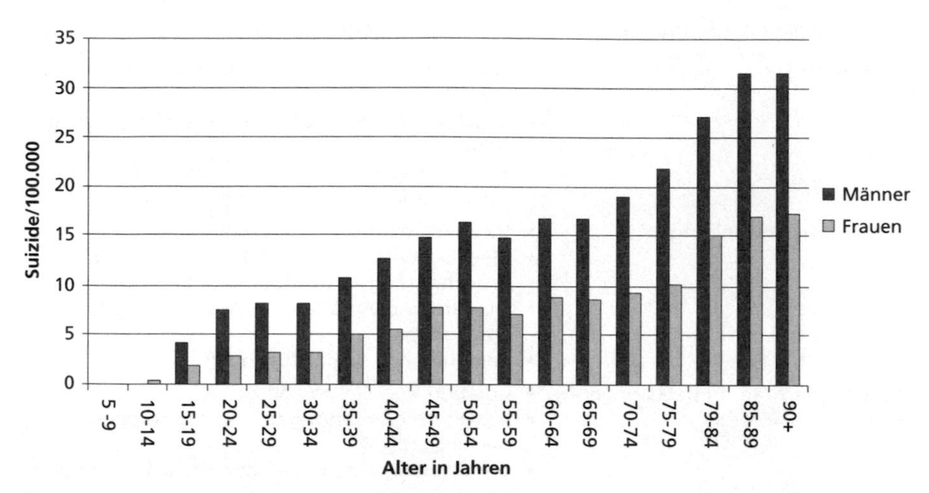

Abb. 12: Altersverteilung der Suizidziffern in Deutschland 2006 (Schmidtke et al. 2008, S. 6)

Handlung dar, welche dem Selbsterhaltungsprinzip des Menschen widerspricht. Somit sind Suizidgedanken immer Ausdruck einer Krise und keine Erscheinung des »normalen« Alterns. Es ist zu beachten, dass bei psychischen Erkrankungen Einschränkungen der Selbstbestimmungsfähigkeit möglich sind. So stellt jede vorzeitige Beendigung des eigenen Lebens durch Suizid kein unabweisbares Schicksal dar, sondern ist stets als ein tragisches Scheitern eines Menschen zu werten. »Bilanzsuizide« sind auch im Alter eine Seltenheit.

Wie kann nun aber die Entstehung suizidalen Verhaltens im Alter erklärt werden. Suizidalität im Alter kann Ausdruck einer narzisstischen Krise sein. Insbesondere das höhere Lebensalter ist durch kritische Lebensereignisse und Kränkungen (z. B. verlorene Selbständigkeit durch körperliche Gebrechlichkeit) gekennzeichnet. Sowohl die körperlichen Einschränkungen und die Einsamkeit als auch der Rollenverlust oder Rollentausch lassen das Leben als nicht mehr lebenswert erscheinen. Dennoch besteht der Wunsch nach Selbstbestimmung und Souveränität, so dass der Betroffene häufig dem Zusammenbruch seiner Wertewelt durch suizidale Handlungen zuvorkommen möchte. Neben diesem eher tiefenpsychologisch orientierten Erklärungsmodell sieht der verhaltenstherapeutische Ansatz Suizidalität als funktionale und konsequenzsteuernde Verhaltensweise. So werden insbesondere Ruhe, Schmerzlosigkeit, Angstlosigkeit sowie der Wunsch nach Wiedervereinigung mit Verstorbenen als positive Konsequenz des Suizids durch Ältere angesehen. Aus sozialpsychologischer Perspektive lässt sich ableiten, dass sowohl Altersbilder der Gesellschaft als auch das Selbstbild eines Menschen Suizidalität auslösen können. So fällt es insbesondere älteren Männern schwer, Hilfe anzunehmen und die Position des starken Mannes aufzugeben.

Als Risikofaktoren für Alterssuizide konnten psychische und körperliche Erkrankungen, soziale Defizite und Belastungen sowie emotionale und kognitive Faktoren benannt werden (► **Tab. 19**).

Tab. 19: Risikofaktoren für Suizidalität im Alter (nach Erlemeier 2001, S. 47 ff.)

psychische Erkrankungen	• In 90 % der Fälle liegt eine psychische Erkrankung vor • depressive Krankheitsbilder (in ca. 60 % liegt eine Depression vor) • anamnestische psychiatrische Behandlung • Suizidversuch in der Anamnese
körperliche Erkrankungen	• chronisch schmerzhafte Erkrankungen • Mehrfacherkrankungen (Multimorbidität) • Krankheitsängste (Hilflosigkeit, Siechtum) • schwere und vor allem neu auftretende Erkrankungen • persistierende Schlafstörungen
soziale Defizite und Belastungen	• Isolation und Einsamkeit • Fehlen von Angehörigen oder Vertrauenspersonen • Verlust naher Bezugspersonen und Verwitwung • Feindseligkeit • Unfähigkeit, Schmerz und Abhängigkeit zu verbalisieren
emotionale und kognitive Risikofaktoren	• Gefühl, nicht mehr gebraucht zu werden • Gefühl des Sinnverlusts • Gefühl der Ausweg- und Hoffnungslosigkeit • bedrohtes Selbstwertgefühl • geringe Offenheit für neue Erfahrungen
multifaktorielle Genese	• Wechselwirkung verschiedener innerer und äußerer Risikofaktoren, die die suizidale Krise (als extreme Einengung von Lebensmöglichkeiten) zur Suizidhandlung als einzigen Ausweg steigern (z. B. Armut im Alter, (bevorstehender) Umzug in ein Pflegeheim)

Aktuell liegen keine ausreichenden Hinweise für eine Assoziation von (beginnender) Demenz und Suizidalität bzw. Suizidversuchen vor. Ein besonderer Fokus beim Thema Suizidalität sollte auf die Verwitwung eines Menschen gelegt werden. Die höchste Mortalität zeigt sich kurz nach dem Partnerverlust.

Die Intensität der Suizidalität eines Menschen durchläuft verschiedene Phasen (nach Wolfersdorf 2011:

1. Ruhewünsche – Wunsch nach einer Pause oder Unterbrechung im Leben, ohne aktive Handlung, ohne Handlungsdruck
2. Todeswünsche – Wunsch, jetzt oder in der unveränderten Zukunft lieber tot sein zu wollen, ohne aktive Handlung, ohne Handlungsdruck
3. Suizidideen/Suizidgedanken – Erwägung als Möglichkeit, häufig als Ausdruck von Ambivalenz, deutlich erlebter Handlungsdruck
4. Suizidabsichten – Suizidideen mit oder ohne konkreten Plan, mit oder ohne Ankündigung, deutlich erlebter Handlungsdruck
5. Suizidversuch – suizidale Handlung, die überlebt wird, Todesintention ist oder war vorhanden
6. Suizid – suizidale Handlung, die mit dem Tod des Durchführenden endet

Die verschiedenen Phasen können bei der Erhebung und Bewertung von Suizidalität hilfreich sein. Die Frage nach Suizidgedanken löst entgegen der öffentlichen Meinung keine Suizidgefährdung aus, sondern wird vom Betroffenen in aller Regel mit großer Erleichterung aufgenommen. Die Mehrzahl der Suizide wird durch den Betroffenen angekündigt. So suchen 45 % der älteren suizidalen Menschen in der Woche vor dem Suizid ihren Hausarzt auf und berichten über ihren Lebensunmut (Juurlink et al. 2004).

Wie können nun suizidale Tendenzen bei älteren Menschen erkannt werden? Ausgangspunkt ist, dass die Abklärung der Suizidalität zum therapeutischen Selbstverständnis gehört und aktiv erfragt wird. Offene Ankündigungen von Todes- oder Suizidwünschen sowie indirekte Äußerungen (▸ **Kasten 11**) müssen ernst genommen werden. So finden sich häufig Hinweise auf Lebensüberdruss oder »Gedenktage« an Verstorbene sowie »Wiedervereinigungswünsche« als Hinweis für Suizidalität. Verhaltensweisen, wie z. B. Abschiedsbriefe, offen dargestellte Suizidpläne und den Tod vorbereitende Tätigkeiten (Testament, Schenkungen, Abgabe von Haustieren, Kündigung von Zeitungsabonnements, »Reisevorbereitungen«) können Hinweise für die Suizidalität eines Menschen sein. Suizidale Menschen können zudem Verhaltensauffälligkeiten zeigen: Unruhe, Reizbarkeit und rasche Erregbarkeit, Ängste, Weinerlichkeit und paranoide Befürchtungen können eine Selbsttötung ankündigen. Zudem stellen Schlafstörungen, soziale Rückzugstendenzen und Suchtmittelkonsum (insbesondere Alkohol) ein weiteres Anzeichen dar.

Kasten 11: Beispiele für indirekte Äußerung von Selbsttötungsabsichten

- »Ich falle jedem nur noch zur Last.«
- »Ich möchte, dass das alles aufhört.«
- »Wenn ich mal nicht mehr (da) bin ...«
- »Niemand vermisst mich ...«
- »Manchmal möchte ich nur noch schlafen.«
- »Leben Sie wohl.« statt »Auf Wiedersehen.«
- »Wenn ich meinen Glauben nicht hätte, hätte ich schon längst aufgegeben.«
- »Ich will einfach meine Ruhe haben, nichts mehr hören und sehen.«

Stille (indirekte oder verdeckte) Suizide stellen eine Form des selbstschädigenden Verhaltens durch Unterlassung von z. B. ausreichender Ernährung, Flüssigkeitsaufnahme oder notwendiger ärztlicher Behandlung und Arzneimitteltherapie dar. So ist insbesondere die unregelmäßige Insulineinnahme bei Diabetikern ein weitverbreiteter Ausdruck von Suizidalität.

Weitere Hinweise auf das Vorliegen und Ausmaß von Suizidalität bei einem Patienten können aus dem Beck-Depressions-Inventar-II entnommen werden. So sollten die Items »Hoffnungslosigkeit« (Item 2) und »Suizidgedanken« (Item 9) besondere Beachtung finden. Weiterhin existiert von Beck et al. (1979) die »Scale for Suicide Ideation« (SSI, Beck et al. 1979). Hierbei handelt es sich um eine Skala zur Fremdbewertung von suizidalem Gedankengut mittels 21 Items. Der Fragebogen wurde auch für ältere Menschen in klinischen Studien validiert, jedoch liegt aktuell keine veröffentlichte deutsche Übersetzung des Fragebogens vor.

Suizide im Alter zeichnen sich in der Regel durch »harte« Suizidmethoden aus. So stellt das Erhängen die Hauptsuizidmethode bei Älteren dar (▸ **Abb. 13**). Appellative Funktionen der Suizide sind bei Älteren im Gegensatz zu Jüngeren nur selten zu finden. Bei älteren Menschen treten zudem erweiterte Suizide auf. Hierunter fallen Doppel- bzw. Familiensuizide (z. B. alte Ehepaare), welche beispielsweise auf einer gemeinsamen Willensbildung zur Vermeidung von körperlichen Leiden oder finanziellen Nöten basieren.

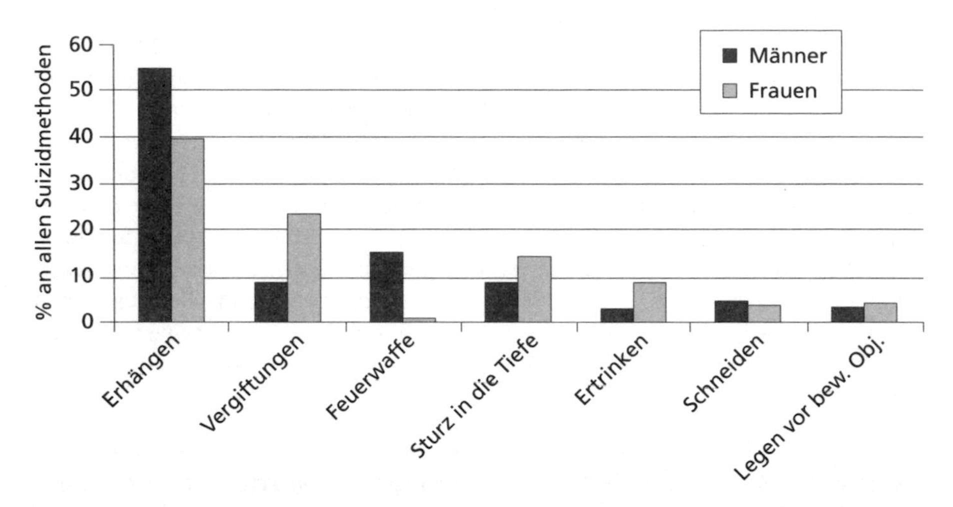

Abb. 13: Suizidmethoden älterer Menschen (> 60 Jahre) in Deutschland 2006 (Schmidtke et al. 2008, S. 7)

Beim Vorliegen suizidaler Gedanken sollten die folgenden Grundzüge im Umgang mit suizidgefährdeten älteren Menschen Beachtung finden. So sollte Suizidaliät im Anamnesegespräch offen thematisiert und Suizidandrohungen sollten nicht bagatellisiert werden. Durch den Aufbau einer therapeutischen Beziehung und dem wertfreien geduldigen Zuhören können im weiteren Gesprächsverlauf »antisuizidale Abmachungen« (z. B. Antisuizidvertrag) getroffen werden. Generell sollte der Therapeut dem Betroffenen stellvertretende Hoffnung für andere Lösungswege seines Problems neben dem Suizid geben. Zu Behandlungsbeginn ist die Herstellung einer möglichst sicheren Umwelt notwendig. So sollten suizidale Patienten aufgefordert werden, Schusswaffen aus dem Haushalt zu entfernen. Weiterhin sollte gemeinsam mit dem Patienten ein Notfallplan zur Bewältigung suizidaler Krisen erarbeitet werden. Durch die hierarchische Auflistung von Bewältigungsstrategien soll eine Erhöhung der Selbstkontrolle suizidaler Gedanken erzielt werden. Hilfreiche Fragen bei der Erstellung des Notfallplans könnten sein:

- Welche hilfreichen Aktivitäten können Sie veranlassen, wenn suizidale Gedanken auftauchen?
- Wer könnte Ihnen in dieser Situation helfen, wo können Sie Hilfe erhalten?

Es wird ersichtlich, dass neben Ablenkungsstrategien auch soziale Kontakte eine zentrale Funktion zur Bewältigung von suizidalen Gedanken und Impulsen haben. Es muss sichergestellt sein, dass die erarbeiteten Hilfssysteme kurzfristig verfügbar und erreichbar sind. So ist eine regelmäßige Erweiterung und Überprüfung (z. B. Telefonnummern) des Notfallplans erforderlich. Nach erfolgreicher Krisenintervention gilt es, eine Psychotherapie einzuleiten. Die Identifizierung von depressiven Kognitionen und deren Thematisierung ist Ausgangspunkt für die Erarbeitung einer neuen Lebensperspektive. Mittels SORCK-Analysen kann ein individuelles Fallkonzept für jeden Patienten erarbeitet werden, wodurch vulnerable Faktoren des Patienten sichtbar werden und sich kognitive Behandlungsstrategien ableiten lassen. Zudem können Lebensrückblicksinterventionen zur Ressourcenstärkung eingesetzt werden. Der Patient kann weiterhin angeleitet werden, Motive für ein Weiterleben zu sammeln. Dies kann durch die Sammlung von Erinnerungsstücken (z. B. Fotos, Briefe, Souvenirs, Bibeltexte) in einer »Kiste der Hoffnung« unterstützt werden. Die Einbeziehung von Angehörigen in die getroffenen Absprachen stellt einen weiteren wichtigen Baustein dar. Die Einleitung einer antidepressiven Pharmakotherapie sowie eines ggf. kurzfristigen Einsatzes von Benzodiazepinen während der stationären Behandlung können notwendig werden. Grundlegend sollte versucht werden, die Selbständigkeit des Patienten wiederherzustellen bzw. zu erhalten, und der Aufbau von sozialen Kontakten und positiven Aktivitäten forciert werden. Suizidprävention kann nur mit Hilfe großer Teile der Gesellschaft und mit Unterstützung und Zusammenarbeit der verschiedenen Berufsgruppen gelingen. Insbesondere stellen Hausärzte die erste Anlaufstation für ältere suizidale Menschen dar, so dass eine Sensibilisierung und Schulung dieser Berufsgruppe dringend indiziert ist. Information und Aufklärung sind dabei zentrale Instrumente.

4.4 Gewalt in der Pflege

Fallbeispiel: Gewalt in der Pflege

Der 75-jährige Herr D. berichtet, dass seine Frau seit ca. zwei Jahren an Demenz erkrankt sei. Er fühle sich sehr erschöpft und belastet durch die Übernahme der Pflege und Betreuung. Häufig habe er Schuldgefühle gegenüber seiner Frau, wenn er das Haus für die täglichen Besorgungen verlasse und die Tür hinter sich mit dem Schlüssel zusperre, damit seine Frau nicht weglaufe. Zu Hause werde er manchmal ärgerlich, da er noch nicht einmal am Computer in Ruhe arbeiten könne. Seine Frau »spitze« dann immer durch die Tür und rufe nach ihm. Das führe dazu, dass er sich immer häufiger in seinem Arbeitszimmer einsperre und das Radio laut aufdrehe. Er wisse nicht mehr, wie es zu Hause weitergehen solle. Er müsse häufig über die Situation grübeln und ihm täte alles so leid. Manchmal trinke er Alkohol, um mit der Situation besser zurechtzukommen.

Gewalt gegen alte Menschen in Pflegesituationen ist ein häufig vernachlässigtes Thema. Pflegebedürftige alte Menschen, insbesondere solche mit psychischen Störungen (z. B. Demenz), sind Misshandlungssituationen in der Regel hilflos ausgeliefert. Es gibt kaum Hilfsangebote für Betroffene, um das Leid und die Not zu lindern. In der Regel haben alte Menschen, denen Gewalt angetan wurde, nicht einmal die Möglichkeit, sich an eine öffentliche Stelle zu wenden, wie dies z. B. im Kinder- und Jugendbereich selbstverständlich geworden ist.

In Deutschland hat sich noch keine allgemeingültige Definition für den Begriff der Gewalt durchgesetzt. Kennzeichnend für den Gewaltbegriff hinsichtlich älterer Menschen ist ein Konzept, welches sich nicht nur auf physische und psychische Gewalt bezieht, sondern auch Gewalt in Form von Vernachlässigung und Unterlassung einschließt. Gewalt gegen alte Menschen umfasst somit alle Handlungen, aber auch Unterlassungen, die gravierende negative Auswirkungen auf die Lebenssituation und das Befinden älterer Menschen haben. Ursächlich können nach Hirsch (2001) hierfür personelle, strukturelle und kulturelle Determinanten verantwortlich sein (▶ **Abb. 14**).

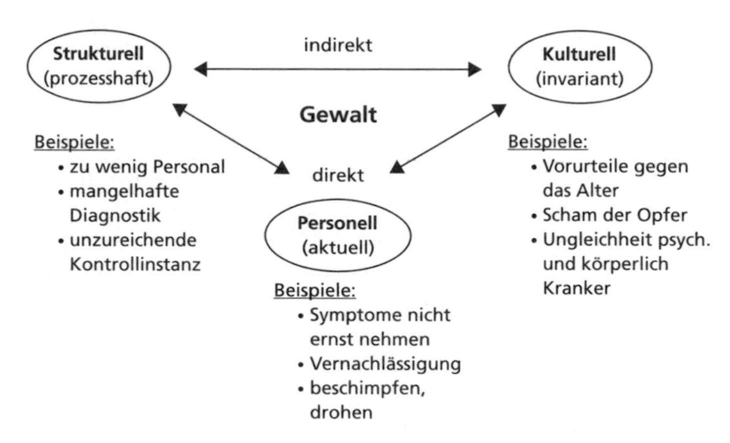

Abb. 14: Triade der Gewalt gegen alte Menschen (Hirsch 2001)

Über die Häufigkeit von Gewalt gegen ältere Menschen ist nur wenig bekannt. Erste Anhaltspunkte liefern Zahlen des Bundesministeriums für Familie, Senioren, Frauen und Jugend (Görgen et al. 2009). Es wird davon ausgegangen, dass ca. 600 000 ältere Menschen oder 6,6 % der 60- bis 75-Jährigen Opfer innerfamiliärer Gewalt werden. Rund 340 000 ältere Menschen erleiden körperliche Gewalt. Es ist davon auszugehen, dass diese Zahlen nur die Spitze des Eisbergs darstellen, da Gewalt gegen ältere Menschen häufig tabuisiert wird, was eine umfassende Forschung in diesem Themengebiet verhindert. Das Spektrum der Gewalt im Alter umfasst von Vernachlässigung, seelischer Misshandlung, finanzieller Ausnutzung, Freiheitseinschränkung auch körperliche Gewalt (▶ **Tab. 20**). Besonders bedrohlich erscheint, dass die Gewalt häufig in engen sozialen oder privaten Beziehungen auftritt. Es ist davon auszugehen, dass über zwei Drittel der Fälle von Gewalt in familiären Beziehungen stattfindet.

Tab. 20: Beispiele zu Formen der Gewalt bei den Aktivitäten des täglichen Lebens

kommunizieren	• zum Sprechen zwingen • schimpfen, anschreien • nicht beachten, Blickkontakt vermeiden • bevormunden, duzen, respektlos umgehen
sich bewegen	• Bewegungsraum einschränken • Ausgänge blockieren • zwingen aufzustehen • Gehhilfen oder Rollstuhl verweigern
vitale Funktionen aufrechterhalten	• zu warme/zu kalte Kleidung zumuten • Facharzt/Ergotherapeut ablehnen
sich pflegen	• zum Baden, zur Haarwäsche zwingen • eigene Hygienevorschriften durchsetzen • nachts waschen, zwangsweise einsalben
essen und trinken	• Ess- und Trinkhilfen vorenthalten • Essgewohnheiten missachten • zu schnell Essen eingeben (»füttern«) • routinemäßig passierte Kost geben
ruhen und schlafen	• Mittagsschlaf verweigern oder dazu zwingen • gegen den Willen Schlafmittel geben
sich beschäftigen, das Lebensfeld gestalten und wohnen	• keine Orientierungshilfen anbringen • starren Tagesablauf »durchziehen« • nicht zur Beschäftigung anregen
sich als Mann oder Frau fühlen oder verhalten	• Beziehungen verhindern • Schamgefühle bei der Intimpflege verletzen
für eine sichere Umgebung sorgen	• Sicherheitsmaßnahmen entziehen • Fixierung • Hausnotruf/Klingel wegnehmen
soziale Bereiche des Lebens sichern	• Kranken sich selbst überlassen • Einkäufe verweigern • Außenkontakte einschränken

Es ist von einer hohen Dunkelziffer bei der Betrachtung von Gewalthandlungen an älteren Menschen auszugehen. In diesem Zusammenhang stellt sich die Frage, ob es neben dem Selbstbericht des Betroffenen weitere Möglichkeiten der Erfassung von Gewalt im Alter gibt. Häufig wird die »Conflict-Tactics-Scale« (Straus 1990) verwendet, die konkrete Beschreibungen von gewalttätigen Verhaltensweisen wie z. B. »hat mich hart angepackt oder gestoßen« beinhaltet.

Welche Schlussfolgerungen können nun zur Prävention von Gewalt gegen alte Menschen gezogen werden? Maßnahmen zur Gewaltprävention müssen auf verschiedenen Ebenen ansetzen. Erstens sollte das Thema mittels Öffentlichkeitsarbeit mehr in den Blickpunkt von Gesellschaft und Politik rücken, wodurch eine Enttabuisierung gefördert werden könnte. Der Aufbau eines flächendeckenden Beratungs- und Präventionsnetzes (z. B. Krisen- und Notruftelefone) könnte unterstützt werden. Ein weiterer Ansatzpunkt stellen die Entlastung und auch Kontrolle der Pflegenden dar. Neben einer Anpassung von Personalschlüsseln in stationären Settings können auch bessere Fort- und Weiterbildungsangebote zu einer Verringerung von Gewalt beitragen. Denkbar wären auch regelmäßige Kontrollbesuche in häuslichen Pflegesituationen. Risikofälle könnten erkannt und vorbeugende Dienstleistungen angeboten werden. Generell sollte bei der Entdeckung einer problematischen Pflegesituation der Grundsatz »Hilfe vor Strafe« gelten. Unterstützungsmöglichkeiten sollten bereits vor dem eigentlichen Beginn der häuslichen Pflege zur Verfügung stehen. Im günstigsten Fall sollte der Angehörige eine Beratung sowohl hinsichtlich alltagsrelevanter Probleme (z. B. Verbesserung der Wohnungsausstattung durch Hilfsmittel) als auch über mögliche körperliche und psychische Folgen (z. B. Pflege-Burnout) erhalten. Die Teilnahme von frei zugänglichen Angeboten, wie z. B. Angehörigen- und Selbsthilfegruppen, und auch professionellen Unterstützungsangeboten (Psychotherapie, Pflegekurse) stellt einen weiteren wichtigen Baustein der Gewaltprävention dar. Im Vordergrund sollten inhaltlich Techniken der Emotionsregulation und des Aggressionsabbaus stehen. Für viele Angehörigen scheint die Schaffung einer überschaubaren Zeitperspektive hinsichtlich der Pflegesituation hilfreich zu sein. In diesem Zusammenhang sollten Gelegenheiten der räumlichen Distanzierung (z. B. »Pflegeurlaub«, Tages- und Kurzzeitpflege) geschaffen werden. Im psychotherapeutischen Kontext empfiehlt sich die Erarbeitung einer Zeitlinie der fortschreitenden Pflegesituation unter Berücksichtigung des Grades der Hilflosigkeit und psychischen und körperlichen Belastung des pflegenden Angehörigen. Für die verschiedenen Abschnitte der Pflege können nun Lösungen (z. B. Nutzung von tagespflegerischen Angeboten, Heimübersiedelung) festgelegt werden. Es wird deutlich, dass Gewalt in Pflegesituationen dann entsteht, wenn Gefühle der Machtlosigkeit und Hilflosigkeit sowohl bei dem zu Pflegenden als auch dem Pfleger entstehen. Zusätzlich bestehen häufig unabhängig von der Pflegesituation belastende Situationen. Aufgrund der unzureichenden sozialen Unterstützung kann es dann zu einer gestörten Interaktion und Gewalt in der Pflege kommen.

5 Tod eines Angehörigen

Der Tod eines Angehörigen und der damit verbundene Verlust eines geliebten Menschen werden in der Regel als sehr schmerzvoll empfunden. Die darauf folgende Trauerreaktion, welche sich auf physischer und psychischer Ebene abbildet, ist durch eine große emotionale Bandbreite charakterisiert. So können Gefühle der Traurigkeit, Wut, Verzweiflung und Schuldgefühle entstehen. Trauer ist nach Beutel et al. (1995, S. 295) »eine schmerzliche, prozesshaft verlaufende Auseinandersetzung mit dem Verlust mit Sehnsucht, wiederholtem Durchgehen der verlorenen Beziehung, und dient der Ablösung von dem Verlorenen«. Für diesen Prozess gibt es keine allgemeingültige Definition, da er von persönlichkeitsspezifischen, kulturspezifischen, aber auch äußeren Umständen beeinflusst wird. Der Verlust eines geliebten Menschen erfordert immer eine Anpassungsleistung an die veränderten Lebensumstände. Gelingt diese Anpassung nicht und treten in diesem Zusammenhang Probleme bei der Alltagsbewältigung auf, ist von einer pathologischen Entwicklung der Trauerreaktion im Sinne einer Anpassungsstörung auszugehen.

5.1 Anpassungsstörung

Die Diagnose »Anpassungsstörung« wird für psychische Veränderungen nach belastenden Lebensereignissen in der Praxis häufig vergeben. Auch wenn vielfach der Eindruck entsteht, dass die Diagnose eher eine Restkategorie für all jene Patienten darstellt, bei denen es keine ausreichenden Hinweise für das Vorliegen einer depressiven Störung, Angststörung oder Posttraumatischen Belastungsstörung gibt, sollte sich der Praktiker bewusst sein, dass eine Anpassungsstörung eine klinisch relevante Diagnose ist. Bei dem Vorliegen einer Anpassungsstörung handelt es sich laut ICD-10 um einen Zustand von subjektiver Bedrängnis und emotionaler Beeinträchtigung, die im Allgemeinen soziale Funktionen und Leistungen behindern und während des Anpassungsprozesses nach einer entscheidenden Lebensveränderung oder nach belastenden Lebensereignissen auftreten. Es muss beachtet werden, dass davon ausgegangen wird, dass die psychische Veränderung ohne das belastende Lebensereignis nicht aufgetreten wäre. Eine Anpassungsstörung kann in jeder Lebensphase und in Zusammenhang mit größeren Entwicklungsschritten (z. B. Übergang in den Ruhestand) auftreten. Die Belastung als Auslöser für die Symptomatik findet sich häufig in Form einer Beschädigung des sozialen Netzes (z. B. Tod eines nahen Angehörigen), der sozialen Unterstützung oder der sozialen Werte. Zur Prävalenz von Anpassungsstörungen im höheren Lebensalter liegen keine ausreichenden Studien vor. In diesem Zusammenhang muss auf die hohe Prävalenz subdiagnostischer Depressionen verwiesen werden. Aufgrund der Fülle von Entwicklungsaufgaben und Belastungsfaktoren im Alter wird häufig davon ausgegangen, dass die Prävalenz im Vergleich zu jüngeren Altersgruppen höher ausfällt. Dem muss entgegengestellt werden, dass ältere Menschen nicht automatisch unzufriedener mit ihrem Leben sind als jüngere. In diesem Zusammenhang muss auf das Wohlbefindensparadox (Staudinger 2000) hingewiesen werden, was verdeutlicht, dass ältere Menschen über günstige psychische Anpassungsprozesse verfügen. Anpassungsstörungen zeichnen sich in der Regel durch eine depressive Verstimmung, soziales Rückzugsverhalten oder Veränderungen des Sozialverhaltens (z. B. Aggressivität), Grübeln, Angst und Sorge aus. Weiterhin fühlt sich der Betroffene überfordert, den Alltag zu bewältigen und sein Leben wieder in den Griff zu bekommen. Dies hat den Verlust der Lebensperspektive und Lebensplanung zur Folge, wodurch sich das erhöhte Suizidrisiko bei Anpassungsstörungen erklären lässt. In ▸ **Kasten 12** sind die diagnostischen Kriterien für eine Anpassungsstörung nach ICD-10 aufgeführt.

Kasten 12: Diagnose Anpassungsstörung nach ICD-10: F43.2

- Identifizierbare psychosoziale Belastung, von einem nicht außergewöhnlichen oder katastrophalen Ausmaß
- Beginn der Symptome innerhalb eines Monats
- Symptome und Verhaltensstörungen wie sie bei affektiven, neurotischen, Belastungs- und Somatoformen Störungen und bei Störungen des Sozialverhaltens vorkommen, die Kriterien der einzelnen Störungen aber nicht erfüllen.
- Die Symptome dauern nicht länger als sechs Monate nach Ende der Belastung oder ihrer Folgen an (außer bei der längeren depressiven Reaktion (ICD-10: F43.21))
- Das vorherrschende Erscheinungsbild sollte weiter differenziert werden; Anpassungsstörung mit:
  - kurzer depressiver Reaktion (ICD-10: F43.20)
  - längerer depressiver Reaktion (ICD-10: F43.21)
  - Angst und depressiver Reaktion gemischt (ICD-10: F43.22)
  - vorwiegender Beeinträchtigung von anderen Gefühlen (ICD-10: F43.23)
  - mit vorwiegender Störung des Sozialverhaltens (ICD-10: F43.24)
  - mit gemischter Störung von Gefühlen und Sozialverhalten (ICD-10: F43.25)

In der aktuellen Fassung der ICD-10 dient die Diagnose Anpassungsstörung als Ausschlussdiagnose gegenüber affektiven und Angststörungen. Maercker (2002) stellt vor dem Hintergrund, dass bei Anpassungsstörungen ähnlich wie bei Posttraumatischen Belastungsstörungen intrusive Prozesse und Vermeidungsverhalten eine Rolle spielen, einen modifizierten Diagnosevorschlag vor, bei dem diese Kriterien inkludiert sind.

Bei der Diagnostik muss das Kriterium Belastung eindeutig nachweisbar sein. Weiterhin sollten Art, Inhalt und die Schwere der Symptome in Abgrenzung zu anderen psychischen Störungen kritisch überprüft werden.

Die Patienten mit einer Anpassungsstörung stellen in der Regel eine sehr heterogene Behandlungsgruppe dar. Da die psychischen Probleme der Patienten in engem Zusammenhang mit einem belastenden Lebensereignis stehen, sind viele der Betroffenen am Anfang aufgrund der hohen emotionalen Belastung unfähig, die normalerweise zur Verfügung stehenden Bewältigungsstrategien einzusetzen. Deshalb ist zu Beginn immer zu prüfen, ob mittels einer Krisenintervention eine emotionale Entlastung der Patienten erzielt werden kann und dessen Handlungsmöglichkeiten wieder hergestellt werden, so dass eine weiterführende Psychotherapie nicht mehr notwendig ist. Folgenden Grundprinzipien sollte der Therapeut folgen:

- Ausdruck von Emotionen und Entlastung ermöglichen
- Ressourcenaktivierung (z. B. soziales Netzwerk)
- Problemlösetechniken einsetzen
- Bewältigungsstrategien für das Hier und Jetzt erarbeiten
- Wiedergewinnung der Selbstkontrolle
- Einbettung des belastenden Lebensereignisses in die Biografie
- Entwicklung einer neuen Lebensperspektive

Da es aktuell kaum Studien zu therapeutischen Vorgehen und Effektivität bei Anpassungsstörungen gibt, muss bei jedem Patienten nach einer umfassenden und detaillierten Analyse der individuellen Problemsituation die notwendige therapeutische Strategie abgeleitet und an den Einzelfall angepasst werden. Die Einbeziehung von anderen Institutionen und Personen kann insbesondere bei älteren Patienten sinnvoll sein und sollte gemeinsam mit dem Patienten geplant werden.

5.2 Komplizierte Trauer

Fallbeispiel: Komplizierte Trauer

Die 78-jährige Frau K. berichtet, dass ihr Ehemann vor zwei Jahren verstorben sei. Seit dem Tod fühle sie sich in einem tiefen Loch. Neben einer völligen Kraftlosigkeit verspüre sie eine große innere Leere. Zudem leide sie unter Ein- und Durchschlafstörungen und habe keinen Appetit mehr. Häufig müsse sie über ihre aktuelle Situation grübeln und habe keinen Lebensmut mehr. Sie stelle sich häufig die Frage, warum ihr Mann schon sterben musste. Die Antriebslosigkeit habe zu einer totalen Veränderung ihres Alltags geführt. Vor dem Verlust stand sie mitten im Leben. Als ehemalige leitende Angestellte habe sie in ihrem Ruhestand mehrere Ehrenämter geführt und habe ein gutes soziales Netzwerk. Seit dem Tod sage sie viele Termine ab und ziehe sich immer mehr sozial zurück. Die totale Hoffnungslosigkeit, jemals wieder Freude zu erleben, habe vor ca. einem Jahr zu einem Suizidversuch geführt. Sie sei in ihrem Garten im Winter gestürzt und habe sich eine Kopfverletzung zugezogen. Wenn sie der Nachbarsjunge nicht zufällig gefunden hätte, wäre sie am liebsten nicht mehr aufgestanden. Auch jetzt gibt sie an, dass alles keinen Sinn mehr mache und sie die Einsamkeit nicht mehr aushalten könne. Täglich müsse sie mehrere Stunden weinen. Auch habe sie sich noch nicht von Gegenständen ihres Mannes (z.B. Kleidung, Werkzeug) trennen können. Zusätzlich treten in der Nacht häufig Angstzustände und Alpträume, welche den Tod ihres Mannes thematisieren, auf. Ihr sei sehr wichtig, täglich auf den Friedhof zu gehen, um ihrem Mann nahe zu sein. Ihre Tochter habe hierfür kein Verständnis und dränge darauf, endlich Abschied von ihrem Ehemann zu nehmen.

Eine Sonderform der Anpassungsstörungen stellt die komplizierte (auch pathologische oder prolongierte) Trauer dar. Nach dem Verlust einer nahestehenden Person treten häufig Ängste und depressive Symptome auf. Insbesondere ältere Menschen sind durch die Zunahme von Verlusten von wichtigen Bezugspersonen von prolongierten Trauerreaktionen betroffen. Komplizierte Trauer liegt dann vor, wenn der normative Trauerprozess in einzelnen Elementen übermäßig intensiv oder über eine größere Zeitspanne vorhanden ist. Um Patienten das Konzept der komplizierten Trauer zu veranschaulichen und Motivation für die Behandlung aufzubauen, kann ► **Arbeitsblatt 16** (► ContentPLUS) genutzt werden. Da Trauer als normaler Verarbeitungsprozess nach dem Verlust eines nahen Menschen immer kultur- und gesellschaftsabhängig ist, finden sich in der Literatur als Zeiträume für eine normative Trauer drei Monate bis drei Jahre (Stroebe et al. 1993). Auch minimale Trauerreaktionen, bei denen es kaum zu einem Trauerausdruck kommt, werden zu normativen Trauerreaktionen gezählt. Obwohl es keine allgemeingültige Definition der Trauer gibt und diese völlig individuell verlaufen kann, konnten verschiedene Stadien und aufeinander folgende Abläufe eines Trauerprozesses identifiziert werden, in denen gewisse Besonderheiten gehäuft auftreten (Charlton und Dolman 1995). Ein Beispiel hierfür stellt die Phasentheorie der Trauer von Kübler-Ross (1971) durch die in ► **Tabelle 21** (► ContentPLUS, **Arbeitsblatt 17**) aufgeführten Stadien dar.

Tab. 21: Phasen der Trauerbewältigung (nach Kübler-Ross 1971)

Phase	Charakteristika
Nicht-wahrhaben-Wollen	• Wahrheit wird verdrängt • Nutzung von ablenkenden Aktivitäten • sozialer Rückzug • wenn Wahrheit nicht mehr verleugnet werden kann, Übergang in eine andere Phase
Wut und Zorn	• Auflehnung und heftiger Widerspruch • Warum ich? • Unzufriedenheit mit und Kritik an verschiedenen Menschen (Ärzte, Verstorbenen …)
Verhandeln/Feilschen	• subjektive Besserung: neue Freiheiten werden festgestellt und ausprobiert • Optimismus durch Selbsttäuschung
Depression	• Endgültigkeit und Unausweichlichkeit des Todes wird anerkannt • Verdrängung wird aufgegeben
Zustimmung	• Loslösung von Gedanken an den Verstorbenen • Zustimmung zu Leben und Tod

Dieses Phasenmodell kann als Grundlage für spätere Trauermodelle (z. B. Bowlby 1987, Kast 1985) gelten. Es ist zu beachten, dass die beschriebenen Stadien nicht zwangsläufig in dieser Reihenfolge auftreten müssen. Vielmehr kann zusammenfassend mit den Phasen vermittelt werden, dass es bei Trauer immer um die kognitive und emotionale Verarbeitung des Verlustes geht, wobei es zu mehreren und entgegengesetzten Emotionen und Kognitionen kommen kann. Generell ist Trauer immer ein längerdauernder Prozess. Hieraus lassen sich folgende Aufgaben der Trauerarbeit ableiten (Worden 2000):

- Den Verlust als Realität akzeptieren
- Den Trauerschmerz erfahren
- Sich anpassen an eine Umwelt, in der der Verstorbene fehlt
- Emotionale Energie abziehen und in eine andere Beziehung investieren

Wie können nun aber normative und komplizierte Trauerverläufe unterschieden werden? Komplizierte Trauer stellt eine verlängerte oder chronische Form der normalen Trauer dar. Der Verlust eines Menschen bleibt für den Betroffenen unfassbar, so dass die Sehnsucht nach dem Verstorbenen zu einem quälenden Zustand mit einem erdrückenden Einsamkeitsgefühl wird. Zusätzlich liegen häufig Schuldgefühle gegenüber dem Betroffenen und Ängste vor der Zukunft vor. Die Gedanken kreisen ständig um die verstorbene Person. Andere vermeiden Erinnerungen, Gedanken und Gefühle. Weitere Unterscheidungsmerkmale sind in ► **Tabelle 22** dargestellt.

Tab. 22: Unterscheidung von normativer und komplizierter Trauerreaktion (nach Znoj 2004, S. 12)

	Normative Trauerreaktion	Komplizierte Trauerreaktion
Verlauf	• allmähliche Anpassung an die neue Realität ohne die verstorbene Person • abnehmende Intensität der subjektiven Trauer	• starke emotionale Reaktionen (Wut, Schuldgefühle, Angst) • keine kontinuierliche Abnahme der Trauerintensität • Anpassung an neue Wirklichkeit gelingt nicht
Symptomatik	• Rückzug und häufiges Weinen • Trauerreaktion ist stark von kulturellen Normen geprägt	• selbstschädigendes Verhalten • Panikattacken • depressive Reaktionen • exzessive Reizbarkeit • Anhaltende und häufige Intrusionen • Gefühl der inneren Leere und Sinnlosigkeit
Gesundheit	• langfristig keine gesundheitlichen Folgen	• Schlaf- und Essstörungen • erhöhte Anfälligkeit für Infektionskrankheiten
soziale Folgen	• kurzfristiger Rückzug aus dem gewohnten sozialen Umfeld • langfristig keine negativen Folgen	• Vernachlässigung des sozialen Netzes, Vereinsamung

5.2.1 Diagnostik der Komplizierten Trauer

Da gegenwärtig noch keine eigene Diagnose »Komplizierte Trauer« im ICD-10 und DSM-IV besteht, werden verzögerte Trauerreaktionen häufig als Anpassungsstörung mit längerer depressiver Reaktion (ICD-10: F43.21) oder mit Angst und depressiver Reaktion gemischt (ICD-10: F43.22) kodiert. Aktuelle Forschungsergebnisse deuten darauf hin, dass prolongierte Trauerreaktionen eher Posttraumatischen Belastungsstörungen als affektiven Störungen ähneln, da häufig Intrusions- und Vermeidungssymptome vorliegen. Für das DSM-V sind die in ► **Kasten 13** dargestellten diagnostischen Kriterien der Komplizierten Trauer vorgesehen (Prigerson und Maciejewski 2006).

Kasten 13: Diagnosekriterien der Komplizierten Trauer (Prigerson und Maciejewski 2006)

Häufigkeit und Dauer der Symptome: mindestens sechs Monate

Kernsymptome:

- Negative intrusive Gedanken bezüglich des Verlusts
- Überflutung durch Gefühle der Trauer und des Schmerzes
- Verlangen nach dem Verstorbenen

Zusätzliche Symptome:

- Gefühl, ein Teil des eigenen Selbst sei gestorben
- Schwierigkeit, den Tod zu akzeptieren
- Vermeiden von Personen, Situationen und Aktivitäten, die an den Verlust erinnern
- Unfähigkeit, anderen zu vertrauen
- Verbitterung oder Wut über den Tod
- Schwierigkeit, das Leben weiterzuleben
- Emotionale Taubheit
- Gefühl, das Leben sei sinnlos und leer
- Gefühl der Benommenheit oder Erschütterung

Für die Erfüllung der Diagnose müssen mindestens ein Kernsymptom und fünf zusätzliche Symptome erfüllt sein. Eine weitere Definition für komplizierte Trauer wurde von Horowitz et al. (1997) vorgelegt. Diese versteht die komplizierte Trauerreaktion als eine Form einer Posttraumatischen Belastungsstörung und betont das Kriterium der Vermeidung stärker als der oben dargestellte Diagnosevorschlag. Weiterhin kann ihrer Meinung nach die Diagnose erst 14 Monate nach dem Todesfall gestellt werden.

Es ist davon auszugehen, dass ca. 10–15 % der Trauerverläufe einen pathologischen Verlauf nehmen (Bonanno und Kaltman 2001). Differenzialdiagnostisch muss eine prolongierte Trauerreaktion von affektiven Störungen, Posttraumatischen Belastungsstörungen und Angststörungen (insbesondere Panikstörungen) abgegrenzt werden. Die genannten psychischen Differenzialdiagnosen können komorbid bestehen, zusätzlich kann eine Erhöhung des Risikos für Alkohol- und Substanzmissbrauch bestehen.

Aktuell liegen keine speziellen diagnostischen Verfahren zur Erfassung von komplizierten Trauerreaktionen für ältere Menschen vor. Eine der effektivsten Erhebungsinstrumente ist das »Texas Revised Inventory of Grief« (TRIG; Faschingbauer 1981), welches in einer deutschen Übersetzung von Znoj (2004) vorliegt. Dieses Instrument besteht aus einer Sammlung von Aussagen, die im Zusammenhang mit Trauer häufig beobachtet wurden und dient der Erfassung der Intensität der Trauer. Eine Unterscheidung zwischen einfacher und komplizierter Trauer ist aber nicht möglich. Ein weiteres Selbstbeurteilungsinstrument ist der Fragebogen zu Komplizierter Trauer (FKT; Znoj 2004), welcher eine Übersetzung der Kurzform des »Inventory of Complicated Grief« (ICG; Prigerson et al. 1995) darstellt und sich an den vorgestellten diagnostischen Kriterien orientiert und die Diagnosestellung unterstützen kann. Da die Mehrzahl der Patienten sich erst in Behandlung begibt, wenn Schwierigkeiten in Bereichen auftreten, die scheinbar nichts mit dem Verlust eines nahestehenden Menschen zu tun haben (z. B. Schlafstörungen, Probleme im Beziehungsbereich), ist eine ausführliche Abklärung von komplizierten Trauerverläufen im Erstgespräch sinnvoll. Znoj (2004) entwickelte hierfür den in ▸ **Kasten 14** dargestellten Leitfaden für das Erstgespräch.

Kasten 14: Leitfaden für das Erstgespräch bei Komplizierter Trauer (n. Znoj 2004, S. 43)

- Sind im Zusammenhang mit der verstorbenen Person Gedanken aufgekommen, dass das eigene Verhalten im Zusammenhang mit dem Tod der geliebten Person steht?
- Welche Rolle spielt die verstorbene Person im täglichen Leben?
- Gibt es Dinge im Zusammenhang mit der verstorbenen Person, über die nicht gesprochen werden darf oder die tabuisiert werden?
- Inwieweit konnten Sie Abschied nehmen, in welcher Form haben Sie Abschied genommen?
- Gibt es zwanghafte Gedanken, die um den Tod kreisen?
- Inwieweit sind Spannungszustände oder ungewollte Gefühlsausbrüche im Zusammenhang mit dem Tod aufgetreten? Gab es Gedanken wie »Jetzt drehe ich durch« oder Wut und Zorn gegenüber der verstorbenen Person oder gegenüber anderen, die mit der verstorbenen Person in Kontakt waren? Inwieweit spielen diese Gefühle heute noch eine Rolle?
- Hat das Leben ohne die verstorbene Person noch einen Sinn? Welche Zukunftsperspektiven gibt es?
- Überkommt Ihnen manchmal das Gefühl einer immensen Müdigkeit und Antriebslosigkeit, wenn Sie an die verstorbene Person denken?
- Gibt es Anzeichen übertriebener Aktivität?
- Wird das Thema »Tod« vermieden? Wie häufig gehen Sie auf den Friedhof?
- Kann das Thema »Trauer« angesprochen werden, ohne dass es zu unkontrollierten Tränen und anderen intensiven emotionalen Reaktionen kommt? Wie lange dauern diese emotionalen Reaktionen an?
- Gibt es einen Todeswunsch oder eine Todessehnsucht?
- Gibt es somatische Symptome wie Herzstechen, Herzrasen, Gewichtsverlust oder eine allgemeine Missachtung körperlicher Bedürfnisse?
- Gibt es im Zusammenhang oder in der Folge des Verlustes private Schwierigkeiten?
- Inwieweit setzen Sie Alkohol oder andere Substanzen zur Bewältigung der Trauer ein?

Zusätzlich entwickelte Neimeyer (1998) Empfehlungen für Trauernde, wann eine professionelle Behandlung der Trauer notwendig ist. Diese sind in ▸ **Arbeitsblatt 16** (▸ ContentPLUS) dargestellt.

5.2.2 Behandlung der Komplizierten Trauer

Sowohl bei einfachen als auch komplizierten Trauerverläufen ist die Integration und die Anpassung der emotionalen und kognitiven Schemata erforderlich. Die hierfür notwendige Trauerarbeit kann durch die in ▸ **Abbildung 15** dargestellten Faktoren beeinträchtigt werden.

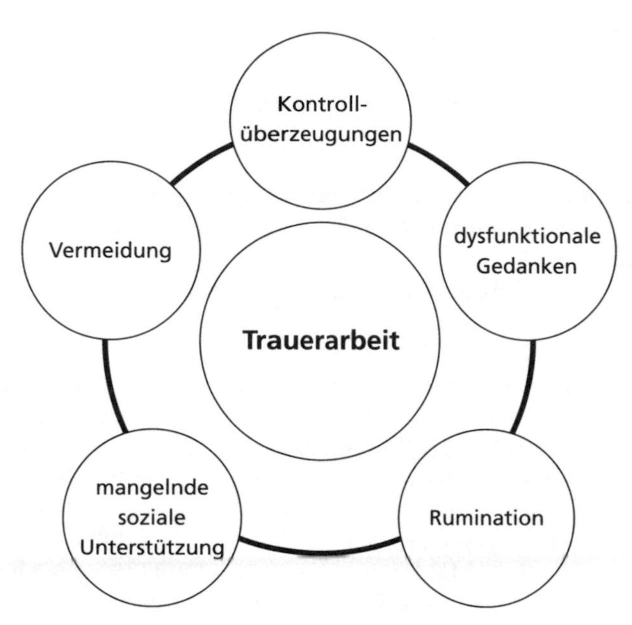

Abb. 15: Die Trauerarbeit beeinträchtigenden Faktoren

Durch den Tod eines Lebenspartners nehmen Kontrollüberzeugungen generell ab. Insbesondere für ältere Patienten kann dies kritisch sein, da der Tod des Partners häufig mit einem Statusverlust, sozialen und ökonomischen Einschränkungen und dem Verlust der Mobilität einhergehen kann. Betroffene, die die Überzeugung haben, wenig Kontrolle über ihr Leben zu haben, reagieren bei einem Todesfall öfter mit einer depressiven Symptomatik. Auch dysfunktionale Gedanken, die sich häufig als Selbstvorwürfe hinsichtlich des Todes oder der Idealisierung des Verstorbenen äußern, behindern eine erfolgreiche Trauerarbeit. Häufig tritt zusätzlich ruminatives Denken auf. Der Betroffene beschäftigt sich gedanklich ständig mit der verstorbenen Person, was einen neuen Zugang zu sich selbst und einer Veränderung und Anpassung an die neue Lebenssituation behindert. In diesem Zusammenhang ist wiederum auf Metakognitionen, wie z. B. »Man muss trauern« oder »Ich muss doch jetzt längst über den Verlust hinweggekommen sein!«, zu achten. Da die aktive Kontrolle der Trauergedanken und Gefühle nicht ständig aufrechterhalten werden kann, können durch Metakognitionen neuer Stress und zusätzliche emotionale Beschwerden entstehen. Weiterhin sind viele Trauernde von Einsamkeit bedroht, da das soziale Netzwerk häufig mit Unverständnis auf die Trauer reagiert. In Folge der emotionalen Überbelastung kann es zur Vermeidung von Emotionen kommen, was sich häufig in einer emotionalen Betäubung bei den Patienten äußert. Der damit einhergehende Realitätsverlust reduziert die Einschätzung der eigenen Befindlichkeit und der anderer Personen.

Zu Beginn der Behandlung sollte dem Patienten der Ausdruck der Trauer ermöglicht werden. Ziel ist hierbei das Erleben und Ausdrücken von Gefühlen, die bei dem Verlust eines nahestehenden Menschen entstehen. Insbesondere männliche Patienten haben große Scham, Gefühle offen zu zeigen, weshalb besonderer Wert auf eine vertrauensvolle Atmosphäre während des therapeutischen Gesprächs gelegt werden sollte. Weiterhin kann der Patient mit leitenden Fragen beim Trauerausdruck unterstützt werden:

- Wie ist ... gestorben?
- Waren Sie dabei, konnten Sie sich von ... verabschieden?
- Wie haben Sie vom Tod von ... erfahren?
- Was geschah dann?
- Wie war die Todesanzeige/die Beerdigung gestaltet?

Durch diese Fragen soll die Erinnerungsarbeit an den Verstorbenen unterstützt werden. Zusätzlich können sich aus der Darstellung der Todesumstände schon erste Hinweise auf Faktoren ergeben, welche die Trauerbewältigung behindern (z. B. Schuldgefühle, Ärger, Wut). Der Einsatz von Fotos oder Erinnerungsgegenständen des Verstorbenen ist zu empfehlen.

Anschließend sollten mittels Psychoedukation die verschiedenen Phasen des Trauerns mit dem Patienten erarbeitet werden (► ContentPLUS, **Arbeitsblatt 17**) und dessen individuelle Merkmale von normativer Trauer gesammelt werden. Als Ergebnis dieses Behandlungsschritts sollte der Patient folgende Punkte zusammenfassen können:

- Trauer benötigt immer Zeit und ist schwer.
- Das Ausdrücken von Gefühlen und Berichten von Erinnerungen ist ein notwendiger Therapiebaustein – Weinen ist erlaubt.
- Die Trauerphasen können abwechseln und sich wiederholen.
- Jeder Mensch hat seine eigene Form der Trauer – es gibt nicht »die richtige« Trauer.

Generell muss bei jeder Trauer die Wirklichkeit des Verlustes akzeptiert werden. Viele Menschen neigen dazu, den Verstorbenen weiter zu suchen und berichten häufig von Sinnestäuschungen (z. B. den Verstorbenen in einer Menschenmenge »wiedererkannt« zu haben). Ist die Phase der Akzeptanz durchlaufen, folgt der emotionale Ausdruck des Schmerzes. Hierbei kommt es nicht auf die Intensität der emotionalen Trauerverarbeitung an. Es ist zu beachten, dass sich ein fehlender emotionaler Ausdruck des Schmerzes in somatischen Symptomen oder als verzögerte Trauerreaktion zeigen kann. Bei einer sehr intensiven emotionalen Trauerreaktion sollte dem Patienten innerhalb des therapeutischen Settings ein dosierter und kontrollierter Umgang mit dem Schmerz ermöglicht werden. Anschließend beinhaltet die Trauerarbeit die Anpassung an die neue Wirklichkeit ohne den Verstorbenen. Neben der Anpassung an die neuen Lebensumstände sind Anpassungsleistungen sowohl hinsichtlich neuer sozialer Rolle und Status als auch des Selbstwertgefühls erforderlich. Hilfreich kann hier die Sammlung aller Lebensbereiche sein, bei denen der Verlust eine direkte Veränderung zur Folge hat, um Bewältigungsstrategien und aktive Lösungswege zu erarbeiten. Konnte sich der Patient in seiner neuen Rolle und seinen neuen Lebensumständen stabilisieren, ist eine Neudefinition der Beziehung zu dem Verstorbenen notwendig. Hierbei geht es nicht darum, den Verstorbenen aus dem Leben und den Erinnerungen zu löschen, vielmehr sollen Erinnerungen als Ressourcen den Weg in das weitere Leben ebnen und eine Neuorientierung des eigenen Lebens ermöglichen.

Aus den dargestellten Faktoren der Trauerarbeit und den zu durchlaufenden Phasen der Trauerbewältigung lassen sich nach Znoj (2004) die in ▸ **Tabelle 23** abgebildeten therapeutischen Interventionen ableiten.

Tab. 23: Therapeutische Interventionen bei Komplizierter Trauer

Klärung	• Einsicht in problematische Überzeugungen • Orientierung über die Trauer und deren Symptome • Normalisierung erlebter Gedanken und Gefühle • motivationale Klärung • Neuorientierung mittels narrativer Techniken
bewältigungsorientiertes Vorgehen	• Konfrontation mit stark vermiedenen Reizen • Veränderung problematischer Kognitionen und Einstellungen • Training sozialer Kompetenzen • Ermöglichen von korrektiven Erfahrungen • Genusstraining (Selbstbelohnungstraining) • Aufmerksamkeits-Dissoziation
Ressourcenaktivierung	• Aktivierung sozialer Kompetenzen • Aktivierung positiver Gefühle und Erfahrungen • Aktivierung sozialer Netzwerke • positive Erfahrung mit verstorbenen Person ermöglichen
Problemaktivierung	• Thematisieren und Symbolisieren des Verlustes • schmerzhafte Gefühle ansprechen und mittels Übungen mit solchen konfrontieren • Helfen, der Trauer Ausdruck zu geben • Rekonstruktion der Beziehung zur verstorbenen Person

Ein klärungsorientiertes Vorgehen zeichnet sich durch das Verdeutlichen von problematischem Verhalten, Kognitionen und Verhalten aus. Häufig kann mittels Psychoedukation und narrativer Techniken aufgedeckt werden, dass hinter den unerklärbaren körperlichen Symptomen eine unverarbeitete Trauerreaktion steckt. Die mit dem Verlust verbundenen Kognitionen und Gefühle werden hinsichtlich des eigenen Werte- und Bedeutungssystems und der eigenen Biografie hinterfragt und Konflikte herausgearbeitet. Neben der Erarbeitung von Bedingungsanalysen stellen Schema-Rekonstruktionen einen wichtigen Baustein dar. Die Bedeutung der verstorbenen Person und die Beziehung zu ihr soll hinterfragt werden, wodurch eine Integration des Verlustes ermöglicht werden soll. Hierbei können imaginative Techniken, die das emotionale Nacherleben fördern, eingesetzt werden (z. B. Vorstellungsübungen, Rollenspiele, »Leerer Stuhl«). Die hierdurch erzielte Rekonstruktion der Beziehung zu dem Verstorbenen kann kognitive Umstrukturierungsprozesse begünstigen, wodurch das Schulderleben und die Sinnsuche des Betroffenen reduziert werden kann. Es ist zu beachten, dass Selbstvorwürfe und Schulderleben die Funktion haben können, die Kontrolle über die Situation zu behalten.

Im Zentrum von bewältigungsorientierten Interventionen stehen Expositionen mit stark vermiedenen Reizen. Hierbei können persönliche Gegenstände des Verstorbenen, ein Besuch des Grabs oder das Schreiben von Briefen an den Verstorbenen, als Stimuli genutzt werden. Auch das Nacherzählen der Todesumstände in der Gegenwartsform kann ein wirksames Mittel zur emotionalen Auseinandersetzung und Dynamisierung der Trauerreaktion sein. Konfrontative Verfahren sollten bei allen Patienten eingesetzt werden, bei denen ein ausgeprägtes Vermeidungsverhalten zu beobachten ist. Einem graduierten Vorgehen sollte Vorrang gegeben werden (▸ **Kap. 6**), um eine Normalisierung der emotionalen Reaktionen zu erzielen. Bereits während des Einsatzes von konfrontativen Techniken kann mit der kognitiven Restrukturierung von problematischen Kognitionen begonnen werden. Durch ein Training sozialer Kompetenzen kann die Übernahme der neuen Rollen und des neuen sozialen Status unterstützt werden. Hierbei sollte Wert auf alltagsrelevante Situationen gelegt werden. Durch Techniken der Aufmerksamkeitslenkung und Aufmerksamkeitsdissoziation soll dem Patienten das Erleben von korrektiven Erfahrungen ermöglicht werden. So berichten Patienten nach einem großen Verlust und Trauerbewältigung eine Intensivierung im Erleben von positiven Emotionen und Erfahrungen.

Einen weiteren Baustein der Trauerbewältigung stellt die Ressourcenaktivierung dar. Neben dem Verlust des nahestehenden Menschen treten häufig sekundäre Verluste z. B. im sozioökonomischen Bereich auf. Häufig ziehen sich Freunde zurück und finanzielle Probleme können entstehen. Dies kann die Entstehung einer prolongierten Trauerreaktion begünstigen. Die Therapie stellt eine Möglichkeit dar, die durch den Verlust verlorengegangenen Interessen und Beziehungswünsche zu thematisieren und zu aktivieren. So kann bereits die Aufmerksamkeitslenkung auf aktuell nicht genutzte und durchgeführte soziale Kontakte, Interessen und Hobbys zu einer deutlichen Symptomreduktion führen, da hierdurch dem Patienten das Erleben von positiven Gefühlen ermöglicht wird. In einem weiterführenden therapeutischen Schritt können auch positive Gefühle gegenüber dem Verstorbenen aktiviert werden. Neben dem Erfragen von positiven Erlebnissen mit dem Verstorbenen sollte die Aufmerksamkeit auf angenehme Beziehungsaspekte gelenkt werden. Hierbei können folgende Fragen hilfreich sein:

- Wie haben Sie … kennengelernt?
- Was waren besonders schöne Erlebnisse mit …?
- Wann haben Sie das letzte Mal mit … gelacht?

Das ressourcenorientierte Vorgehen stellt für viele Patienten eine Abwechslung zur anstrengenden Konfrontation dar.

Interventionen des Bereichs Problemaktivierung setzen die Aktivierung von mit der Trauer verbundenen Emotionen voraus. Nur so lassen sich dysfunktionale Kognitionen und Gefühle gemeinsam mit dem Patienten herausarbeiten. Einen besonderen Stellenwert nehmen Schuldgefühle gegenüber dem Verstorbenen ein, welche unbedingt in der Therapie thematisiert werden müssen. Viele Trauernde gehen davon aus, dass sie versagt haben oder mit ihrem Verhalten zum Tod der nahestehenden Person beigetragen haben. Dies kann dazu führen, dass sich

Trauernde das Erleben von positiven Emotionen und Ereignissen verbieten (»Ich darf nie mehr Freude erleben«) oder sich in die Bekämpfung der Ursachen für den Tod stürzen (z. B. Durchführung von öffentlichen Kampagnen). Weiterhin sollte bei der Problemaktivierung darauf geachtet werden, ob ambivalente Gefühle gegenüber der verstorbenen Person vorliegen, da diese zu einer Verlängerung und Intensivierung der Trauer führen können. Dem Trauernden sollte der Ausdruck dieser Gefühle ermöglicht und anschließend eine neue Beziehung zu dem Verstorbenen konstruiert werden.

Gegenwärtig liegen keine ausreichenden Studien zur Behandlung von komplizierten Trauerverläufen bei älteren Menschen vor. Bisherige Untersuchungen bei jüngeren Patienten zeigen eine Überlegenheit von konfrontativ-bewältigungsorientierten Verfahren. Es kann nicht generell von einer herabgesetzten Lebenszufriedenheit verwitweter Personen im Vergleich mit verheirateten gesprochen werden (Fooken 1990). Bei einer überwiegenden Mehrzahl stellt sich nach einem Verlusterlebnis wieder eine tragfähige Lebenszufriedenheit ein (Niederfranke 1991).

6 Angst im Alter

Fallbeispiel: Angst im Alter

Die 88-jährige Frau M. berichtet, dass sie seit mehreren Jahren unter starken Ängsten leide. Da sie alleine lebe, habe sie große Angst, dass ihr zu Hause etwas passieren könne. Häufig habe sie Herzrasen und sei kurzatmig, manchmal fühle sie sich schwindelig. Am belastendsten sei aber das innerliche Zittern und Beben, dass sie ständig spüre. Sie mache sich ständig Sorgen, dass zu Hause etwas Schlimmes passieren könne. Falls sie stürze, könne sie zwar ihren Hausnotruf betätigen, dies hätte aber keine Auswirkungen auf ihre Ängste. Sie vermeide immer mehr die Durchführung der Aktivitäten des täglichen Lebens, könne nicht mehr Duschen, Einkaufen oder sich selbständig etwas zu Essen machen. Sie sei total isoliert und habe zudem Angst, überfallen zu werden. In ihrer Not habe sie eine Haushaltshilfe engagiert, die sie bei der Bewältigung der täglichen Aufgaben unterstütze. Sie fühle sich jedoch enorm abhängig und finanziell ausgenutzt und könne sich auf diese Person nicht verlassen. Ihr Hausarzt meine, dass sie für ihr Alter körperlich sehr fit sei und sie ihren Haushalt selbständig führen könne, wenn sie nicht so starke Ängste hätte. Vor lauter Angst bleibe sie jedoch häufig den ganzen Tag im Bett und führe Telefonate, um sich emotional zu entlasten. Sie fühle sich zu Hause wie in einem Gefängnis.

Ängste werden im Alter häufig als normale Reaktion auf körperliche Erkrankungen, Behinderungen, Immobilität und soziale Isolation wahrgenommen, so dass nur ein Bruchteil als klinisch relevante Diagnose erfasst und behandelt wird. Zudem werden Ängste von Älteren nur selten kommuniziert und eher über körperliche Symptome ausgedrückt. Häufig sind Ängste mit depressiven Symptomen assoziiert (30–50 %). Durch die bestehenden komorbiden körperlichen Erkrankungen ist eine sichere Einschätzung des Ausmaßes der körperlichen Angstsymptome oft erschwert. Ein besonderes Augenmerk hinsichtlich möglicher Ängste sollte auf Patienten mit Nikotinabhängigkeit, Inkontinenz, kardiovaskulären Erkrankungen, Lungenerkrankungen, Arteriosklerose und Schlaganfall gelegt werden. Eine umfassende diagnostische Abklärung der Symptome in enger Zusammenarbeit mit Ärzten erscheint unabdingbar. Es ist zu beachten, dass die Angst vor der Abnahme der Selbständigkeit und der Verschlechterung des Gesundheitszustandes im Alter durchaus als realistische Ängste eingestuft werden können. In ► **Tabelle 24** sind im Alter relevante Angststörungen und deren diagnostische Kriterien aufgeführt.

Tab. 24: Angststörungen im Alter und deren diagnostische Kriterien nach ICD-10

Angststörung	Diagnosekriterien nach ICD-10
Generalisierte Angststörung (ICD-10: F41.1)	• Besorgnis und Befürchtung in Bezug auf alltägliche Ereignisse und Probleme • Anspannung • mind. vier Symptome aus den Bereichen: vegetative Symptome, Symptome, die Thorax und Abdomen betreffen, psychische Symptome, allgemeine Symptome, Symptome der Anspannung und andere unspezifische Symptome • Dauer: mind. sechs Monate
Agoraphobie (ICD-10: F40.0)	• Furcht vor oder Vermeidung von mind. zwei Situationen: Menschenmengen, öffentliche Plätze, allein Reisen, Reisen mit weiter Entfernung von zu Hause • mind. zwei Symptome aus den Bereichen: vegetative Symptome (z. B. Herzklopfen), Symptome, die Thorax und Abdomen betreffen (z. B. Beklemmungsgefühle), psychische Symptome (z. B. Schwindel) und allgemeine Symptome wie z. B. Hitzewallungen oder Gefühllosigkeit • deutliche emotionale Belastung durch das Vermeidungsverhalten
Spezifische Phobien (ICD-10: F40.2)	• deutliche Furcht oder Vermeidung vor einem bestimmten Objekt/einer bestimmten Situation • Angstsymptome in der gefürchteten Situation • deutliche emotionale Belastung durch das Vermeidungsverhalten • *Sturzangst* kann als eine Form spezifischer Phobien angesehen werden
Soziale Phobie (ICD-10: F40.1)	• deutliche Furcht, im Zentrum der Aufmerksamkeit zu stehen, oder vor Situationen, in denen die Angst besteht, sich peinlich oder erniedrigend zu verhalten • Angstsymptome in der gefürchteten Situation sowie zusätzlich mind. eines der folgenden Symptome: Erröten oder Zittern, Angst, zu erbrechen, Miktions- oder Defäkationsdrang bzw. Angst davor • deutliche emotionale Belastung durch das Vermeidungsverhalten
Panikstörung (ICD-10: F41.0)	• Panikattacken, die sich nicht auf eine spezifische Situation oder ein sprezifisches Objekt beziehen und oft spontan beginnen • Eine Panikattacke ist charakterisiert durch: einzelne Episode von intensiver Angst, abrupter Beginn, Maximum innerhalb weniger Minuten und dauert mindestens einige Minuten • mind. vier Symptome aus den Bereichen: vegetative Symptome, Symptome, die Thorax und Abdomen betreffen, psychische Symptome und allgemeine Symptome
Angst und depressive Störung, gemischt (ICD-10: F41.2)	• dysphorische Stimmung • mind. vier der folgenden Symptome: Konzentrationsschwierigkeiten oder »leerer Kopf«, Schlafstörungen, Müdigkeit, Reizbarkeit, Besorgtheit, leicht zu Tränen gerührt sein, Hypervigilanz, geringer Selbstwert, Pessimismus, Hoffnungslosigkeit • Dauer: mind. ein Monat • Die Symptome rechtfertigen nicht die Diagnose einer depressiven Störung oder einer Angststörung

Aktuell liegen nur wenige Studien zur Prävalenz von Angststörungen vor. Einige Autoren gehen davon aus, dass insbesondere generalisierte Ängste häufiger als depressive Störungen im Alter vorkommen (z. B. Blazer 1997). In der Berliner Altersstudie (BASE; Schaub und Linden 2000) wurden jüngere Alte (70–84 Jahre) mit Hochaltrigen (85–103 Jahren) hinsichtlich phobischer Störungen und Sorgen verglichen. Ein Rückgang der Ängste ab dem 85. Lebensjahr war zu verzeichnen. Nach Maercker (2000) ergeben sich folgende Prävalenzen für Angststörungen im Alter:

- Panikstörung 0,1 %
- Agoraphobie 5,2 %
- Soziale Phobie 1,4 %
- Generalisierte Angststörung 1,9 %
- Spezifische Phobie 4,8 %

6.1 Diagnostik von Angststörungen

Insbesondere bei älteren Menschen ohne aktuelle psychosoziale Belastung muss eine differenzialdiagnostische Abklärung hinsichtlich organischer Grunderkrankungen erfolgen. Angstsyndrome können im Rahmen von

- endokrinen Störungen (z. B. Hyperthyreose),
- metabolischen Störungen (z. B. Hypoglykämie),
- kardiovaskulären Erkrankungen (z. B. Herzinsuffizienz),
- zerebralen Störungen (z. B. Morbus Parkinson) und
- pulmonalen Störungen (z. B. Asthma bronchiale)

auftreten. Weiterhin ist zu bedenken, dass anamnestisch bestehende Suchterkrankungen und Medikamente, die den Sympathikotonus verändern, zu Angstsymptomen führen können. Nach Twerski (1988) können insbesondere folgende Medikamentengruppen Ängste verursachen:

- Diuretika
- Phenothiazine
- Anorektika
- Stimulanzien
- Abschwellende Mittel der Atemwege
- Bronchodilatatoren
- Benzodiazepine

Durch den übermäßigen Konsum von Nikotin und Koffein sowie Schlafentzug können Ängste ausgelöst oder verstärkt werden. Als weitere Risikofaktoren für die

Entstehung von Ängsten können ein schlechter Gesundheitszustand, ein niedriger sozioökonomischer Status, soziale Isolation und sensorische Ausfälle (z. B. nach Apoplex) gelten (McEwan et al. 1991).

Gegenwärtig gibt es kein psychometrisches Verfahren zur Diagnostik von Angststörungen, welches ausschließlich für ältere Menschen entwickelt wurde. Dennoch gibt es einige wenige Instrumente, für die Normwerte für Ältere vorliegen. Als Selbstbeurteilungsinstrumente hat sich die Anwendung des Beck-Angst-Inventar (BAI; Margraf und Ehlers 2007) bewährt, welches somatische, kognitive und behaviorale Aspekte der Angst erfasst. Ein umfangreicheres Verfahren stellt das State-Trait-Angstinventar (STAI) von Laux et al. (1981) dar. Somatische und affektive Symptome der Angst können auch mittels der Self Rating Anxiety Scale (SAS; CIPS 2005) erhoben werden. Im angloamerikanischen Raum hat sich zur Diagnostik der Generalisierten Angststörung die Worry Scale for Older Adults (Stanley et al. 1996) bewährt. Diese erfasst Sorgen aus den Bereichen der finanziellen Situation, Gesundheitssorgen und sozialen Probleme. Als Fremdbeurteilungsinstrument kann am ehesten die Hamilton Anxiety Rating Scale (HAMA; CIPS 2005) genutzt werden.

6.2 Behandlung von Angststörungen

Ängste im Alter werden häufig medikamentös behandelt. Insbesondere der Einsatz von Benzodiazepinen ist kritisch zu sehen, auch wenn diese kurzfristig die Angst lindern. Neben gravierenden Wechselwirkungen mit anderen Medikamenten treten häufig kognitive und motorische (insbesondere Sturzgefährdung) Beeinträchtigungen sowie respiratorische Probleme als Nebenwirkung auf. Weiterhin besteht bei diesen Medikamenten sowohl eine hohe Abhängigkeitsgefahr als auch eine Toleranzentwicklung, so dass die Wirksamkeit der Medikamente nachlässt und immer höhere Dosen zur Vermeidung von Entzugssymptomen notwendig werden. Die Verwendung von anderen Anxiolytika (z. B. Wirkstoff Buspiron) ist ebenfalls kritisch zu bewerten, da sie bei älteren Patienten häufig starke Nebenwirkungen, wie z. B. Schwindel, Übelkeit und Erbrechen, hervorrufen. Vor diesem Hintergrund erscheint eine Fokussierung auf verhaltenstherapeutische Behandlungsstrategien sinnvoll. In den meisten verhaltenstherapeutisch orientierten Therapien kommen sowohl symptomnahe als auch personenorientierte Interventionen zum Einsatz. Vergleichbar wie bei anderen psychischen Erkrankungen werden personenorientierte Interventionen in Form von ungünstigen Oberplänen, dysfunktionalen Grundannahmen und dysfunktionalen oder maladaptiven Schemata konzeptualisiert. Im Folgenden sollen ausschließlich die für Angststörungen symptomnahen Interventionen aufgeführt und erläutert werden. Als zentrale Interventionsbausteine gelten einerseits die Reizkonfrontation sowie die kognitive Verhaltenstherapie. Während Phobien hauptsächlich mittels Reizkonfrontation/Exposition behandelt werden, ist die Behandlung generalisierter Ängste wesentlich umfangreicher und erfordert eine Vielzahl von kognitiven Interventionen. In ► **Tabelle 25** sind die wichtigsten verhaltenstherapeutischen Interventionen für Angststörung aufgeführt, welche im Anschluss erläutert werden.

Tab. 25: Verhaltenstherapeutische Interventionen der Angstbehandlung

Intervention	Zielsetzung
Psychoedukation • Entkatastrophisierung • Reattribuierung • Verhaltensexperimente	• Klärung von auslösenden und aufrechterhaltenden Bedingungen der Angst • Erarbeitung eines psychosomatischen Krankheitsverständnisses
Reizkonfrontation/Exposition • in sensu vs. in vivo • graduiert vs. massiert	• Konfrontation mit anschließender Habituation von angstauslösenden Situationen • positive Verstärkung gewünschten Verhaltens • positive Selbstverbalisation
Atemkontrolle und Entspannungstraining	• Reduktion des körperlichen Anspannungsniveaus • Stressmanagement • Möglichkeit, die Angstgedanken zu kontrollieren • Körperwahrnehmung
kognitive Interventionen • Entkatastrophisierung • Reattribuierung • Imagination • Problembewältigung • Sorgenmanagement • Umstrukturierung selbstabwertender Kognitionen	• Bewältigung von Katastrophengedanken • Umgang mit rationalen Ängsten im Alter • Unterbrechung automatischer Gedanken • Wahrnehmungslenkung auf andere Dinge • Überprüfung von Katastrophengedanken und Fehlinterpretationen • Erarbeitung alternativer Gedanken • Wahrscheinlichkeitstestung für das Eintreten der Befürchtung • Normalisierung des Auftretens von Gedanken und Sorgen
Verhaltensexperimente und Kompetenztraining	• aktive Bewältigung angstbesetzter Situationen und Abläufe • Training sozialer Kompetenzen

Ausgangspunkt einer jeden psychotherapeutischen Angstbehandlung ist eine umfassende Psychoedukation mittels des Teufelskreislaufmodells der Angst (► **Abb. 16**).

Es wird deutlich, dass Angst immer ein Zusammenspiel von Katastrophengedanken und der Beobachtung von körperlichen Angstmerkmalen (z. B. Herzklopfen) ist. Durch das Teufelskreismodell der Angst können auslösende und aufrechterhaltende Faktoren der Angst gemeinsam mit dem Patienten erarbeitet und ein psychosomatisches Krankheitsverständnis gefördert werden. Hierbei ist es wichtig, die Phylogenese und den biologischen Sinn der Angst als Kampf- oder Fluchtreaktion zu erklären und die hierdurch entstehende körperliche Stressreaktion darzustellen. Eine medizinische Abklärung der körperlichen Symptome (z. B. EKG) liefert zudem therapeutische Sicherheit hinsichtlich der kardiovaskulären Belastbarkeit des Patienten bei der Durchführung von Expositionsverfahren. In enger Zusammenarbeit mit dem Arzt kann weiterhin geklärt werden, welche

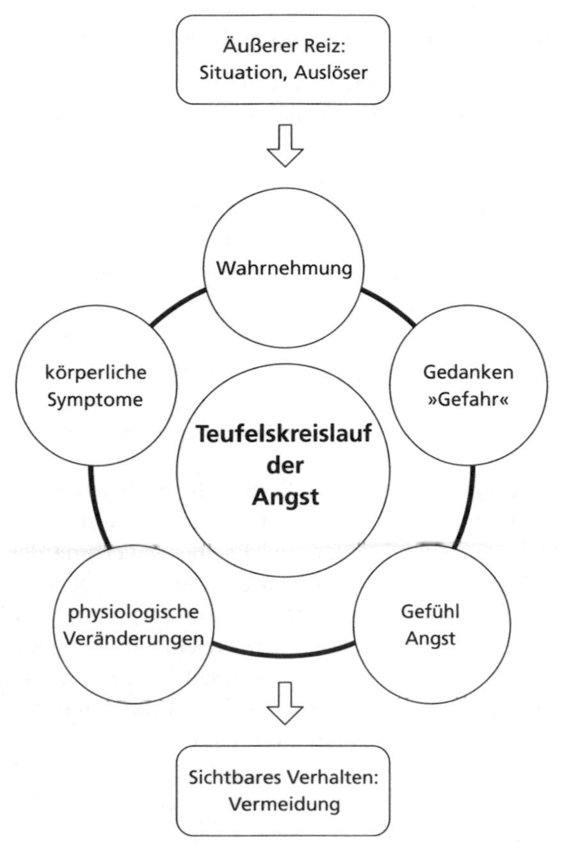

Abb. 16: Teufelskreis der Angst

körperlichen Symptome über das für bestehende somatische Erkrankungen des Patienten zu erwartende Maß hinausgehen. Insbesondere Patienten mit Panikstörung interpretieren körperliche Veränderungen als lebensbedrohlich, so dass es zum sogenannten Checking-Verhalten körperlicher Funktionen, Sicherheitsverhalten (z. B. diverse medizinische Abklärungen) und Vermeidung von angstauslösenden Situationen kommen kann. Panikattacken können somit durch die Reduktion der Wahrnehmung und Fehlinterpretation von körperlichen Veränderungen abgebaut werden. Durch Übungen zur Körperwahrnehmung (z. B. Durchführung einer Körperreise nach Segal 2002; ▸ ContentPLUS, **Arbeitsblatt 18**) können die Beeinflussung von körperlichen Symptomen und hilfreiche kognitive Strategien erarbeitet werden. Weiterhin hat sich der Einsatz von Verhaltensexperimenten (z. B. Hyperventilation, Treppensteigen, schnelles Drehen) zur Erklärung der körperlichen Symptome bewährt. Für die Vermittlung der Auslösung, Überwertigkeit und Beeinflussbarkeit der Ängste können auch therapeutische Metaphern verwendet werden (▸ **Kasten 15**).

Kasten 15: Therapeutische Metapher – Rauchmelder

»Heutzutage gibt es in vielen Häusern Rauchmelder, welche die Bewohner vor einem Brand warnen sollen. Diese Rauchmelder sind sehr empfindlich, so dass sie manchmal Alarm auslösen, wenn in der Küche beim Anbraten Dampf entsteht. Das kann sehr ärgerlich sein, aber wir können entscheiden, wie wir auf das Warnsignal reagieren und die Gefahr objektiv einschätzen. Selbstverständlich ist es gut, so ein Warnsystem zu haben, auch wenn es manchmal Fehlalarme auslöst. Auch unser Körper hat so ein System, welches uns vor Stress und Gefahr schützt, die Angst. Ähnlich wie bei einem Rauchmelder löst aber auch dieses System immer wieder Fehlalarme aus. Deshalb ist es wichtig, eine richtige Einschätzung der Angstsymptome zu erlernen, um eine angemessene Reaktion zu ermöglichen.«

Anhand dieser Metapher kann dem Patienten verdeutlicht werden, dass die körperlichen Angstsymptome ein Zeichen dafür sind, dass er das aktuelle Verhalten unterbrechen muss, zur Ruhe kommen und seine Bewertung der Situation überprüfen sollte. Die Korrektur der Fehlinterpretation körperlicher Symptome (Reattribuierung) setzt die Identifikation solcher Fehlinterpretationen voraus. Darauf aufbauend können Daten gesammelt werden, welche für oder gegen eine bestimmte Interpretation sprechen, und alternative (richtige) Interpretationen gefunden werden. Anschließend sollten mittels medizinischer Aufklärung Ängste hinsichtlich Ohnmacht, Herzinfarkt oder vor dem »Verrücktwerden« abgebaut werden. Dies bildet eine wichtige Grundlage für die spätere Bereitschaft des Patienten für die Durchführung von Reizkonfrontationen. Die Aufdeckung von systematischen Denkfehlern bzw. kognitiven Verzerrungen schließt sich daran an. Insbesondere willkürliche Schlussfolgerungen (z.B. wird aus Schwindel ein Gehirntumor geschlussfolgert), Übergeneralisierungen, Personalisierungen und absolutes Denken (die Tendenz, Dinge in nur zwei entgegengesetzten Bewertungen einzuordnen) sollten mit dem Patienten reflektiert werden. Häufig bestehen noch weitere Fehlannahmen: Viele Patienten fürchten sich vor einem sachlichen Durchsprechen der Angstthemen, da sie diese mit endlosen Problemgesprächen verwechseln, die sie in der Vergangenheit mit Angehörigen oder Freunden geführt haben. Diese Problemgespräche werden von dem Patienten tatsächlich als belastend erlebt, da hier systematische Denkfehler hochaktiv sind und zwischen verschiedenen Angstthemen gewechselt wird. Eine konkrete Auseinandersetzung sowie ein sorgfältiges, sachliches Ausdiskutieren finden in der Regel nicht statt.

Als Mittel der Wahl bei der Behandlung von phobischen Störungen (Agoraphobie, soziale Phobie und spezifische Phobien) gilt die Durchführung von Expositionen. Zu Beginn der Behandlung muss eine diagnostische Abklärung hinsichtlich der kardiovaskulären Belastbarkeit (Herz-Kreislauf-Erkrankungen, Asthma, Unterzuckerung) des Patienten erfolgen. Generell ist zu beachten, dass bei älteren Patienten das subjektive Angstniveau im Rahmen der Konfrontation auf einem mittleren Maß bleiben sollte. Deshalb ist eine systematische Desensibilisierung einem Flooding vorzuziehen. Bei graduellem Vorgehen scheint zudem die

Ablehnungsquote der Exposition geringer zu sein. Mehrere in kurzer Zeit aufeinander folgende Konfrontationsübungen scheinen den besten Erfolg zu haben. Jedes Vorgehen muss vor der Durchführung der Exposition mit dem Patienten genau besprochen werden. Es dürfen keine für den Patienten unvorhersehbaren spontanen Konfrontationen erfolgen, da sonst die Gefahr einer Retraumatisierung besteht. Zu Beginn der Behandlung wird gemeinsam mit dem Patienten eine Angsthierarchie (▸ ContentPLUS, **Arbeitsblatt 19**) erarbeitet. Der Patient legt anschließend fest, mit welcher Situation er die Exposition beginnen möchte. Es ist darauf zu achten, dass mit subjektiv leichten Situationen begonnen werden sollte, um dem Patienten einen Therapieerfolg zu ermöglichen, welcher die Grundlage für eine nachhaltige Angstbehandlung und Durchführung von schweren Expositionen darstellt. Da Angstpatienten in der Regel auch Sorge hinsichtlich eines Kontrollverlusts haben, ist es dringend erforderlich, vor der Exposition das genaue Vorgehen und die Übungsdauer festzulegen. Generell ist von mehr Sitzungen für eine erfolgreiche Angstbehandlung als bei jüngeren Patienten auszugehen, welche aber aufgrund der in der Regel geringeren körperlichen Belastbarkeit kürzer sind. Für den Patienten kann es hilfreich sein, den Therapeuten als Modell in der angstauslösenden Situation zu beobachten und hierdurch eine Möglichkeit der adäquaten Bewältigung zu erfahren. Bei der Durchführung der Exposition soll eine Habituation an die angstauslösende Situation bzw. an das angstauslösende Objekt erfolgen. Die Angst soll sich auf ein erträgliches Maß reduzieren, so dass der Patient in Zukunft die Konfrontation selbständig ohne therapeutische Hilfe bewältigen kann. Ein »Verlernen« von Vermeidungs- und Angstreaktionen ist das Ziel jeder Exposition, wodurch auch eine kognitive Neubewertung der Situation erfolgt. Durch die positive Verstärkung durch den Therapeuten bei erfolgreicher Bewältigung einer Konfrontationsübung kann der Patient positive Selbstverbalisationen (»Ich schaffe es!«) aufbauen und diese beim selbständigen Üben einsetzen. Das selbständige Üben des Patienten im Rahmen von therapeutischen Hausaufgaben sollte erst erfolgen, wenn gemeinsam mit dem Patienten Vermeidungsstrategien sowohl auf Verhaltensebene (z. B. Vermeidung von Treppen bei Sturzangst) als auch im emotionalen und kognitiven Bereich (z. B. Vermeidung der Wahrnehmung von angstauslösenden Objekten und Situationen) aufgedeckt und deren Funktion diskutiert werden konnten. Die Patienten sollten zudem angehalten werden, immer wieder die angstauslösende Situation während der Exposition zu verbalisieren und ihr Angstniveau einzuschätzen. Dieses sollte zur Verlaufsmessung protokolliert werden. Des Weiteren können dysfunktionale Gedanken kognitiv umstrukturiert und mittels Verhaltensexperimenten überprüft werden.

Die Atmung bzw. Probleme bei der Atmung spielen bei ca. 60 % der Angstpatienten (insbesondere bei Panikstörungen) eine wichtige Rolle. Zur körperlichen Komponente der Kampf-Flucht-Reaktion gehört auch eine tiefere und schnellere Atmung, wodurch der Körper auf den zu erwartenden höheren Sauerstoff-Bedarf vorbereitet wird, da sowohl Kampf als auch Flucht eine verstärkte Muskeltätigkeit voraussetzen. Durch den »Verbrauch« des Sauerstoffs in den Muskelzellen entsteht das Abfallprodukt Kohlenstoffdioxid, welches durch die angeregte Atmung schnell abtransportiert werden kann. Da nun bei Angststörungen die vom Körper erwartete Muskeltätigkeit nicht eintritt, ist zwar im Blut viel Sauerstoff vorhanden, aber der Kohlenstoffdioxidgehalt sinkt stark ab, da der Sauerstoff nicht verstoffwechselt wird. Hierdurch wird das Blut basischer und der Übergang des Sauerstoffs durch die Membran in die Zelle wird erschwert. Dies bedeutet einerseits eine Unterversorgung des Gehirns mit Sauerstoff, was dann als Benommenheit, Schwindel oder unreales Gefühl wahrgenommen wird. Oft wird dieses Gefühl von den Patienten als Bedrohung wahrgenommen und so die Angstreaktion verstärkt, wodurch sich die Hyperventilation weiter hochschaukelt. Andererseits messen körpereigene Sensoren im Gehirn den Sauerstoffmangel und regen ebenfalls die Atmung an, um diesen Mangel auszugleichen, wodurch der beschriebene Teufelskreislauf weiter angeregt wird. Um dieser Problematik zu entgehen und den Kohlenstoffdioxidgehalt im Blut zu steigern, gibt es verschiedene Techniken:

- Durch bewusstes, langsameres Atmen, Bauchatmung oder durch die Nase atmen (»Nasenbremse«) wird das Verhältnis zwischen Sauerstoff und Kohlenstoffdioxid im Blut normalisiert und die Zellmembrane werden wieder durchlässiger für Sauerstoff.
- Wenn man in eine Papiertüte atmet bzw. die Hände vor die Nase hält, wird vermehrt Kohlenstoffdioxid eingeatmet, wodurch sich der Kohlenstoffdioxidgehalt im Blut erhöht.
- Körperliche Aktivität führt dazu, dass der Sauerstoff zu Kohlenstoffdioxid verstoffwechselt wird, so dass das Benommenheitsgefühl verschwindet.

Die normale Atemfrequenz in Ruhe beträgt zehn bis zwölf Atemzüge pro Minute. Sowohl mittels des Erlernens eines Entspannungsverfahrens (insbesondere Progressive Muskelrelaxation), des Biofeedback als auch durch gezieltes Hyperventilationstraining können Patienten lernen, mit Problemen der Atmung umzugehen. Atemübungen sollten bei Patienten mit Herzerkrankungen und Atemerkrankungen (z. B. Asthma) nur nach ärztlicher Rücksprache erfolgen.

Das Erlernen eines Entspannungsverfahrens während einer Angstbehandlung stellt eine weitere wichtige Komponente dar. Gegenüber dem Patienten ist zu betonen, dass eine erfolgreiche Entspannung mehr ist als ein einfaches Abschalten von störenden Faktoren. Empfehlenswert ist der Einsatz der Progressiven Muskelrelaxation nach Jacobson, da durch die Muskelanspannung eine Stabilisierung von Blutdruck und Puls erreicht werden kann, so dass das Risiko von kardiovaskulären Komplikationen (z. B. in Ohnmacht fallen) reduziert werden kann.

Kognitive Interventionen können sowohl symptomnah (siehe Entkatastrophisierung und Reattribuierung) als auch hinsichtlich vorhandener beruflicher oder persönlicher Probleme eingesetzt werden. Neben den Techniken der Entkatastrophisierung und Reattribuierung, welche bereits unter dem Abschnitt Psychoedukation vorgestellt wurden, stellt die Problembewältigung in Form von Problemlösetrainings eine zentrale verhaltenstherapeutische Technik dar. Vorhandene Probleme beruflicher oder persönlicher Art erhöhen zumeist das sympathikotone vegetative Erregungsniveau und tragen so zu einer erhöhten Angstbereitschaft bei. Somit gehören sie in der Regel zu aufrechterhaltenden Faktoren der Angststörung. Im diagnostischen Prozess sollten die Probleme und Konflikte mit in die Makroanalyse einer Verhaltensanalyse einfließen. Zu möglichen Problemen gehören z. B.

partnerschaftliche Konflikte, Konkurrenzsituationen, finanzielle Nöte, aber auch Probleme des Selbstbildes in Form von Schemata wie »Alles muss perfekt sein«, »Ich muss anderen helfen« oder »Für mich ist keiner da«. Häufig finden sich auch Unklarheiten über die eigenen Motive und Ziele in einer bestimmten Lebenssituation. Der Problemlöseprozess besteht aus den folgenden Elementen:

- Problemdefinition, Problemanalyse
- Zielfestlegung
- Erarbeitung von Hindernissen in der Zielerreichung (z. B. hohe moralische Standards)
- Lösungs- und Veränderungsplanung
- Ausführung von Lösungsschritten
- Bewertung des Ergebnisses

Sehr häufig sind Problem und Ziel unklar, so dass im Rahmen der Psychotherapie auch das Zeigen von einfühlendem Verstehen für den Patienten hilfreich sein kann. Generell sollte beim Problemlösen der Therapeut von zu engen verhaltenstherapeutischen Denkmustern wegkommen und auch für motivationale Klärungen offen sein.

Ein weiterer wichtiger kognitiver Behandlungsbaustein (insbesondere bei der Generalisierten Angststörung) ist das Sorgenmanagement. Häufig sehen sich Therapeuten durch den Patienten mit Formulierungen wie »Was wäre, wenn ...« konfrontiert. Zum einen beinhalten solche Aussagen eine Vergangenheitsfokussierung des Patienten (»Was hätte alles passieren können!«), gleichzeitig spiegeln sie aber auch implizit die Schlussfolgerung des Patienten für die Zukunft wider, dass die befürchtete Katastrophe jederzeit passieren könne. Hieraus lässt sich das Fortsetzen von Vermeidungs- und Sicherheitsverhalten ableiten. Ein wirksames Sorgenmanagement ist Ausgangspunkt für eine angemessene Funktionsfähigkeit emotionaler Prozesse und Problemlösestrategien. Es können zwei Arten von Sorgen unterschieden werden. Sorgen des Typ 1 beziehen sich auf die Gesundheit von Familien und Bekannten sowie die finanzielle Situation. Typ-2-Sorgen beschäftigen sich mit der Tatsache, dass der Patient sich Sorgen macht. Der Patient ist besorgt, dass Sorgen das Resultat einer psychischen Erkrankung sind – er macht sich Sorgen über die Sorgen. Deshalb ist die Unterscheidung von inhaltlichen Sorgen und dem eigentlichen Prozess des Sich-Sorgen-Machens in der Behandlung zu unterscheiden. Bei inhaltlichen (oder thematischen) Sorgen ähnelt das therapeutische Vorgehen der kognitiven Umstrukturierung von negativen Gedanken bei einer Depressionsbehandlung. Neben Techniken zum Gedankenstopp können Patienten aufgefordert werden, eine konkrete Sorgen-Zeit im Tagesablauf fest einzuplanen. Die Patienten sollten instruiert werden, eine Sorgen-Liste zu erarbeiten. Während der täglich festgelegten Sorgen-Zeit soll dann gezielt über die aufgelisteten Sorgen nachgedacht werden. Wichtig ist, dass die Sorgen-Zeit zeitlich konkret limitiert wird (z. B. 30 Minuten täglich). Der Einsatz eines Kurzzeitweckers oder die Planung der Sorgen-Zeit vor eine positive Aktivität (z. B. Lieblingsfernsehserie) kann das Ende des Sich-Sorgen-Machens unterstützen und dem Patienten dazu dienen, den Wahrnehmungsfokus auf andere Dinge zu lenken.

Eine weitere wirksame kognitive Strategie ist, gemeinsam mit dem Patienten die Wichtigkeit der Sorgeninhalte zu erarbeiten. Hilfreiche therapeutische Fragen können sein:

- Werden Sie auch noch in zehn Minuten über dieses Thema nachdenken?
- Werden Sie sich später an diese Sorgen erinnern?
- Über wie viele Dinge in ihrem Leben haben Sie sich in den letzten fünf bis zehn Jahren Sorgen gemacht?
- Werden Sie auch noch in einem Jahr von diesen Ängsten geplagt, machen Sie sich auch dann noch darüber Sorgen?
- Was wird in einem Monat mit der Angst sein?

Daran anschließend sollte der Patient eine Einschätzung der Wahrscheinlichkeit für das Eintreten der besorgniserregenden Gedanken und Ängste geben. Da Angstgedanken immer in die Zukunft gerichtet sind, ist es wichtig, dass der Patient Wahrscheinlichkeitsaussagen für spezielle Situationen und Ereignisse macht und diese dann tatsächlich überprüft werden. Der Therapeut sollte deshalb den Patienten nach allen Themen fragen, über die sich der Patient z. B. in der nächsten Woche Sorgen machen wird. Wenn sich hierdurch eine konkrete und überprüfbare Situation identifizieren lässt, sollte diese durch den Patienten in einem kurzen Satz formuliert und aufgeschrieben werden. Anschließend sollte die Wahrscheinlichkeit für das Eintreten dieser Sorge durch den Patienten festgelegt werden. Auch hier kann der Patient aufgefordert werden, als therapeutische Hausaufgabe den Verlauf der gefürchteten Situation zu beobachten und mit dem vorausgesagten Ausgang abzugleichen. Weiterhin kann mit dem Patienten die Funktion der Sorgen diskutiert werden. Mögliche Fragen des Therapeuten könnten sein:

- Was haben Sie davon, wenn Sie mehrere Stunden am Tag damit verbringen, sich Sorgen um die Zukunft zu machen?
- Können Sie aktuell an ihrer Situation etwas ändern; wenn ja, was? Wenn nein, was erreichen Sie durch die ständige Beschäftigung mit den Sorgen? Wie fühlen Sie sich damit?

Ziel der Fragen nach dem Nutzen des Sich-Sorgen-Machens ist die Erarbeitung von konkreten Bewältigungsstrategien. Neben kognitiven Strategien können Imaginationstechniken bei der Behandlung von generalisierten Ängsten und zum Umgang mit Meta-Sorgen hilfreich sein. Diese können gezielt eingesetzt werden, um Sorgen und Gedanken vorbeiziehen zu lassen. Folgende Bilder können bspw. benutzt werden:

- Meine Gedanken/Sorgen sind wie Wolken am Himmel – sie kommen und ziehen vorbei.
- Meine Gedanken/Sorgen sind wie ein Zug, der durch einen Bahnhof fährt. Ich kann frei entscheiden, in welches Abteil ich einsteigen möchte oder ob ich lieber auf den nächsten Zug warte.

- Meine Sorgen sind wie Blätter an einem Baum im Herbst, welche durch den Wind nach und nach weggeblasen werden.

Diese Bilder führen zu einer Normalisierung des Auftretens von Sorgen und Gedanken und legen die Kontrolle über die Beschäftigung mit Sorgeninhalten wieder in die Verantwortung des Patienten. Als weitere imaginative Übungen kann der Patient aufgefordert werden, sich vorzustellen, dass er alle Sorgen aufschreibt und das Blatt anschließend wegwirft oder verbrennt. Wichtig ist, dass jeder Patient sein individuelles Bild entwickelt, um eine bestmögliche Wirksamkeit dieser Technik zu erreichen.

Beziehen sich die Sorgen eher auf den *Prozess des Sich-Sorgen-Machens*, sollten durch den Therapeuten die Ängste, die im Zusammenhang mit dem Sorgen-Machen stehen, exploriert werden. Bei vielen Patienten liegt die Angst vor, dass sie unvorbereitet und verletzbar im Leben sein könnten, wenn sie sich keine Gedanken über mögliche Gefahren machen. Eine hilfreiche Technik kann in diesem Fall eine Rückschau in die Vergangenheit sein:

- Sind sie in dieser oder in einer ähnlichen Situation schon einmal gewesen?
- Wie ist diese Situation ausgegangen?

Grundsätzlich kann auch die Vermittlung von Forschungsergebnissen zum Eintreten der Sorgen in der Behandlung eingesetzt werden. So konnten Borkovec und Newmann (1999) zeigen, dass in 84 % der Fälle die Situationen deutlich besser verliefen als zu Befürchtung war. In nur 3 % der Fälle war der Ausgang der Situation ähnlich den schlimmsten Annahmen der Patienten. In keinem Fall hat jedoch das vorherige Sich-Sorgen zu einer besseren Bewältigung der Situation geführt.

Eine weitere Möglichkeit des Sorgenmanagements stellt die Sorgenkonfrontation in sensu dar. Auch wenn aktuell noch keine empirischen Nachweise für die Wirksamkeit dieses Verfahrens vorliegen, kann aus der Beobachtung der klinischen Praxis davon ausgegangen werden, dass sich insbesondere Patienten mit generalisierten Ängsten mit ihren Sorgen oder Sorgenketten eher oberflächlich beschäftigen. Sie versuchen sich von den Sorgen abzulenken oder diese zu vermeiden. Wird die Angst bezüglich einer Sorge zu groß, so springen sie zur nächsten Sorge, beschäftigen sich aber nicht eingehend mit einer Sorge über eine längere Zeit, so dass es zu keiner Habituation kommen kann. Das erhöhte Arousal und die ungünstige Bewertung bleiben bestehen. Ausgangspunkt dieser Technik ist das Aufbrechen der Sorgenketten sowie die Identifikation von einzelnen Sorgen. Anschließend wird vergleichbar wie bei anderen Expositionsbehandlungen eine Hierarchie der Sorgen erstellt und eine besonders angsterzeugende Sorge ausgewählt. Dann erfolgt eine sorgfältige Exploration dieser Sorge und es wird ein möglichst katastrophaler Ausgang zu Ende gedacht. Auf dieser Grundlage wird ein Sorgendrehbuch erstellt, womit anschließend die Konfrontation in sensu durchgeführt wird. Die Vorstellung der Sorgenszene wird mehrmals wiederholt, bis die Angst deutlich zurückgegangen ist. Der Patient soll abschließend darin angeleitet werden, wie er selbst solche Szenarien entwickeln und die Sorgenkonfrontation eigenständig zu Hause durchführen kann. Weiterhin können mit Hilfe kognitiver Interventionen selbstabwertende Gedanken verändert werden, welche sich insbesondere bei sozialphobischen Menschen finden. Typische dysfunktionale Überzeugungen sind:

- Perfektionistische Maßstäbe für das eigene Sozialverhalten: Es soll ein bestimmter Eindruck bei anderen erweckt werden, der Patient sieht sich aber nicht in der Lage, diese (überhöhten) Anforderungen zu erfüllen
- Falsche Überzeugungen über soziale Bewertungen durch andere, wie z. B. die Annahme »Andere sind kritisch und demütigend« oder » Andere sind kompetent und kommunikativ«
- Negative Einstellungen zur eigenen Person, wie z. B. »Ich bin ungeschickt« oder »Ich bin minderwertig«

Im Zentrum sollte zunächst die Arbeit an den automatischen, selbstabwertenden dysfunktionalen Kognitionen stehen, welche in der Regel auf übergreifenden, selbstabwertenden, Selbstkonzepten bzw. Selbstschemata basieren. Falls eine Interaktion doch positiv verläuft, wird diese zudem meist external (z. B. »Die Umstände waren günstig«) anstatt internal (z. B. »Ich kann das eben«) attribuiert. In der Regel ist es günstiger, Kognitionen situationsbezogen zu erfragen und den Zusammenhang zu den begleitenden Emotionen und physiologischen Reaktionen herauszuarbeiten. Diese Selbstverbalisationen müssen häufig erst mühsam herausgearbeitet und können anschließend hinsichtlich ihrer Angemessenheit hinterfragt werden. Die Erarbeitung von hilfreicheren Kognitionen stellt die Grundlage für das diskutierende Gegeneinander-Abwägen dar. Durch den Einsatz von Kompetenztrainings (insbesondere hinsichtlich der sozialen Kompetenz) kann eine weitere Verbesserung der Symptomatik erzielt und selbstsicheres Verhalten aufgebaut werden.

Zusammenfassend ist festzustellen, dass hinsichtlich der Behandlung von Angststörungen bei älteren Patienten noch erheblicher Forschungsbedarf besteht. Gegenwärtig wird die Mehrzahl der älteren Angstpatienten medikamentös (mit Benzodiazepinen) versorgt, es liegen nur wenige konkrete alterspsychotherapeutische Techniken vor.

6.3 Sturzangst

Fallbeispiel: Sturzangst

Die 61-jährige Frau M. berichtet bei Aufnahme über rezidivierende Stürze in der letzten Zeit. Sie kann seit September 2010 nicht mehr alleine laufen, hat starke Angst hinzufallen und große Schwierigkeiten beim Herabsteigen von Treppenstufen sowie beim Überqueren von weiten Plätzen. Außerhalb des Hauses könne sie sich nur in Begleitung ihres Ehemannes oder von Freunden und Bekannten bewegen. Eine ambulant durchgeführte neurologische Abklärung der Symptome hätte keinen medizinischen Krankheitsfaktor ergeben. Dennoch habe sie schon lebenslang Schwierigkeiten beim Gehen bei Z.n. frühkindlicher Meningitis mit infantiler Zerebralparese, Achillessehnenverkürzung mit mehreren Operationen in der Kindheit. Diese körperliche Behinderung hätte in der Vergangenheit aber keine größeren Auswirkungen auf eine selbständige Lebensführung gehabt. Das Nicht-laufen-Können, welches sich wie ein Einfrieren der Beine anfühle, komme immer in Stresssituationen vor. So habe sie immer das Gefühl, dass sie durch andere Personen beobachtet werde. In solchen Situationen erstarre sie förmlich und verkrampfe muskulär, so dass sie auch nicht mehr alleine vom Boden aufstehen könne. Nur mit Hilfe ihres Ehemannes oder sonstigen Hilfsmitteln (aktuell Rollator) sei es ihr möglich, sich zu bewegen. Die Patientin bezeichnet sich generell als vorsichtigen und ängstlichen Menschen: Ihr sei bewusst, dass sie ein »Vermeidungskünstler« sei. So suche sie immer Wege aus, auf denen sie keine Treppen steigen müsse. Ihre Lebensqualität sei durch die phobische Gehstörung deutlich eingeschränkt. Ohne die Unterstützung ihres überfürsorglichen Ehemannes könnte sie aktuell nicht selbständig leben. Eine ambulant durchgeführte Psychotherapie erbrachte keine Verbesserung der Angstsymptomatik. Ihr ambulanter Physiotherapeut würde ihr immer wieder sagen, dass sie über ausreichende Kraft, Beweglichkeit und Balance verfüge, um ohne Unterstützung zu laufen. Sie sei sehr niedergeschlagen, da sie bei einem weiteren Fortbestehen der Sturzangst den geplanten Urlaub nicht wahrnehmen könne. Aktuell fühle sie sich wie in einem Gefängnis.

Stürze und sturzbedingte Verletzungen gehören derzeit zu den häufigsten Ereignissen, die zu Hause lebende ältere Menschen in ihrer Selbständigkeit bedrohen. Nach einem Sturz werden die Betroffenen häufig in ein Pflegeheim eingewiesen, auch wenn keine Fraktur aufgetreten ist. Die körperlichen und psychischen Folgen eines Sturzes sind für den einzelnen alten Menschen oft dramatisch und führen zu einschneidenden Veränderungen. In vielen Fällen ist das Leben nach einem Sturz nicht mehr dasselbe wie davor, Stürze bedeuten oftmals ein psychisches und physisches Trauma. Als Sturz kann jedes plötzliche, unbeabsichtigte und unkontrollierte Fallen oder Gleiten des Körpers aus dem Liegen, Sitzen oder Stehen auf eine tiefere Ebene gelten. Das Risiko zu Stürzen liegt bei jedem Menschen vor. Es ist zu beachten, dass ab dem 60. Lebensjahr die Haltungskontrolle nachlässt, so dass das Sturzrisiko, die Sturzprävalenz und die damit einhergehenden Verletzungsfolgen im Alter ansteigen. Jährlich stürzen ca. 30 % der über 65-Jährigen. Die Hälfte der Betroffenen stürzt mehrmals pro Jahr. Mit zunehmenden Alter steigt die Sturzprävalenz, bei den über 80-Jährigen sind es bereits 40 %, bei den über 90-Jährigen kann von einer Sturzquote von über 50 % ausgegangen werden (Füsgen 2004). Bei ca. 20 % der Gestürzten treten Verletzungsfolgen auf, die medizinisch behandelt werden müssen. Die Mehrzahl der Stürze erfolgt ohne Bewusstseinsstörungen, in alltäglichen Situationen. Es wird deutlich, dass die Ursachen für Altersstürze häufig bei dem Betroffenen selbst liegen. Zu den intrinsischen Risikofaktoren für Stürze zählen:

- Hohes Alter (> 80 Jahre)
- Weibliches Geschlecht
- Hilfebedarf bei den Aktivitäten des täglichen Lebens (ADL)
- Kraftdefizite am Muskel und Skelettsystem, welche häufig durch körperliche Inaktivität hervorgerufen werden
- Geh- und Balancestörungen mit Veränderungen des Gangbildes und einer verlangsamten Gehgeschwindigkeit
- Sehbeeinträchtigungen und -störungen sowie Störungen des Lagesinns
- Kognitive Störungen und Demenz
- Affektive Störungen (Depression) und Angststörungen
- Harninkontinenz und Nykturie
- Multimorbidität und verminderter Allgemeinzustand

Neben den intrinsischen Faktoren kann zudem eine Reihe von äußeren (extrinsischen) Risikobereichen bestehen. Diese werden häufig von dem Patienten, dessen Angehörigen oder Fachkräften schnell erkannt und können dementsprechend gut verändert und beseitigt werden. Hierzu zählen:

- Ungeeignetes Schuhwerk
- Wohnumfeld mit »Stolperfallen« (z. B. Teppichkanten, schlechte Beleuchtung)
- Medikamente, insbesondere Psychopharmaka, Sedativa/Hypnotika, Antiarrhythmika und Diuretika

Insbesondere die medikamentöse Versorgung des Patienten sollte kritisch überprüft werden, da eine Einnahme von mehr als drei Medikamenten mit einer Erhöhung des Sturzrisikos einhergeht, sich aber häufig aufgrund der bestehenden Multimorbidität kaum vermeiden lässt. Generell ist davon auszugehen, dass Stürze im Alter fast immer eine Verkettung von intrinsischen und extrinsischen Faktoren ist. Zusätzlich kann ein risikoreiches, den jeweiligen körperlichen Fähigkeiten und Ressourcen nicht angepasstes Verhalten als weiterer Auslöser für Stürze gelten.

Stürze haben sowohl auf körperlicher als auch auf psychischer Ebene weitreichende Folgen und stellen deshalb für viele Betroffene ein einschneidendes und v. a. beängstigendes Erlebnis im Alter dar. In ▸ **Tabelle 26** sind exemplarisch mögliche Sturzfolgen (Six 1992) bei geriatrischen Patienten aufgeführt.

Neben der Verletzungsgefahr durch den Sturz können als Folge eine erhöhte Mortalität und ein erhöhtes Inanspruchnahmeverhalten von medizinischen Dienstleistungen auftreten. So stellen Stürze eine der häufigsten Todesursachen dar. Zusätzlich lassen sich aus dem häufig genannten Spruch, ein Sturz im Alter breche nicht nur die Knochen, sondern auch das Selbstvertrauen, und den vorliegenden Daten die psychischen Folgen ableiten. Für viele Betroffene ist ein Sturz ein beängstigendes Erlebnis, welches häufig durch den Verlust des Selbstvertrauens und der Angst vor weiteren Stürzen gekennzeichnet ist. Hieraus resultiert eine Reduktion und Vermeidung von Aktivitäten und Bewegung, da das »Sitzenbleiben« als ein sicherer Schutz vor erneuten Stürzen wahrgenommen wird. Die Folge ist jedoch, dass Muskelkraft, Beweglichkeit und Balancesicherheit immer weiter abnehmen und eine objektive Reduktion der Mobilität eintritt. Zusätzlich wird

Tab. 26: Sturzfolgen bei geriatrischen Patienten (n. Six 1992, S. 1378–1382)

Verletzungen	• ohne Verletzung	50–60 %
	• leichte Verletzung	30–40 %
	• schwere Verletzung	15–25 %
	• Fraktur	2–6 %
Mortalität	• unmittelbar	0,1 %
	• konsekutiv	25 %/12 Monate
	• bei längerer Liegezeit	50 %/12 Monate
	• bei Schenkelhalsfraktur	15–45 %/12 Monate
Inanspruchnahme medizinischer Dienstleistungen	• Krankenhauseinweisung	2–3 %
	• ärztliche Konsultation	11–25 %
psychische Folgen	• Post-Fall-Syndrom	11–20 %

dieser Prozess von einem Nachlassen der Teilnahme am sozialen Leben begleitet, was sich bis zum sozialen Rückzug steigern und in eine depressive Symptomatik führen kann. Am Ende dieser Sturzkaskade (▸ **Abb. 17**) steht eine deutliche Verschlechterung der Lebensqualität.

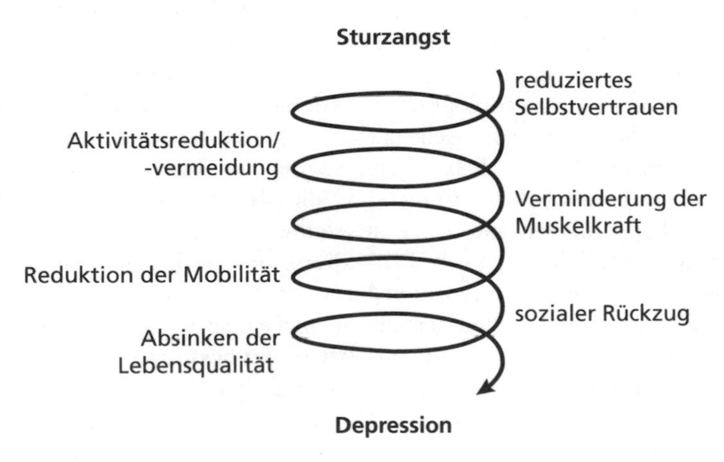

Abb. 17: Die Spirale der Sturzangst (n. Favre-Morandi et al. 2011, S. 43)

Aktuell liegen keine einheitliche Definition und Kriterien für das Phänomen Sturzangst, welches häufig als »post-fall-syndrom« bezeichnet wird, vor. Innerhalb des ICD-10 kann dieses Störungsbild am ehesten unter den spezifischen Phobien eingeordnet werden.

Bei der Diagnostik der Angst vor erneuten Stürzen sollte beachtet werden, dass es durchaus nach einem Sturz sinnvoll ist, vorsichtige Verhaltensweisen zu zeigen, um weitere Stürze zu verhindern. Erst wenn bei dem Betroffenen ein deutlicher Leidensdruck und Problembewusstsein besteht, kann eine Sturzangst als eigenständige Erkrankung diagnostiziert werden. Sturzangst kann über verschiedene standardisierte Fragebögen erfasst werden. Die meisten Instrumente versuchen, das

Ausmaß der Sturzangst über den Grad des subjektiv wahrgenommenen Sicherheitsgefühls in verschiedenen Alltagssituationen zu erheben. Ein verbreiteter Test stellt die Falls Efficacy Scale International (FES-I, ProFane, http://www.profane.eu.org; Zugriff am 07. 02. 2013) dar. Weiterhin sollten eine ausführliche Anamnese und eine Verhaltensbeobachtung als obligatorisch bei der Diagnosestellung gelten.

Sturzangst kann nur durch eine interdisziplinäre Behandlung reduziert werden. Im Anschluss an die Identifikation der Risikofaktoren für Stürze können gezielte Therapien abgeleitet werden. Im Vordergrund steht das Training gegen die körperliche Unsicherheit und die Verbesserung der Lokomotion. Regelmäßige Bewegung, Balanceübungen und Krafttraining geben dem Patienten die verlorengegangene Sicherheit wieder zurück. Weiterhin sollten Übungen, die das motorische Gedächtnis fördern und Bewegungsabläufe automatisieren, durchgeführt werden. Zur weiteren Risikominimierung können das Wohnumfeld des sturzgefährdeten Menschen kritisch hinterfragt und »Stolperfallen« beseitigt, die Beleuchtung optimiert und weitere Hilfsmittel eingesetzt werden. Da viele ältere Menschen auf kognitiver Ebene große Bedenken haben, dass sie im Falle eines Sturzes keine Hilfe rufen können und stundenlang unversorgt in der Wohnung liegen, sollte über die Anschaffung eines Hausnotrufsystems beraten werden. Dieses kann dem älteren Menschen das Vertrauen geben, im Ernstfall schnell Hilfe zu holen. Voraussetzung hierfür ist, dass der Betroffene das Hausnotrufsystem immer am Körper trägt. Häufig reichen die bisher genannten Interventionen zur Remission der Sturzangst aus. Eine psychologische Behandlung beinhaltet bei diesen Patienten eher die Formulierung von Zwischenzielen während der physiotherapeutischen und krankengymnastischen Behandlung sowie das Aufzeigen von erreichten Therapiezielen, um das Selbstvertrauen und die Motivation für weitere Übungen zu stärken. Bei Patienten mit einer ausgeprägten Angst vor Stürzen sollten Interventionen in Anlehnung an die Behandlung von spezifischen Phobien durchgeführt werden. Graduierte Expositionsübungen stellen auch hier das Kernstück der Behandlung dar und sollten gemeinsam mit einem Physiotherapeuten/Krankengymnasten durchgeführt werden, um Überforderungssituationen zu vermeiden. Weiterhin kann der Einsatz von imaginativen Techniken (z. B. Laufen/Schreiten wie eine Prinzessin) als Vorbereitung auf die Expositionen dienen und zu einer Verbesserung des Gangbildes führen. Auf ärztlicher Seite sollte die Medikation angepasst und der Ernährungszustand des alten Menschen hinterfragt werden. Da ein Zusammenhang zwischen fehlender Muskelkraft, Ernährungszustand und Stürzen besteht, kann gegebenenfalls eine hochkalorische Ernährung, die Gabe von Kalzium und Vitamin D erwogen werden.

Aktuell liegen keine Studien zu Therapieerfolgen bei Sturzangst vor. Aus klinischer Erfahrung ist anzumerken, dass eine Kombination aus physiotherapeutisch/krankengymnastischen und psychotherapeutischen Interventionen und Übungen die besten Behandlungserfolge erzielt. Generell sollten zur Vermeidung von Stürzen älteren Patienten Sturzpräventionsprogramme angeboten werden, die sowohl psychische als auch physische Faktoren berücksichtigen.

6.4 Progredienzangst

Fallbeispiel: Progredienzangst

Herr S. (73 Jahre) berichtet, dass er seit zehn Jahren Diabetes mellitus Typ 2 habe. Am Anfang habe er den Zufallsbefund seines Hausarztes nicht ernstgenommen, da es sich ja nur um ein bisschen »Zucker« handele. Medikamente sowie eine Veränderung seines Lebensstils habe er damals abgelehnt, auch habe er weitere Kontrolltermine beim Arzt vernachlässigt. Seit ca. vier Jahren beobachte er das Fortschreiten der Diabeteserkrankung bei einem guten Freund, welchem aufgrund der Erkrankung ein Unterschenkel amputiert werden musste. Er selbst bemerke immer häufiger ein Brennen in den Füßen und Wundheilungsstörungen. Eine erneute ärztliche Untersuchung hätte seine Befürchtung hinsichtlich des Fortschreitens der Erkrankung bestätigt. Er habe nun große Angst, dass ihm eine Amputation oder sogar die Erblindung drohe. Er müsse schon jetzt regelmäßig Insulin spritzen. Aus Angst vor einem »Zuckerschock« oder Unterzuckerung nehme er kaum noch an Aktivitäten seines Freundeskreises teil. Aus Angst vor weiteren schlechten Nachrichten bei Kontrolluntersuchungen vermeide er darüber hinaus Arztbesuche und messe nur unregelmäßig seine Blutzuckerwerte.

Als Progredienzangst wird die Befürchtung bezeichnet, dass die eigene chronische Erkrankung fortschreiten oder sich ausweiten könnte. Insbesondere bei älteren Patienten liegen häufig chronische Erkrankungen vor, die den Betroffenen stark belasten und seine Lebensqualität einschränken können. Neben den somatischen Problemen treten eine Vielzahl von psychosozialen Belastungen bei chronisch Kranken auf. Nach Waadt et al. (2011) können die im Folgenden genannten Belastungen bei praktisch allen chronischen körperlichen Erkrankungen bestehen:

- Körperliche Missempfindungen und Schmerz
- Körperliche Versehrtheit mit Funktionsausfällen und Behinderungen
- Häufig unklare Entwicklung oder Fortschreiten der Erkrankung
- Todesbedrohung oder mindestens Leidensdrohung
- Häufig keine Heilungschancen, nur Linderungsmöglichkeiten
- Zeit- und kostenaufwendige Behandlungen
- Lästige, oft peinliche bis gefährliche Nebenwirkungen (z. B. Haarausfall)
- Unsicherheit über die Wirksamkeit der Behandlung
- Soziale Veränderungen
- Finanzielle Belastungen
- Sich von Gesunden zu unterscheiden

Die durch die chronische Erkrankung auftretenden Belastungen bestehen oft dauerhaft und können zu der Entstehung schwerwiegender psychischer Erkrankungen beitragen. Depression, Verbitterung, Körperschemastörungen, Trauer- und Schamreaktionen sowie Ängste können entstehen. Die Angst vor dem Fortschreiten der Erkrankung sowie die Vorstellung von langandauerndem Leid und Schmerz verbunden mit Pflegebedürftigkeit und einem langen qualvollen Sterbeprozess nehmen hierbei eine herausragende Stelle ein. Deshalb stellt die Behandlung dieser Patientengruppe eine große Herausforderung dar.

Während die Bedeutsamkeit von Depressionen im Zusammenhang mit chronischen körperlichen Erkrankungen gut belegt ist, liegen nur wenige Studien zur Häufigkeit von Angststörungen bei dieser Patientengruppe vor. Dennoch wird deutlich, dass die Häufigkeiten von Angsterkrankungen erhöht ist. In der Metaanalyse von Grigsby et al. (2002) zum Thema Diabetes mellitus und Angststörungen wird z. B. deutlich, dass die Häufigkeit für die Entstehung einer Generalisierten Angststörung bei 13,5 % und die für das Auftreten einer spezifischen Phobie bei 21,6 % liegt.

Die Zuordnung des Beschwerdebilds der Progredienzangst in das System der ICD-10 ist schwierig, da die in der ICD-10 erfassten Ängste irrational sind. Progredienzangst ist die Befürchtung, die eigene chronische Erkrankung könnte fortschreiten oder sich ausweiten. Sie unterscheidet sich von Angststörungen im Sinne des ICD-10 darin, dass es sich um eine reaktive Realangst handelt und sie erst behandlungsbedürftig wird, wenn sie die Lebensqualität erheblich einschränkt. Zudem kann Progredienzangst eine Signal- und Kraftfunktion haben, da sie den Betroffenen auf eine existenzielle Bedrohung hinweist und hierdurch Kraft und Motivation zur Selbstfürsorge bereitstellen kann. Progredienzängste werden erst behandlungsbedürftig, wenn die Angst kaum noch an konkrete Bedrohungen geknüpft ist und wenn die Selbstfürsorge im Denken und Handeln aufgrund von Ängstlichkeit und überdauernder Depressivität ausbleibt, so dass die Lebensqualität nachhaltig eingeschränkt ist und ein normaler Alltag verhindert wird. In der klinischen Praxis lassen sich zudem zwei Unterformen der Progredienzangst beobachten. Einerseits können Progredienzängste dem Bild von spezifischen Phobien entsprechen (z. B. Angst vor dem Krankenhaus/Behandlungszimmer). Aber auch Formen im Sinne von generalisierten Ängsten sind häufig. Generell ist Progredienzangst durch folgende Angstinhalte gekennzeichnet:

- Die Angst vor dem Fortschreiten der Erkrankung
- Die Angst vor dem Verlust der Arbeitsfähigkeit und Selbständigkeit sowie die Angst vor Pflegebedürftigkeit
- Die Angst vor Schmerzen
- Die Angst vor einem erneuten Krankenhausaufenthalt

Progredienzängste können mit dem Progredienzangst-Fragebogen (PA-F) erfasst werden, welcher in einer Langform (PA-F; Herschbach et al. 2005) und einer Kurzform (PA-F-KF; Mehnert et al. 2006) vorliegt. Zudem wurde eine Partnerversion PA-F-KF/P von Zimmermann et al. (2012) entwickelt.

Wie bereits beschrieben wurde, stellt Progredienzangst eine Realangst dar, die nur behandlungswürdig ist, wenn sie gravierende Einschränkungen der Lebensqualität mit sich bringt. Die Klinik der dysfunktionalen Progredienzängste lässt sich in zwei Subtypen unterteilen: dem vermeidenden, ängstlich depressiven sowie dem zwanghaften Patiententypus. Der vermeidende, ängstlich Depressive hat eine vage

Vorstellung und Erfahrung von der möglichen Bedrohung und vermeidet mit dieser die Konfrontation. Hierdurch kann die Vermeidung von ausreichender Selbstfürsorge (z. B. Wahrnehmung von Arztbesuchen) als erneuter Angstauslöser fungieren. Auf Verhaltensebene wird neben der Vermeidung von Kontrolluntersuchungen zudem ein ungenaues Wissen über die Diagnose und sowohl Behandlung als auch Scheinbehandlung und Schein-Compliance beobachtbar. Der zwanghafte Patiententypus mit Progredienzangst zeichnet sich durch sehr konkrete, aber verkürzte Vorstellungen von der Bedrohung durch die körperliche Erkrankung aus. Er führt eine übertriebene oder einseitige, zwanghafte Selbstfürsorge durch und blendet andere potenzielle Bedrohungen aus. Sein Verhalten ähnelt Störungsbildern aus dem somatoformen Störungskreis, welche durch die häufige Inanspruchnahme des Gesundheitssystems, Body-Checking sowie durch das Bestehen auf den neuesten und besten Versorgungsangeboten gekennzeichnet sind.

Während bisherige psychotherapeutische Interventionen bei chronisch Kranken vorrangig Krankheitsbewältigung, Coping-Prozesse, generelle psychische Unterstützung und den Abbau von Angst beinhalten, soll im Folgenden ein neues Therapiekonzept präsentiert werden, welches einen »achtenden« Umgang mit der Angst zum Ziel hat. Im Therapiekonzept von Waadt et al. (2011) zur Behandlung von Progredienzängsten bei chronisch Kranken, welches sowohl im Einzel- als auch Gruppensetting eingesetzt werden kann, wird davon ausgegangen, dass sich aus einem »achtenden« Umgang mit der individuellen Angst eines Menschen im Zusammenhang mit seiner körperlichen Erkrankung automatisch ein richtiger Umgang mit der Erkrankung ergibt. Daraus ergeben sich die folgenden Therapieziele:

- Angsterleben tolerieren und verstehen
- Nutzung der Signalfunktion der Angst: Was sagt mir die Angst?
- Nutzung der Kraftfunktion der Angst: Was kann ich gegen die Bedrohung tun?
- Spezifizieren, überprüfen und ggf. Veränderung der Auslöser
- Überprüfen der Einschätzung der Bedrohung
- Konzepte für Denken und Handeln in Selbstfürsorge entwickeln

Vor dem Hintergrund, dass es sich bei Progredienzängsten um Realängste handelt, wird deutlich, dass weder die Angstfreiheit noch eine Angstreduktion Ziele des therapeutischen Vorgehens sind. Das Aushalten und die Nutzung des Gefühls der Angst zur Bearbeitung der Bedrohung sowie das Handeln in Selbstfürsorge stehen im Zentrum der psychotherapeutischen Interventionen. Das bedeutet, dass der Patient dazu angeleitet werden soll, die Wahrnehmung der Angst zu verbessern und sie als nützliches Instrument der Selbstfürsorge schätzen zu lernen. Generell basiert der von Waadt et al. (2011) publizierte Therapieansatz auf den Methoden kognitiver Verhaltenstherapie und lässt sich in vier Module gliedern:

- Psychoedukation zum Thema Angst
- Diagnostik und Selbstbeobachtung
- Angstkonfrontation und -neubewertung
- Lösungsorientierte Verhaltensänderung

Als ständige Rahmeninterventionen werden Achtsamkeitsübungen sowie Entspannungsverfahren empfohlen. Die Psychoedukation zum Thema Angst unterscheidet sich bei Progredienzängsten nicht vom Vorgehen bei anderen Ängsten und wurde bereits in ▶ **Kapitel 6.2** ausführlich dargestellt.

Das Modul zur Diagnostik und Selbstbeobachtung schließt die Bearbeitung des Progredienzangst-Fragebogens (PA-F) ein. Weiterhin sollen durch das Führen eines Angsttagebuches durch den Patienten Verhaltensanalysen erarbeitet werden. Hierdurch kann die Wahrnehmung und das Zulassen individueller Ängste des Patienten gefördert werden. In der Regel sind hierdurch die Patienten erleichtert über die klare Benennung ihrer Ängste. Weiterhin sollte der Patient in dieser Therapiephase dazu ermuntert werden, Erfahrungen mit Ängsten zu berichten und darüber, wie diese genutzt werden konnten oder hilfreich waren. Hierbei können folgende therapeutische Fragen hilfreich sein:

- Welche Ängste im Zusammenhang mit ihrer Erkrankung kennen Sie? Sind diese bereits schon früher aufgetreten oder sind sie neu?
- Welche körperlichen Veränderungen bemerken Sie, wenn Sie Angst haben?
- Welche Gedanken gehen Ihnen dann durch den Kopf?
- Wie sind Sie bisher mit den Ängsten umgegangen?

Es wird deutlich, dass der Patient durch die dargestellten Fragen bei der Erstellung von Verhaltensanalysen unterstützt werden soll. Da die Verhaltensanalysen als Basis für die Angstkonfrontation dienen, ist es wichtig, dass die einzelnen Situationen vollständig zu Ende analysiert werden. Nur dadurch können durch den anschließenden Vergleich verschiedener Situationen wiederkehrende Muster der Gedanken, des Verhaltens, der Emotionen und der Vermeidung erkannt und diskutiert werden. Weiterhin wird hier bereits ein ressourcenorientiertes Vorgehen unterstützt.

Kernstück der Behandlung von Progredienzängsten ist die Angstkonfrontation und -neubewertung. Bereits die Besprechung des Angsttagebuchs stellt eine erste Konfrontation mit den Ängsten dar. Neben der Sammlung von Informationen zu den spezifischen Ängsten des Patienten erlaubt die Besprechung des Angsttagebuchs eine erste Umbewertung der Angst als situationsabhängig. Im Anschluss sollte eine Angstkonfrontation im Sinne von »Zu-Ende-Denken« erfolgen. Ähnlich wie bei der Sorgenkonfrontation bei generalisierten Ängsten soll unter therapeutischer Anleitung eine offene und bewusste Konfrontation mit der individuellen Bedrohungssituation erfolgen. Hierbei ist es unwichtig, ob die Bedrohung wahrscheinlich oder realistisch ist, sie entsteht ausschließlich aus der persönlichen Erfahrung des Patienten und beinhaltet, was im schlimmsten Fall eintreten könnte. Hierbei können die folgenden Formulierungen hilfreich sein:

- Was ist der »schlimmste Fall«?
- Was genau erwarten Sie?
- Wie fühlen Sie sich dann? Was genau denken Sie? Was nehmen Sie körperlich (beim Gedanken daran) wahr?
- Was fürchten Sie?

- Wie reagieren die anderen auf Sie?

Bei diesem Vorgehen muss ausdrücklich darauf geachtet werden, dass die Intervention ohne inneren Abbruch des Patienten zum Abschluss gebracht wird. Nur so ist eine Durchbrechung des Kreislaufs aus Gedanken – Angst – Symptomen – Vermeidung möglich. Es muss so lange exponiert werden, bis die Anspannung von selbst nachlässt und eine Neubewertung bzw. eine Handlungsoption entwickelt werden kann. Bei der Erarbeitung der Neubewertung oder Handlungsoptionen stehen hauptsächlich folgende Fragen im Vordergrund:

- Wie berechtigt ist die Sorge, wie wahrscheinlich ist sie und in welchem Fall kann sie Realität werden?
- Was wünschen Sie sich für diesen Fall?
- Welche Hilfen können Sie organisieren?
- Wie möchten Sie reagieren, wenn dieser Fall eintritt?

Es wird deutlich, dass der Übergang zum Modul lösungsorientierte Verhaltensänderung fließend ist. Neben der Erarbeitung von individuellen Handlungsplänen im Sinne von »Was ich noch erledigen will ...« wird dieses Modul durch ein ressourcenaktivierendes Vorgehen geprägt.

Aktuell liegen nur wenige Studien zur Wirksamkeit der Behandlung von Progredienzängsten vor. Herschbach et al. (2010 a, b) konnte für Patienten mit onkologischen Erkrankungen eine Effektstärke von d = .57 und bei Rheumapatienten von d = .40 im stationären Gruppensetting finden. Insbesondere die Angstkonfrontation wurde von den Patienten als hilfreich benannt.

7 Kriegskinder

Fallbeispiel: Kriegskinder

Frau M. (geboren 1921) berichtet über ihre Kriegserfahrungen:

»Ein schlimmes Erlebnis war für mich, als der Polen-Feldzug ausbrach. Meine Eltern schickten mich zu den Nachbarn, um zu sagen, dass wir wegmüssen. Eine Batterie Geschütze würde aufgestellt. Ich wurde unterwegs von einem Soldaten abgefangen und wurde ins Lager gebracht. Im Lager wurde ich als Deutsche vernommen und kam zurück. Man ließ mich frei. Es war abends um acht und meine Eltern waren inzwischen weg und das Haus und die Stallungen waren auf. Das Vieh war los. Die Tore waren auf. Ich habe die Nacht im Kartoffelfeld geschlafen, in der Kartoffelfurche. Den nächsten Tag bin ich ins Haus und hab mir was zum Essen geholt und irrte 'rum und die Häuser waren leer. Ich lag wieder drei Nächte in der Kartoffelfurche. Das Militär ritt und ich hörte die Pferde schnaufen und lag mit dem Gesicht nach unten. Ich hatte natürlich Angst, dass ein Pferd auf mich tritt. Das war der erste Schock. Der zweite Schock war für mich, dass die Polizei und die SS durch die Straßen mit Lautsprechern fuhren und die Juden aufforderten, ihre Wohnungen zu verlassen und nicht zuzuschließen. Ich glaub, sie durften nur 20 Kilo mitnehmen. Sie mussten sich an Plätzen an den Straßenrand begeben, wo sie sich melden mussten. Die Wohnungen mussten total leer sein – ob schwanger oder Kind, alles musste sich melden. Sie haben die Menschen dann über die Weichsel gebracht. Die Weichsel ist breiter als der Rhein. Dort haben sie die Menschen erschossen. Das hat mich kolossal krank gemacht. 1943, das Holzkreuz auf dem Fischmarkt und drei Männer hingen dran und jeder hatte das Schild »Ich bin ein Volksschädling!«. Keiner hat ein Wort über dieses Schicksal gesprochen. Die Gedanken sind grausam. Man hat Angst, dass man selbst auch da drunter ist. Ich habe eine Abscheu dafür gehabt. Mensch ist Mensch, und ich muss sagen, wir haben mit Juden keine schlechten Erfahrungen gehabt. Ich weiß zum Beispiel, dass ein alter Jude durch den Ort gegangen ist, und hat eine Geige gehabt und hat gespielt bei dem Aufzug »Ade, du mein Heimatland«. Also irgendwie hat man geweint, denn es waren für mich auch Menschen und ich war noch so jung. Diese Grausamkeit – dieses Kreuz – werde ich heute nicht los. Der Winter 1945 war sehr hart und kalt im Osten und es lagen dann Kinder und Säuglinge, auch alte Menschen am Straßenrand, die erfroren waren. Ich stieg dann nochmal auf den Berg meines Heimatortes und schaute auf die Weichsel und der Flüchtlingsstrom zog auf die andere Weichselseite 'rüber. Auf einmal brach so ein Pferdetreck ein und es ging alles unter – mit Kind und Kegel. Wir sind dann mit einem Viehwagen nach Berlin und dann haben wir zwei Wochen im Viehwagen gelebt, wurden aber verpflegt. Von da sind wir dann nach Schwerin gekommen. Die ganzen Wehrmachtssachen wurden dann verbrannt. Die Soldaten wurden an die Front geschickt und uns Frauen haben sie in verschiedene Richtungen verpflanzt. Ich bin dann nach Weimar gekommen und hab dann den Einmarsch der Amerikaner erlebt. Ich muss sagen, das war was ganz Grausames. Die Truppen, die da zuerst kamen, hamm uns auf die Wagen geladen und alles, was auf der Straße war, gefangen und auf die Lastwagen drauf. Die haben uns nach Buchenwald transportiert. In Buchenwald hatten sie es nicht mehr geschafft, die Leichen zu verbrennen, und da lagen etagenweise wie in Krippen die Leichen der Sträflinge und die haben gerochen. Die haben uns da auf diese Sträflinge gestoßen. Ich hielt mir die Hände vors Gesicht und bekam von einem Ami von hinten einen Stoß, dass ich der Länge nach hingefallen bin. Ich hab auch keine 50 Kilo gewogen. Man hat sich gesagt, wir hamm den Krieg doch nicht gewollt und wir werden hier verantwortlich gemacht und die Heimat verloren. Wir sind da schon gebeutelt, geschlagen und getreten worden und hamm die Eltern verloren. Und jetzt das – ich muss sagen, dass vergess' ich auch nie. Ein halbes Jahr später ist der Russe gekommen. Ich ging mit zwei älteren Damen zum Einkaufen um die Sechser Stunde. Das war im Dezember '45. Wir waren auf der linken Seite, auf der rechten Seite gingen einige russische Offiziere. Einer kam 'rüber und schrie auf Russisch, dass die Deutschen, die Hitlers, die Familie ausgelöscht hatten. Der hatte eine lange Knarre und packte die am Lauf. Eine Stimme sagte mir, wenn er zuschlägt, lass dich fallen. Da ich in der Mitte war, kriegte ich es auch auf den Kopf. Ich schaute ihm in die Augen und ich sah, wie er zuschlug. Ich hatte ein schwarzes Tuch auf dem Kopf gehabt, das war durchgeschlagen. Ich konnte auch nicht zum Arzt, denn um sieben Uhr war Ausgehverbot. Das Grausame ist auch für mich, dass meine Eltern drei Monate zu Fuß unterwegs waren und hatten dann die Adresse von mir bekommen. Ich hauste in einem Lattenverschlag auf dem Boden und hatte auch nur ein bisschen Stroh von der Straße. Meine Mutter fiel an der Haustür um mit 38 Kilo, drei Tage später starb sie und wiederum drei Tage später habe ich sie mit 24 Jahren beerdigt. Das habe ich bis heute auch nicht verkraftet. Ich lass die Grabstätte heute noch pflegen. Mein Vater lebte dann noch 18 Jahre, bekam 75 Mark Rente. Davon hat er 35 Mark für ein kleines möbliertes Zimmer zahlen müssen und hat in einem Lebensmittelgeschäft die Marken geholt für 's Essen. Wir haben ein Kilo Brot für die ganze Woche bekommen, 500 Gramm Fett für den ganzen Monat. Wir haben die Bäume, z. B. Kirschen oder Linden, an den Stämmen im Sommer angekratzt, um etwas zu haben. Bucheckern und Eicheln, die ja bitter sind, das hat man alles gegessen. Ich muss sagen, die vielen Jahre haben mich auch gekennzeichnet durch Härte.«

Menschliche Entwicklung findet immer in einem historischen Kontext statt. Insbesondere für Psychotherapeuten, welche mit älteren Patienten arbeiten, ist die Kenntnis wichtiger geschichtlicher Zusammenhänge notwendig, da sie für eine erfolgreiche Therapie unabdingbar sind. Die Geschichte Deutschlands ab 1900 (► **Tab. 27**) ist gekennzeichnet von zwei Weltkriegen, welche von einer hochgradigen Industrialisierung der Kriegsführung (z. B. Einsatz von Massenvernichtungswaffen) und bisher nicht gekannten Opferzahlen (z. B. ca. 55–60 Millionen Menschenleben im Zweiten Weltkrieg) geprägt waren. Als Folge dieser Kriege blieben sowohl wirtschaftliche Probleme (z. B. Hyperinflation), Hunger, Zerstörung und Vertreibung als auch Kriegsgefangene. Personen, die als Erwachsene die Kriegszeit erlebt haben, werden aufgrund des inzwischen beträchtlichen Lebensalters immer seltener. Im therapeutischen Setting ist man dennoch häufig mit den sogenannten Kriegskindern (Jahrgänge 1930–1945) konfrontiert, die die Bombardierungen, Vertreibungen, Hunger und Elend in jungen Lebensjahren durchlitten haben. Kriegskinder sind Menschen, die in ihrer Kindheit durch direkte oder indirekte Einwirkungen des Krieges nachhaltig wirkende psychische und physische Schäden erlitten. Kriegstraumatisierungen können über Jahre unbewusst bestehen, können aber trotzdem Ursache für komplexe seelische oder psychosomatische Störungen sein und direkte Auswirkungen auf die Lebensführung haben. Dabei können die folgenden Patientengruppen unterschieden werden:

- Suche nach den Eltern: Die Herkunft des Patienten ist unbekannt und bestehende Vermutungen über die Ursprungsfamilie (z. B. Vater könnte Nazi-Soldat sein) können zu Ausgrenzung und Stigmatisierung führen. Diese Patienten befinden sich teilweise lebenslang auf der schmerzhaften Suche nach Teilen ihrer unbekannten Biografie (z. B. Lebensborn-Kinder).
- Schuldige Familie: Bei diesen Patienten ist entweder eine Verstrickung in das Nazi-Unrecht oder die Widerstandsbewegung bekannt. Eine Distanzierung von den Eltern oder ein Ausschluss aus der damaligen Gesellschaft können vorliegen.
- Verschüttete/verdrängte/verschwiegene Biografie: Traumatisierende Ereignisse werden selbst nahen Mitmenschen vorenthalten. Problematische Teile der eigenen Lebensgeschichte werden durch Ablenkung auf andere Aktivitäten verdrängt. Ein Rückblick ist für den Betroffenen aufgrund der erlebten Grausamkeit undenkbar.
- Suche nach dem Auslöser für aktuelle Probleme: Kriegserlebnisse wurden durch den Patienten verdrängt. Durch die Neigung vieler älterer Menschen, Lebensrückblick zu halten, sowie durch Bilder und Berichterstattungen über aktuelle Kriege werden eigene Kriegserlebnisse aktiviert und eventuell als Ursache für die aktuelle Symptomatik eruiert.
- Suche nach dem guten Ende: Die Integration der Kriegserlebnisse in die eigene Biografie führt zu Neuorientierung für die weiteren Lebensjahre und zu einem achtsamen Umgang mit der weiteren Lebenszeit.

Bereits durch diese Aufzählung werden relevante therapeutische Themen (z. B. Rollenfunktion und Identitätsbildung, Umgang mit Emotionen) ersichtlich. Es ist erstaunlich, dass die psychischen Folgen der Weltkriege bis in die 1990er Jahre kaum Beachtung in der öffentlichen Diskussion gefunden hat. Erst durch die Übertragung des Golfkriegs in deutsche Wohnzimmer und der deutschen Beteiligung am Kosovokrieg rückten die Auswirkungen der Weltkriege in das öffentliche Interesse. Weiterhin konnte durch die beschriebene Kriegsberichterstattung eine Aktivierung verschütteter Traumatisierungen bei Kriegskindern beobachtet werden. Auch aktuellere politische Geschehnisse (z. B. politische Verfolgung in der DDR) können zu einer Traumatisierung führen.

Tab. 27: Daten der Deutschen Geschichte ab 1900

1914–1918	Erster Weltkrieg
1919	Gründung der Weimarer Republik
1923	Hyperinflation
25. 10. 1929	»Schwarzer Freitag« – Weltwirtschaftskrise
30. 01. 1933	Machtergreifung Hitlers – Machtübernahme der Nationalsozialisten
09. 11. 1938	Reichskristallnacht – Beginn der Judenprogrome
1939–1945	Zweiter Weltkrieg
1941	Beginn des Russland-Feldzugs
1942	Wannseekonferenz – Endlösung der Judenfrage
1943	Beginn des Bombenkriegs der Alliierten auf Deutschland
1943	Kapitulation der Wehrmacht vor Stalingrad
1944–1950	Flucht und Vertreibung der Deutschen
17.07.–02. 08. 1945	Potsdamer Konferenz – Dreimächtekonferenz von Berlin: Legitimierung der Vertreibung von ca. 14 Millionen Deutschen aus Polen, der Tschechoslowakei und Ungarn
1945–1949	Besetzung Deutschlands durch die Siegermächte
1949	Gründung der Bundesrepublik Deutschland (BRD) und der Deutschen Demokratischen Republik (DDR)
17. 06. 1953	Aufstand in der DDR gegen das SED Regime
13. 08. 1961	Bau der Berliner Mauer
11. 04. 1968	Attentat auf Rudi Dutschke, daraufhin schwere Ausschreitungen
09. 11. 1089	Fall der Berliner Mauer
03. 10. 1990	DDR tritt der Bundesrepublik Deutschland bei
24. 03. 1999	erster Kampfeinsatz deutscher Soldaten seit 1945 im Kosovo-Krieg

Auch im Alter kann die Bewältigung psychischer Traumen gelingen, vor allem wenn sie mit einem Rückblick auf das gesamte Leben mit all seinen Höhen und Tiefen und den daraus resultierenden Fähigkeiten und Kräften verbunden wird. Im Verlauf des Verarbeitungs- und Bewältigungsprozesses kann es zu einer Neuorientierung in wichtigen Lebensbereichen kommen.

7.1 Posttraumatische Belastungsstörung

Seit ca. 150 Jahren werden unter den verschiedensten Namen (z. B. »Granatschock«, »Kriegszittern«, »Überlebenden-Syndrom«) immer wieder psychosomatische Beschwerden beschrieben, die heute unter der Diagnose Posttraumatische Belastungsstörung (PTBS) subsumiert werden. Im Ersten Weltkrieg traten traumatische Reaktionen als »Schütteltremor« auf. Dieser Tremor wurde als traumatisch bedingte Neurose infolge eines Granatenschocks aufgefasst. Häufig wurde die Kriegsneurose als Willensschwäche interpretiert. Bei Soldaten des Ersten Weltkriegs konnten als Reaktion auf ein Trauma ausgeprägte psychovegetative Symptome beobachtet werden. Dies war Grundlage für die Konzeptualisierung der Posttraumatischen Belastungsstörung. Posttraumatische Syndrome sollen im Ersten Weltkrieg bei mindestens 10 % der amerikanischen Soldaten zur Kampfunfähigkeit geführt haben, eine »Kriegsneurose« habe bei ca. 40 % der verletzten britischen Soldaten vorgelegen (Matsakis 1994).

Auch bei Opfern der Konzentrationslager im Zweiten Weltkrieg können posttraumatische Syndrome beobachtet werden, welche als »KZ-Syndrom« oder »Survivor Syndrome« gekennzeichnet wurden. Hierzu zählen neben rascher psychophysischer Erschöpfung depressive, asthenische und ängstliche Symptome, die bei Nachuntersuchungen auch heute noch nachweisbar sind. Mehr als 45 Jahre nach Ende des Zweiten Weltkriegs erfüllten in Untersuchungen noch 46–65 % der Überlebenden des Holocausts die Kriterien für eine Posttraumatische Belastungsstörung. Dass diese Traumata auch die familiären Strukturen der Überlebenden veränderten und Einfluss auf biologischer Ebene bis in die nächste Generation haben, konnte in neueren Studien (Yehuda et al. 2000) gezeigt werden. In Untersuchungen an deutschen Flüchtlingen des Zweiten Weltkriegs sowie in kriegsbetroffenen deutschen und englischen Regionen konnte bei bis zu 5 % der über 65-Jährigen eine chronische Posttraumatische Belastungsstörung diagnostiziert werden (Teegen und Meister 2000). Aber auch aktuellere politische Geschehnisse, wie z. B. Opfer der politischen Verfolgung in der ehemaligen DDR, können zu posttraumatischen Belastungsreaktionen führen. So konnte Maerker (1998) bei ca. 30 % aller ehemals politisch Inhaftierten eine PTBS diagnostizieren.

Die Diagnose Posttraumatische Belastungsstörung wurde 1980 in der Folge des Vietnamkriegs in das DSM aufgenommen. Im Gegensatz zu vielen anderen Störungen wird bei der Posttraumatischen Belastungsstörung eine ätiologische Annahme vorausgesetzt. Das bedeutet, dass ein traumatisches Ereignis (also eine Situation, in der der Betroffene direkt oder indirekt große Furcht erlebt und eine Bedrohung der eigenen körperlichen Unversehrtheit oder die eines anderen Menschen vorliegt) als Auslöser für die Symptome vorliegen muss.

Es gilt zu beachten, dass die Definition der Posttraumatischen Belastungsstörung nach ICD-10 häufig kritisiert wird, weshalb eine Orientierung an den Kriterien des DSM-IV bei der Diagnosestellung zu empfehlen ist. Insbesondere bei der Behandlung älterer Patienten, bei denen erst im hohen Alter posttraumatische Symptome in Bezug auf Kriegserlebnisse entstehen, bietet das DSM-IV im Gegensatz zur ICD-10 die Möglichkeit, eine PTBS mit verzögertem Beginn (ab sechs Monate nach dem Trauma) zu diagnostizieren. Das ICD-10 erlaubt nur dann die Diagnose PTBS (► **Kasten 16**), wenn die Symptome innerhalb von sechs Monaten nach dem traumatischen Ereignis eintreten. Die Diagnose Posttraumatische Belastungsstörung wird vergeben, wenn länger als vier Wochen nach einem Trauma psychosomatische Beschwerden bestehen. Unter einem Trauma wird hierbei ein kurz- oder langanhaltendes Ereignis von außergewöhnlicher Belastung und katastrophalem

Ausgang aufgefasst, dass bei nahezu jedem Menschen tiefgreifende Verzweiflung auslösen würde.

Kasten 16: ICD-10 Kriterien für eine Posttraumatische Belastungsstörung (ICD-10: F43.1)

- Die Betroffenen waren einem kurz- oder langanhaltenden Ereignis oder Geschehen von außergewöhnlicher Bedrohung oder mit katastrophalem Ausmaß ausgesetzt, das bei nahezu jedem tiefgreifende Verzweiflung auslösen würde.
- Es bestehen anhaltende Erinnerungen oder Wiedererleben der Belastung durch aufdringliche Nachhallerinnerungen, lebendige Erinnerungen, sich wiederholende Träume oder durch innere Bedrängnis in Situationen, die der Belastung ähneln oder mit ihr in Zusammenhang stehen.
- Umstände, die der Belastung ähneln oder mit ihr im Zusammenhang stehen, werden tatsächlich oder möglichst vermieden. Dieses Verhalten bestand nicht vor dem belastenden Erlebnis.

Weitere Symptome sind:

- Teilweise oder vollständige Unfähigkeit, einige wichtige Aspekte der Belastung zu erinnern.
- Anhaltende Symptome einer erhöhten psychischen Sensitivität und Erregung (Ein- und Durchschlafstörungen, Reizbarkeit/Wutausbrüche, Konzentrationsschwierigkeiten, Hypervigilanz, erhöhte Schreckhaftigkeit.

Die Symptome treten innerhalb von sechs Monaten nach dem Belastungsereignis auf. Ein verzögerter Beginn der posttraumatischen Symptomatik sollte gesondert angegeben werden.

Die Posttraumatische Belastungsstörung ist häufig mit anderen psychischen Störungen verknüpft. Bei der Abgrenzung gegenüber anderen Diagnosen spielt das Trauma eine besondere Rolle. Von entscheidender Bedeutung sind daher die Identifikation des Traumas sowie die Klärung der Beziehung des Traumas zur Symptomatik. Hierbei können Man-made-Traumata und akzidentelle Traumata unterschieden werden (▸ **Tab. 28**).

Tab. 28: Unterscheidung traumatischer Erlebnisse hinsichtlich ihres Ursprungs

Man-made-Traumata	Akzidentelle Taumata
• Sexuelle und körperliche Misshandlungen • Vergewaltigung, Gewalt • Kriegserlebnisse • Geiselnahme • Folter, Massenvernichtung	• Naturkatastrophen • Technische Katastrophen • Berufsbedingte Ereignisse (z. B. Feuerwehr) • Arbeitsunfälle • Verkehrsunfälle

Weiterhin können Traumaereignisse in Monotraumata (Typ-I-Traumatisierung) und Multitraumata (Typ-II-Traumatisierung) unterteilt werden. Während Typ-I-Traumatisierungen (z. B. Naturkatastrophe, Unfall) nur kurz andauernde Ereignisse einschließen und sich durch eher klassische PTBS-Symptome auszeichnen, ist die Behandlung von Typ-II-Traumatisierungen (z. B. Kriegsgefangenschaft, wiederholte körperliche/sexuelle Gewalt) umfangreicher. Aufgrund der länger dauernden bzw. wiederholten Traumatisierungen bestehen in der Regel komplexere PTBS-Symptome, wie z. B. Persönlichkeitsveränderungen. Grundsätzlich ist für die Bewertung und Valenz des erlebten Stressors die subjektive Interpretation und Bewertung des Ereignisses entscheidend. Eine Klassifizierung der Stressoren kann anhand der folgenden Merkmale geschehen:

- Ausmaß und Intensität
- Dauer und Kumulation
- Neuheit und Ambiguität
- Verursachung
- Kontrollierbarkeit und Vorhersehbarkeit
- Normativität und Zeitpunkt (Lebenszyklus)

Eine Besonderheit stellt hierbei die Konfrontation mit einer lebensbedrohlichen Krankheit im Rahmen der Diagnosemitteilung (► **Kasten 17**) dar, da sich hier die traumatische Belastung sowohl auf die Zukunft als auch die Vergangenheit richtet und die Bedrohung durch den Stressor fortbesteht.

Kasten 17: Diagnosemitteilung als traumatischer Stressor – Konfrontation mit lebensbedrohlicher Krankheit

- Potenziell traumatisches Erlebnis
- Erschwert durch Anhalten des Stressors
- Bedrohung nicht durch äußere Umwelt, sondern durch internen Stressor
- Eine Trennung der Bedrohung von der Person ist nicht möglich
- Belastung weniger durch Erinnerung an vergangenes Ereignis, sondern durch zukünftige (und dadurch unspezifischere) Lebensbedrohung
- Zum Teil »Informationstrauma« – Bedrohung durch Vermittlung einer Information (Intrusionen durch Rumination)

Die Symptome, die im Zusammenhang mit dem Trauma stehen, lassen sich generell in vier Gruppen einteilen:

- Wiedererleben: Neben Intrusionen (unfreiwillige, angstbesetzte Erinnerungen an das Trauma) und Flashbacks (lebensechte Rückblenden) können im Rahmen einer Posttraumatischen Belastungsstörung Albträume sowie starke physiologische Reaktionen auf Reize, die an das Trauma erinnern, auftreten.

- Vermeidungsverhalten: Patienten vermeiden Situationen, Gespräche, Gedanken und Gefühle, die an das Trauma erinnern. Weiterhin können Erinnerungslücken (Amnesien) in Bezug auf das Trauma entstehen.
- Emotionale Betäubtheit: Neben innerer Teilnahmslosigkeit kann auch Interessensverlust auftreten.
- Physiologische Übererregung: Neben psychovegetativen Anspannungszuständen liegt bei den Patienten eine ausgeprägte Unfähigkeit vor, sich zu entspannen, welche häufig von Schlaf- und Konzentrationsstörungen, erhöhter Reizbarkeit und Schreckhaftigkeit begleitet wird.

Während sich bei vielen Betroffenen die beschriebenen Symptome in den ersten drei Monaten nach dem Trauma allmählich von alleine zurückbilden, kann bei einem längeren Bestehen der Symptome über drei bis sechs Monate von einem chronischen Verlauf gesprochen werden. Eine psychotherapeutische Behandlung ist dann häufig unumgänglich, da sich das Beschwerdebild verfestigt. Jedoch entwickeln nicht alle Menschen als Folge eines traumatischen Erlebnisses eine Posttraumatische Belastungsstörung. In ▸ **Tabelle 29** sind Schutz- und Risikofaktoren für eine PTBS benannt.

Tab. 29: Risiko- und Schutzfaktoren für PTBS

	Risikofaktoren	**Schutzfaktoren**
Trauma-Dosis	Lebensgefahr, Verletzungsgrad, Kontrollverlust, Gewalterfahrungen, lange Dauer des Traumas, mehrfache Traumatisierung	soziale Unterstützung: soziale Anerkennung als Opfer, Hilfen, die Emotionsausdruck, mentale Kontrolle und Hoffnung stärken, stabile soziale Beziehungen
Personenmerkmale	geringes oder hohes Lebensalter, niedriger sozioökonomischer Status, andere psychische Erkrankungen, weibliches Geschlecht, niedriges Intelligenzniveau/ schlechtes Verbalisationsniveau	Bewältigungsstil: emotionale Offenheit und Ausdrucksfähigkeit, aktive Auseinandersetzung mit den Belastungen ohne bestrafendes Denken
Umweltreaktion	fehlende oder negative soziale Unterstützung, Schweigen, Ablehnung, Stigmatisierung	konstruktive Einstellungen: vertrauensvolle Grundhaltung, Akzeptanz gegenüber dem eigenen Erleben, Zuversicht, Sinngebung
Bewältigungsstil	Unfähigkeit, emotionale Erlebnisinhalte wahrzunehmen und auszudrücken, soziale Isolation, ungünstige Bewertungen der Ereignisse und der Folgen, Grübeln, selbstschädigende Verhaltensweisen (z. B. Alkoholmissbrauch, Selbstverletzung), erhöhte Dissoziationsneigung, dysfunktionale Coping-Strategien (z. B. Passivität)	

Grundsätzlich werden drei lebensspannenbezogene Typen der Posttraumatischen Belastungsstörung unterschieden. Neben chronischen posttraumatischen Syndromen, bei denen die Symptome mehr als drei Monate andauern und die aufgrund eines früheren Traumas entstanden sind, können auch Menschen im höheren Lebensalter Opfer eines (»aktuellen«) Traumas werden. Hieraus kann eine aktuelle Posttraumatische Belastungsstörung entstehen. Bei älteren Menschen besteht zudem die Besonderheit, dass posttraumatische Syndrome auch verzögert auftreten, welche aber auf früheren Traumata beruhen. Von einer verzögert auftretenden Posttraumatischen Belastungsstörung ist auszugehen, wenn der Beginn der Symptome mindestens sechs Monate nach dem Belastungsfaktor liegt. Die verschiedenen Typen der PTBS sind in ▸ **Abbildung 18** dargestellt.

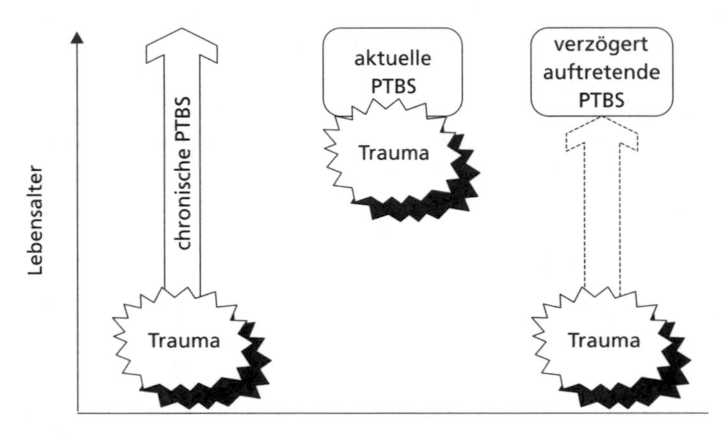

Abb. 18: Drei lebensspannenbezogene Typen der PTBS

Chronische Posttraumatische Belastungsstörungen können durch jede Traumaart ausgelöst werden. In Bezug auf ältere Menschen sind hier insbesondere Kriegserlebnisse zu nennen. Aber auch im Alter kann man Opfer eines traumatischen Erlebnisses werden. Hierzu zählen insbesondere kriminelle Gewalterlebnisse, welche zwar im Alter nicht häufiger, dafür aber subjektiv als schwerwiegender wahrgenommen werden. Aktuell liegen zu möglichen Alterstraumata wie z. B. plötzliche körperliche Schädigungen, lebensbedrohliche Erkrankungen oder Gewalt in der Pflege keine Untersuchungen vor. Besondere Bedeutung haben verzögert auftretende Posttraumatische Belastungsstörungen im Alter. Bei älteren Menschen finden sich zudem Posttraumatische Belastungsstörungen, die sich auf Traumatisierungen aus dem Zweiten Weltkrieg zurückführen lassen. Durch das Nachlassen von eigenen körperlichen Ressourcen und veränderten Rollen im Ruhestand kann es im Alter zu einer Abnahme der Selbstwertbestätigung kommen, welche den Ausbruch eines früher erlebten Traumatas begünstigt. Weiterhin kann es durch die häufig verringerten Anforderungen im Alter, welche teilweise mit einer Rückbesinnung auf frühere Lebensphasen einhergehen, zu einer Reaktivierung früherer Traumata kommen. Weiterhin können sich durch das Nachlassen der körperlichen Leistungsfähigkeit und Pflegebedürftigkeit die während der Traumatisierung erlebten Gefühle der Hilflosigkeit und des Ausgeliefertseins wiederholen, welche als Trigger für das Entstehen einer Posttraumatischen Belastungsstörung gelten können. So ist es möglich, dass nach Jahren der Symptomfreiheit eine PTBS ohne aktuellen erkennbaren Auslöser entsteht. Die Erinnerung an ein früheres Trauma steigt insbesondere ab dem Zeitpunkt der Berentung sowie des Todes des Partners.

Untersuchungen konnten zeigen, dass 5–20 % der älteren Menschen aufgrund von Erlebnissen aus dem Zweiten Weltkrieg unter einer Posttraumatischen Belastungsstörung leiden (Maercker et al. 2008, Favaro et al. 2006). In der Regel treten die Symptome einer Posttraumatischen Belastungsstörung sofort nach dem traumatischen Ereignis auf. Ein verzögerter Beginn findet sich bei höchstens 11 % der Betroffenen. Es ist zu beachten, dass bei ca. einem Drittel der Personen, die nach einem traumatischen Ereignis eine Posttraumatische Belastungsstörung entwickeln, die Störung einen chronischen Verlauf nimmt. Das Risiko für einen chronischen Verlauf ist umso höher, je schwerer die anfänglichen Symptome sind. Da sich bei der Kriegskindergeneration durchschnittlich zwei bis vier traumatische Kriegserfahrungen zeigen, ist es unerlässlich, biografische Informationen des Patienten im Zusammenhang mit den historischen Umständen zu werten und ggf. gezielt Kriegstraumatisierungen zu explorieren. Generell liegt die Lebenszeitprävalenz für eine Posttraumatische Belastungsstörung bei älteren Traumatisierten bei 3,1 % (Creamer et al. 2008). Es ist zu beachten, dass die Langzeitfolgen eines Traumas nicht immer der Symptomatik einer Posttraumatischen Belastungsstörung entsprechen müssen. So können auch akute Belastungsreaktionen sowie andauernde Persönlichkeitsveränderungen nach einer Extrembelastung entstehen. Posttraumatische Belastungsstörungen weisen zudem eine sehr hohe psychiatrische Komorbidität von affektiven Störungen, Angststörungen, Persönlichkeitsstörungen, Substanzmissbrauch und Somatoformen Störungen auf (Heuft et al. 2006).

7.1.1 Diagnostik der PTBS

Posttraumatische Belastungsstörungen werden insbesondere bei älteren Patienten häufig übersehen bzw. fehldiagnostiziert. Im Rahmen der traumaspezifischen Diagnostik sollte eine Unterscheidung folgender Störungsbilder erfolgen: Anpassungsstörung (ICD-10: F43.2 bzw. DSM-IV: 309), akute Belastungsstörung (ICD-10: F43.0 bzw. DSM-IV: 308.3), Posttraumatische Belastungsstörung (ICD-10: F43.1 bzw. DSM-IV: 309.81) sowie andauernde Persönlichkeitsveränderungen nach Extrembelastung (ICD-10: F62.0). Die genannten Diagnosen erfordern das Vorhandensein eines auslösenden Belastungsfaktors. Weitere häufige Störungsbilder, die das Vorliegen eines Traumas nicht erfordern, aber starke Überlappungen mit traumaspezifischen Symptomatiken beinhalten, sind: Borderline-Persönlichkeitsstörung, dissoziative Störungen, Angst- und Zwangsstörungen, somatoforme und depressive Störungen sowie Psychosen und Substanzmittelmissbrauch.

Neben einer umfassenden historisch-biografischen Anamnese ist ein strukturiertes Vorgehen mit Hilfe psychometrischer Testverfahren bei der Traumadiagnostik sehr hilfreich. Zum einen können schambesetzte Symptome durch Ankreuzen durch den Patienten zu Beginn der Therapie leichter dargestellt werden als im Gespräch. Weiterhin erfahren die Mehrzahl der Betroffenen durch das Wiederfinden der eigenen Symptome in einem Fragebogen Erleichterung, da für den Patienten deutlich wird, dass diese bekannt und mehrere Menschen von dieser Erkrankung betroffen sind. Für den Therapeuten stellt der Einsatz von Diagnostikinstrumenten eine vollständige und vertiefte Informationsgewinnung zur Therapieplanung dar. Weiterhin können im Verlauf der Therapie präzise Rückmeldungen über Therapiefortschritte gegeben werden. Für ältere Patienten liegen aktuell keine altersadaptierten Diagnostikfragebögen für Posttraumatische Belastungsstörungen vor. Neben dem Einsatz der Symptom Checklist Revised (SCL-90-R) in der deutschen Fassung von Franke (1995) hat sich der Einsatz der Impact of Event Scale-Revised (IES-R) in der deutschen Fassung von Maercker und Schützwohl (1998) und der Posttraumatischen Diagnoseskala (PDS) in der deutschen Fassung von Steil und Ehlers (2000) bewährt. Die Impact of Event Scale-Revised (IES-R) erfasst die Häufigkeit von Belastungsreaktionen auf drei Subskalen. Die Diagnosestellung einer PTBS ist nicht möglich, allerdings erlaubt die Auswertung der Subskalen, das Vorliegen einer PTBS abzuschätzen. Inhaltlich basiert der Test auf dem theoretischen Modell nach Horovitz und erfasst Symptome, welche innerhalb der letzten Woche aufgetreten sind. Weiterhin ist der Fragebogen gut zur Therapieverlaufsmessung geeignet. Die Posttraumatische Diagnoseskala (PDS) erfragt am Anfang mögliche traumatische Ereignisse. Weiterhin basiert sie auf den DSM-IV-Kriterien der PTBS und erfragt Symptome im Rückblick auf die letzten vier Wochen. Neben dem Verlauf bzw. der Chronizität der Symptomatik liefert der Test Aussagen über den Grad der Beeinträchtigung in wichtigen Lebensbereichen. Der Gesamt-Score gibt Auskunft über den Schweregrad der posttraumatischen Symptomatik. Generell müssen Ergebnisse von standardisierten Diagnostikinstrumenten an den Patienten zurückgemeldet werden. Neben dem Einsatz von psychometrischen Testverfahren sollte sich die Diagnosestellung auch auf das therapeutische Gespräch stützen. Hierbei ist grundsätzlich darauf zu achten, dass die Bedürfnisse des Patienten Vorrang vor einer formalen Diagnostik haben. Bei dem Verdacht einer Posttraumatischen Belastungsstörung sollte die standardisierte Diagnostik in der Regel nicht an den Anfang (Erstgespräch) gestellt werden. Primäres Ziel des Erstgesprächs sollte die Schaffung einer Vertrauensbasis sowie die Herstellung eines Sicherheitsgefühls sein. Eine aktive Gesprächsführung durch den Therapeuten sollte die Anerkennung sowohl des Erlebten, die posttraumatischen Symptome, als auch der Anpassungsleistungen des Patienten würdigen.

Insbesondere die Erhebung von Posttraumatischen Belastungsstörungen kann bei älteren Patienten problematisch sein (Peters 2008), da im Zusammenhang mit Erziehungsgrundsätzen und dem Aufwachsen in einer Verzichtsgesellschaft das erlebte Leid häufig bagatellisiert und als normal eingeschätzt wird.

7.1.2 Verhaltenstherapeutische Behandlung der PTBS

Die verhaltenstherapeutische Behandlung einer Posttraumatischen Belastungsstörung setzt auf Seiten des Therapeuten ein eigenes Sicherheitsgefühl und Entspannung voraus. Da die Traumatisierung für den Betroffenen eine Schreck- und Schuldreaktion unter totalem Kontrollverlust darstellt, ist es aus therapeutischer

Perspektive unabdingbar, dem Patienten ein größtmögliches Sicherheitsgefühl zu vermitteln. Ziel der Behandlung sollte somit zum einen das Erkennen der Sicherheit im Hier und Jetzt sein, zum anderen müssen kognitive Fehler (z. B. in Form von Übergeneralisierungen: »Alle Männer ...«) kognitiv umstrukturiert werden. Es wird deutlich, dass eine Traumatisierung alle bevorstehenden sozialen Beziehungen belastet. Um eine tragfähige therapeutische Beziehung herzustellen, ist es notwendig, dass der Therapeut ruhig und entspannt in die Behandlung geht. Da dies vor dem Hintergrund schwerwiegender Traumata nicht immer möglich ist, hat es sich bewährt, dem Patienten seine eigenen Empfindungen und Gefühle im Zusammenhang mit dem Trauma mitzuteilen. Auch der Ausdruck einer »Kondolenzaussage« (»Es tut mir leid, dass Sie so etwas Schlimmes erleben mussten«) in Verbindung mit der Vermittlung eines lösungsorientierten Vorgehens (»Wir können die Zeit leider nicht zurückdrehen, aber wir können besprechen, wie Sie besser mit der Situation umgehen können«) kann für eine vertrauensvolle Beziehung hilfreich sein. Sollten auf Seiten des Patienten Zweifel hinsichtlich des Erfahrungshintergrunds und der damit verbundenen Professionalität des Therapeuten bestehen, ist eine Klärung hinsichtlich der Kenntnisse und Vorerfahrung von Traumatherapien dringend indiziert (»Ich habe das Schicksal, das Sie erfahren haben, nicht selbst erlebt, kenne aber aus meiner bisherigen therapeutischen Arbeit ähnlich Fälle«). Vor Beginn einer Traumabehandlung sollten folgende Punkte geklärt sein:

- Die Diagnose PTBS sollte gesichert sein und die primäre psychische Störung bei dem Patienten darstellen.
- Beim Vorliegen von prätraumatischen und/oder komorbiden Störungen ist zu prüfen, ob diese zuerst im Fokus der Behandlung stehen sollten und zunächst eine Besserung dieser Symptomatik anzustreben ist. Insbesondere Substanzmissbrauch, Suchterkrankungen, psychotische Symptome und akute Suizidalität müssen vor der Behandlung ausgeschlossen bzw. behandelt werden.
- Ein weiteres Ausschlusskriterium für eine PTBS-Behandlung stellt das weitere Fortbestehen der Gefahrensituation für den Patienten dar. Eine Behandlung sollte erst dann erfolgen, wenn sich der Betroffene nicht mehr in akuter Gefahr befindet.
- Häufig haben Patienten in diesem Zusammenhang sehr große Befürchtungen, welche Konsequenzen eine gezielte Behandlung des Traumas haben könnte, so dass unter Umständen eine Unterstützung bei juristischen oder medizinischen Problemen notwendig sein könnte.

Hinsichtlich einer verhaltenstherapeutischen Behandlung hat sich die Kombination von behavioralen und kognitiven Interventionen bewährt. Ausgangspunkt ist auch hier die Klärung des therapeutischen Ziels der Behandlung sowie die Erarbeitung eines individuellen Störungsmodells. So sollte dem Patienten deutlich gemacht werden, dass es bei der Therapie nicht darum geht, das Erlebte zu vergessen oder zu verdrängen – vielmehr geht es um eine Veränderung der dysfunktionalen Einstellungen und Gedanken in Bezug auf das Trauma und seiner Folgen. Weiterhin soll Vermeidungsverhalten abgebaut und eine aktive Kontrolle von Intrusionen durch den Patienten erfolgen. Da Patienten mit einer PTBS während der Traumatisierung einen totalen Kontrollverlust erlebt haben, ist es in Bezug auf das therapeutische Setting unabdingbar, ihnen ein möglichst großes Maß an Kontrolle zu gewähren (z. B. Sitzplatz, Sitzposition, Lichtverhältnisse, Behandlungstermin). Nach dem Aufbau einer tragfähigen therapeutischen Beziehung und Psychoedukation zum Störungsbild der Posttraumatischen Belastungsstörung, welche von vielen Patienten als sehr entlastend erlebt wird, schließt sich das in ▸ **Abbildung 19** dargestellte Vorgehen an.

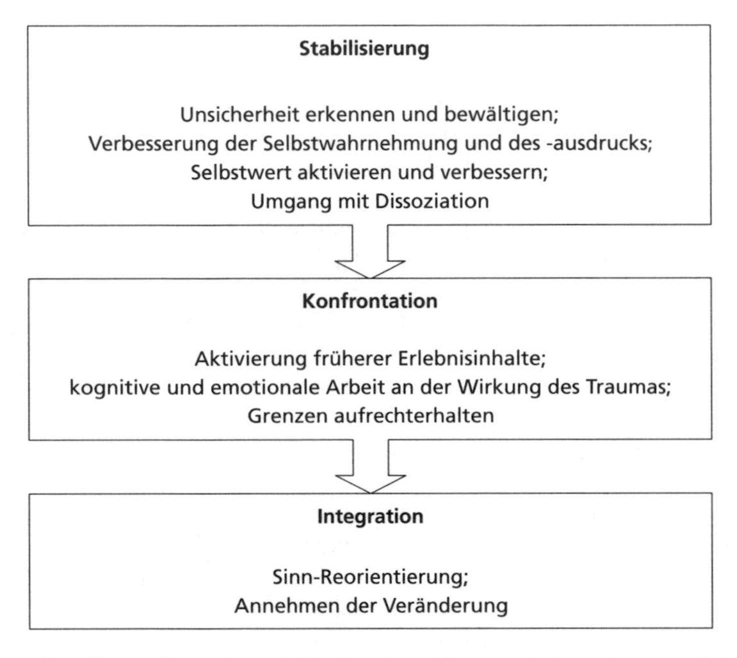

Abb. 19: Behandlungsphasen innerhalb einer kognitiven verhaltenstherapeutischen Therapie der Posttraumatischen Belastungsstörung

Im ersten Behandlungsabschnitt soll für eine erfolgreiche PTBS-Behandlung eine größtmögliche Sicherheit für den Patienten hergestellt werden. Wie bereits erwähnt muss in dieser Phase dafür Sorge getragen werden, dass der Patient sich nicht mehr in akuter Gefahr befindet und eine vertrauensvolle therapeutische Beziehung besteht. Mittels Psychoedukation können die vom Patienten beschriebenen Symptome depathologisiert und der Patient entlastet werden. Weiterhin erfolgen die Exploration der Traumatisierung sowie die Entwicklung eines individuellen Modells der Aufrechterhaltung der Störung. Hierzu ist es notwendig, dass der Patient das am meisten belastende Ereignis in der Vergangenheitsform berichtet. Hierbei werden bereits primäre und sekundäre Emotionen und Kognitionen aktiviert, so dass dieses Vorgehen bereits eine kurze Exposition darstellt. Darauf aufbauend wird die weitere therapeutische Praxis dem Patienten mitgeteilt und er auf eine mögliche kurzfristige Verschlechterung der Symptomatik durch die Traumabehandlung hingewiesen. Bestehende Ressourcen des Patienten (z. B. soziales Netzwerk, Hobbys) werden gezielt besprochen, so dass sie als stabilisierendes Element während der Therapie genutzt werden können. Neben psychoeduaktiven Interventionen kann den Betroffenen in dieser Phase auch Sicherheit durch Techniken zur Entspannung (insbesondere Progressive Muskelrelaxation) und Stabilisierung vermittelt werden. Routinemäßig sollten Patienten die Übung »Sicherer innerer Ort« erlernen. Weitere Techniken stellen die »Tresorübung« und die »Bildschirmtechnik« dar. Für viele Patienten stellen diese Übungen eine gute Möglichkeit dar, erstmalig Kontrolle über das traumatische Ereignis zu gewinnen. Um die Behandlungsmotivation weiter zu stärken, empfiehlt sich die Besprechung von zurückliegenden Lebensereignissen, bei denen durch Habituation eine Veränderung von negativen Kognitionen und Emotionen erfolgte. Die Phase der Stabilisierung ist erst dann beendet, wenn die Dissoziationsneigung bei dem Patienten deutlich reduziert werden konnte.

Darauf aufbauend wird mit Expositionen in sensu fortgefahren. Der Patient wird aufgefordert (möglichst mit geschlossenen Augen), das traumatische Ereignis zu imaginieren. Die Exposition sollte immer die aktuell belastende Erinnerung (Indextrauma) beinhalten. Es ist hierbei auf eine Schilderung in Ich- und Gegenwartsform sowie der Aktivierung der primären Gefühle (z. B. Angst, Ekel) zu achten. Der Bericht sollte an einem Punkt beginnen, an dem sich der Patient noch in Sicherheit befand. Danach folgen die Beschreibung des Moments, als der Patient zum ersten Mal wahrnimmt, dass etwas Schlimmes passieren wird, und die Traumatisierung an sich. Der Bericht endet an einem Punkt, in dem sich der Patient wieder in Sicherheit befunden hat. Die dabei auftretenden Kognitionen und Emotionen sollen durch den Patienten zugelassen werden. Die Expositionen in sensu sollten immer audiografiert werden, so dass der Patient die Expositionen selbständig als therapeutische Hausaufgabe weiterführen kann. Eine weitere Möglichkeit der Exposition in sensu stellt das Aufschreiben der Traumatisierung dar. Mit Hilfe eines »Traumadrehbuchs« können die Expositionen, z. B. durch gegenseitiges Vorlesen durch den Patienten und Therapeuten, unterstützt werden. Im weiteren Behandlungsverlauf sollten nach Möglichkeit Expositionen in vivo durchgeführt werden. Generell ist sowohl ein graduiertes als auch ein massiertes Vorgehen denkbar. In Anbetracht der bei älteren Patienten häufig niedrigeren kardiovaskulären Belastbarkeit sollte bei Expositionen eher ein graduiertes Vorgehen (siehe auch Expositionen bei Angststörungen, ▶ **Kap. 6.2**) erfolgen. Bei jeglicher Exposition empfiehlt sich eine Einschätzung der Belastung durch den Patienten vor, während und nach der Exposition sowie eine Analyse der befürchteten vs. eingetretenen Konsequenzen auf emotionaler, kognitiver und behavioraler/physischer Ebene. Durch diese Realitätstestung können bereits dysfunktionale Gedanken widerlegt und verändert werden. Sollte der Patient während der Exposition den Gegenwartsbezug verlieren und dissoziieren, sollten Techniken des Groundings eingesetzt werden (z. B. »Sie fühlen, wie Sie im Sessel sitzen«, »Beschreiben Sie mir, was Sie im Therapieraum sehen«).

Einen weiteren wichtigen Baustein der verhaltenstherapeutischen Traumabehandlung stellen kognitive Interventionen dar. Im Rahmen der Expositionen können in der Regel viele dysfunktionale Kognitionen gesammelt werden, welche dann durch das Abwägen von Argumenten für oder gegen die Richtigkeit dieser Annahme kognitiv umstrukturiert werden können. Die erarbeiteten hilfreichen

Kognitionen können in der Imagination in das traumatische Geschehen implementiert werden. Auch der Einsatz von Verhaltensexperimenten kann zu einem verbesserten Umgang mit negativen Kognitionen führen. Durch Experimente zum Unterdrücken von Gedanken (z. B. »Denken Sie in den nächsten fünf Minuten nicht an einen rosa Elefanten«) kann die Aufrechterhaltung belastender Erinnerungen praktisch erfahren werden. Weiterhin können dysfunktionale Gedanken durch Informationssammlung sowie die Befragung von Experten und Angehörigen kontrolliert werden. Im Rahmen der kognitiven Interventionen sollte auch geprüft werden, inwieweit Gefühle der Schuld und Scham auf einer eigenen Verantwortungszuschreibung durch den Patienten für das traumatische Geschehen bestehen. Häufig überschätzen Patienten den Anteil des eigenen Beitrags (z. B. eigenes Verhalten, Persönlichkeit) an dem traumatischen Geschehen. So treten nach Kubany (1998) eine Reihe von kognitiven Fehlern bzw. falschen Schlussfolgerungen auf:

- Das Wissen über den Ausgang beeinflusst die Erinnerung daran, was man vor oder während der Traumatisierung gewusst habe.
- Entscheidungen, welche unter Zeitdruck gemacht wurden, werden auf der Grundlage ausführlichen Nachdenkens bewertet.
- Lösungsmöglichkeiten, welche erst nach dem traumatischen Ereignis sichtbar wurden, hätten nach Ansicht des Patienten genutzt werden müssen. Externe Einflüsse auf das Geschehen finden keine Beachtung.
- Positive Ergebnisse des eigenen Verhaltens während der Traumatisierung werden übersehen (z. B. Überleben).
- Patienten setzten die Möglichkeit, ein Ereignis verhindern zu können, mit dessen Verursachung gleich.

Um Schuld- und Schamgefühle zu bearbeiten, kann immer wieder die Frage gestellt werden, warum sich der Patient in der damaligen Situation genau so und nicht anders verhalten hat, wodurch eine Reflexion für die Gründe des eigenen Verhaltens ermöglicht wird. Stehen bei einem Patienten sekundäre Gefühle wie Wut und Ärger im Vordergrund, sollte kritisch hinterfragt werden, ob diese eine Vermeidungsstrategie darstellen. Die Erarbeitung und der Einsatz von Strategien zur Ärgerreduktion sind zu empfehlen.

In der Abschlussphase der Traumaintegration soll das Trauma als unveränderbarer Teil des Lebens akzeptiert werden. Hilfreich hierbei können Übungen zur Radikalen Akzeptanz sein. Hierunter versteht man, dass die Situation und unsere Reaktion darauf so anzunehmen sind, ohne dass wir sie verändern können. Die Situation ist so, wie sie ist, weil sie nicht anders sein kann, sonst wäre sie anders. Der Patient wird aufgefordert, eine Liste mit traumabezogenen Dingen und Gedanken zu erstellen. Das laute Aufsagen dieser Aussagen/Tatsachen sowie das spätere Abhören der Kassette sollte mit einem »Ja, so ist es!« durch den Patienten beantwortet werden, so dass auch hier ein deutlicher Rückgang der Belastung zu beobachten ist. Weiterhin sollte der Patient nochmals darauf hingewiesen werden, dass es auch im weiteren Leben nicht darum geht, das traumatische Ereignis wegzuschließen oder zu verdrängen. Auch hier sollte nochmals eine annehmende Haltung (wie z. B. »Es ist ein Teil meines Lebens, ich werde mich immer mal wieder daran erinnern und manchmal auch belastet sein«) vermittelt werden. Ein weiterer Bestandteil der letzten therapeutischen Phase stellt die Reduktion des Reviktimierungsrisikos dar. Es konnte gezeigt werden, dass in der Kindheit Traumatisierte ein höheres Risiko haben, erneut traumatisiert zu werden. Neben der Identifizierung von individuellen Risikovariablen können Interventionen aus dem Bereich Psychoedukation, Rollenspiele, kognitive Interventionen, Video-Analysen sowie das Erlernen von Selbstverteidigungstechniken eingesetzt werden. Zusätzlich bieten sich die Verbesserung des Selbstwerts und der Selbstfürsorge zu Therapieende an. Das Führen eines Positiv-/Freudetagebuchs, konkrete Planungen, wie der Patient besser mit sich umgehen kann, sowie kognitive Interventionen zu Grundannahmen runden die Therapie ab.

Die Wirksamkeit von PTBS-Behandlungen mit sowohl Expositionsverfahren als auch mit kognitiven Interventionen konnte in einer Vielzahl von Studien belegt werden. Bislang fehlen jedoch randomisiert-kontrollierte Studien zu Posttraumatischen Belastungsstörungen bei älteren Menschen.

7.1.3 Lebensrückblicksintervention – Life Review – bei PTBS

Lebensrückblicksinterventionen sind standardisierte psychotherapeutische Verfahren, welche seit 1963 (Butler 1963) in der klinischen Gerontologie eingesetzt werden. Grundsätzlich geht es beim Life-Review-Ansatz darum, eine ausgewogene Bilanzierung von sowohl positiven als auch negativen Erinnerungen für das bisherige Leben zu vollziehen. In Anlehnung an Eriksons Modell der Entwicklungsaufgaben (▸ **Kap. 3.2**) sollen für jeden Lebensabschnitt wichtige Erlebnisse erinnert, reflektiert und traumatische Erinnerungen (z. B. Verlusterlebnisse) neu bewertet werden. Nach Erikson ist es notwendig, das Leben so zu akzeptieren, wie es gewesen ist, um Integrität, Weisheit und Zufriedenheit zu erlangen. Durch die Besprechung des bisherigen Lebens sollen kritische Lebensereignisse neu bewertet und in die Biografie eingeordnet werden. Weiterhin konnte gezeigt werden, dass ältere Menschen generell dazu neigen, Vergangenes wieder zu vergegenwärtigen, wodurch eine Neubewertung und Einordnung der bisherigen Lebensabschnitte erleichtert wird. Zusätzlich ergab die Gedächtnisforschung, dass Gedanken, Urteile und Assoziationen in Übereinstimmung mit dem emotionalen Zustand einer Person ablaufen (Mood-Congruency-Effekt). Das bedeutet, dass beim Vorliegen von negativen Gefühlen auch negative Gedächtnisinhalte leichter aktiviert werden als positive.

Die Lebensrückblicksintervention ist eine Therapieform, welche von Gerontologen und Pflegewissenschaftlern entwickelt wurde und neben dem Einsatz in ambulanten und stationären psychotherapeutischen Behandlungssettings insbesondere Eingang in die Bereiche Onkologie sowie Hospiz- und Sterbebegleitung gefunden hat. Lebensrückblicksinterventionen werden aktuell nicht nur in der Behandlung älterer Menschen eingesetzt, sondern haben auch Zugang in die Therapie Jüngerer gefunden. Für ältere Menschen wurden Lebensrückblicksinterventionen ursprünglich für die Behandlung von affektiven Störungen, insbesondere

Depressionen entwickelt. Weiterhin findet dieser Interventionsansatz Einsatz bei der Therapie von Posttraumatischen Belastungsstörungen, Komplizierter Trauer sowie bei der Behandlung von Patienten mit organischen Grunderkrankungen (z. B. nach einem Schlaganfall). Kontraindiziert ist die Lebensrückblicksintervention bei älteren Patienten mit Generalisierten Angststörungen, Sucht und Medikamentenabhängigkeit, wahnhaften Störungen und demenziellen Erkrankungen. Bei der psychotherapeutischen Behandlung von Demenzen werden der Biografie- und Remineszenzarbeit Vorrang gegeben. Auch wenn sowohl Lebensrückblicksintervention als auch Biografie- und Remineszenzarbeit einer therapeutischen Ausrichtung angehören, unterscheiden sie sich doch in wesentlichen Merkmalen. Während bei der Lebensrückblicksintervention die Integration der Lebensgeschichte im Mittelpunkt steht, soll innerhalb der Biografiearbeit mittels aktiven Tätigkeiten (z. B. Singen, Durchführung von Alltagstätigkeiten) der aktuelle kognitive Status insbesondere bei Demenzpatienten gefördert werden. Deshalb wird dieser Ansatz hauptsächlich im Bereich der Altenhilfe eingesetzt. Erinnerungs- und Reminiszenzarbeit stellt eine Form der Biografiearbeit dar, welche sich durch die Besprechung von vorgegebenen Themen (z. B. Schule, Familienleben, Feste) auszeichnet. Dieses Vorgehen wird insbesondere bei Patienten mit beginnender Demenz (MCI) eingesetzt. Es wird deutlich, dass Lebensrückblicksinterventionen über bisherige Verfahren der Biografie- und Erinnerungsarbeit hinausgehen, indem sie eine kognitive Umstrukturierung zur erfolgreichen Integration der Erlebnisse in den Lebenslauf erfordern. Im Folgenden soll ein Beispiel einer strukturierten Lebensrückblicksintervention hinsichtlich einer Therapie einer Posttraumatischen Belastungsstörung skizziert werden.

Zielsetzungen für eine Lebensrückblicksintervention stellen folgende Punkte dar, welche anschließend näher erläutert werden:

- Lebensbilanzierung
- Sinnfindung
- Elaboration des Traumagedächtnisses

Grundsätzlich zielt jede Lebensrückblicksintervention auf die Durchführung einer Lebensbilanzierung ab. So soll im Verlauf der Therapie ein ausgewogenes Verhältnis von positiven und negativen Erinnerung erarbeitet werden. Theoretischer Ausgangspunkt hierfür ist die Annahme, dass traumatische Lebenserfahrungen den Zugang zu sowohl positiven als auch neutralen Erinnerungsinhalten erschweren und hierdurch ein Ungleichgewicht in der Lebensbilanzierung entsteht, was wiederum zu einer Aufrechterhaltung der Krankheitssymptome führt. Deshalb sollte angestrebt werden, dass der ältere Mensch durch eine Aufarbeitung seiner Lebensgeschichte einen bewussten Zugriff auf negative und positive Erinnerungen erhält und hierdurch den häufig auftretenden Kontrollverlust im Rahmen von psychischen Erkrankungen entgegenwirken kann. Es sollte darauf geachtet werden, dass positive Erinnerungen (z. B. schöne Erlebnisse, bisher erfolgreiche Bewältigungsstrategien, Fähigkeiten) über negative (z. B. Misserfolge, Verlusterlebnisse, Traumata) dominieren und durch den Therapeut verstärkt werden. Die Betonung von positiven Lebensinhalten und Fähigkeiten kann zu einer Stabilisierung und Steigerung des Selbstwerts beitragen. Weiterhin soll die Abschwächung von negativen Erinnerungen zu einer Neugewichtung der individuellen Lebensgeschichte führen. Kann in einer Therapie ein extrem negativ besetztes Ereignis erfolgreich verarbeitet werden, verliert es seine Vorrangstellung im Gedächtnis, wodurch eine Neuordnung und -bewertung des Lebenslaufs ermöglicht wird. Ein weiteres Ziel der Lebensrückblicksintervention ist die Sinnfindung. Es wird davon ausgegangen, dass auch negativen Erlebnissen und Traumata ein Sinn im Leben gegeben werden kann. Der ältere Mensch zeichnet sich im Gegensatz zu jüngeren durch eine altersbezogene Reifung von Bewältigungskompetenzen aus, wodurch die Fähigkeit zur Sinnfindung und Sinngebung gestärkt wird. Für traumatisierte Menschen kann generell unabhängig vom Lebensalter eine stärkere Tendenz zur Sinnfindung beschrieben werden. Durch kognitive und emotionale Verarbeitung des Traumas kann eine Veränderung der Bedeutungszuschreibung des Geschehenen erzielt werden. Die daraus resultierenden subjektiven Erfahrungen und hierdurch eintretenden Veränderungen können auf kognitiver und behavioraler Ebene für den weiteren Lebensweg positive Auswirkungen haben. Die bei älteren Menschen generelle Tendenz zur Sinnfindung kann im therapeutischen Setting weiter verstärkt werden. Eine weitere Intention der Lebensrückblicksintervention ist die Elaboration des Traumagedächtnisses. Bei Traumapatienten ist das autobiografische Gedächtnis nicht ausreichend strukturiert, was zu einer unzureichenden Integration des Erlebten in die Lebensgeschichte führt. Dies zeigt sich in den häufig lückenhaften und zeitlich inkohärenten Berichten von Traumapatienten. Ziel sollte deshalb sein, eine Strukturierung des Traumas vorzunehmen und die erinnerten Fragmente zu einer erzählbaren Geschichte zusammenzuführen, so dass eine Bedeutungszuschreibung für den Betroffenen ermöglicht werden kann.

Im Folgenden soll schematisch ein möglicher Therapieverlauf einer Posttraumatischen Belastungsstörung mittels Lebensrückblicksintervention dargestellt werden (► **Tab. 30**). Eine Behandlung durch Lebensrückblicksintervention sollte ca. 10–15 Sitzungen umfassen. Selbstverständlich ist es innerhalb dieser Zeitspanne nicht möglich, jeden Lebensabschnitt detailliert zu explorieren. Zu Beginn des therapeutischen Prozesses ist es dringend erforderlich, eine tragfähige therapeutische Beziehung zum Patienten aufzubauen. Dem Therapeuten sollte bewusst sein, dass ein Großteil der älteren Menschen aus einer Generation stammt, in der es nicht üblich war, über Emotionen zu sprechen, wodurch teilweise bei älteren Menschen ein eingeschränkter Wortschatz für emotionale Themen besteht. Deshalb sollte eine solide Patient-Therapeut-Beziehung Ausgangspunkt für die Unterstützung bei der Verbalisation von Emotionen sein. Neben der Erhebung von anamnestischen Daten schließt sich der diagnostische Prozess an. Um den Patienten in seiner Symptomatik wertschätzend zu begegnen, ist eine weiterführende Besprechung sowohl der körperlichen als auch der psychischen Beschwerden sowie der aktuellen Lebenssituation hilfreich. Fühlt sich der Patient in seiner Symptomatik angenommen und verstanden, kann er mittels Psychoedukation über sein Krankheitsbild aufgeklärt werden. Vor dem Hintergrund, dass viele ältere Menschen ein organmedizinisches Krankheitsverständnis haben, ist die Erarbeitung eines psychosomatischen Krankheitsmodells dringend indiziert. Im Therapieverlauf soll der Patient über das therapeutische Vorgehen aufgeklärt werden und eine Klärung der Behandlungsziele erfolgen. Hierbei erscheint es hilfreich, sich an den oben genannten Zielen der Lebensrückblicksintervention (Lebensbilanzierung, Sinnfindung und Elaboration des Traumagedächtnisses) zu orientieren. Willigt der ältere Patient dem vorgeschlagenen therapeutischen Vorgehen ein, kann mit der eigentlichen Lebensrückblicksintervention begonnen werden. Während des Lebensrückblicks kann die Einbeziehung von Erinnerungsgegenständen (Fotos, Briefe, Tagebücher) als Hilfsmittel genutzt werden. Für jedes Lebensalter (Kindheit und Jugend, Erwachsenenalter, höheres Lebensalter) sollten ein bis zwei Sitzungen eingeplant werden.

Tab. 30: Ablauf einer Lebensrückblicksintervention am Beispiel einer Posttraumatischen Belastungsstörung

Sitzung	Inhalt	Ziel
1.	Erstgespräch – Einführungsgespräch	• Aufbau der therapeutischen Beziehung • Anamnese
2.	diagnostisches Interview	• Aufbau der therapeutischen Beziehung • Anamnese • Diagnosestellung/Differenzialdiagnostik
3.	Besprechung von körperlichen und psychischen Problemen sowie der aktuellen Lebenssituation	• Aufbau der therapeutischen Beziehung • Anamnese • Validation von körperlichen und psychischen Problemen • Selbstwertstabilisierung/-aufbau • Psychoedukation • Aufbau eines psychosomatischen Krankheitsverständnisses und Krankheitsmodells
4.	Einführung in das therapeutische Rational	• Psychoedukation • Zielklärung • Klärung des therapeutischen Vorgehens
5.	Kindheit bis Schuleintritt	• Vergegenwärtigung von insbesondere positiven Erinnerungen, Fertigkeiten und erfolgreichen Bewältigungsstrategien in den Lebensabschnitten • Selbstwertstabilisierung/-aufbau
6.	Jugend/Schulzeit	
7.	junges Erwachsenenalter	
8.	Erwachsenenalter: Partnerschaft und Familie	
9.	Erwachsenenalter: Arbeitsleben	
	Trauma • Die Besprechung des Traumas wird vor diejenige Lebensphase eingeordnet, in der das Trauma geschehen ist	• Validierung/Würdigung des Traumas • Zusammenführung von erinnerten Fragmenten zu einer erzählbaren Geschichte • Elaboration des Traumagedächtnisses • Fakultativ: – Erarbeitung von positiven Veränderungen durch das Trauma (siehe Sinnfindung) – Abschluss mit dem Trauma finden
10.	Rentenalter	• Vergegenwärtigung von insbesondere positiven Erinnerungen, Fertigkeiten und erfolgreichen Bewältigungsstrategien • Selbstwertstabilisierung/-aufbau

Sitzung	Inhalt	Ziel
11.	Integration und Bewertung	• Ausgewogene Lebensbilanzierung • Erarbeitung von positiven Veränderungen durch das Trauma (Sinnfindung) • Abschluss mit dem Trauma finden • Neubewertung und Einordnung des Traumas in die Lebensgeschichte
12.–14.	weitere therapeutische Elemente (z. B. kognitive Umstrukturierung, Training der Kommunikationstrainings für das Erzählen der Lebensgeschichte, Planung für die Zeit nach der Therapie)	• Neubewertung und Einordnung des Traumas in die Lebensgeschichte • Verbesserung der Fähigkeit, Erinnerungen zu erzählen • Rückfallprophylaxe
15.	Abschlusssitzung	• Besprechung der Therapiezielerreichung • Wiederholung der Neubewertung und Einordnung des Traumas • Beendigung des therapeutischen Prozesses

Im Rahmen von strukturierten Lebensrückblicksinterventionen sollte die Behandlung chronologisch bei der Kindheit einsetzen und bis zur aktuellen Lebenssituation durchgeführt werden. Jeder Lebensabschnitt sollte in einer in sich abgeschlossenen Form in mindestens einer Sitzung besprochen werden. Der Patient sollte zu Beginn der Intervention darauf hingewiesen werden, dass eine vollständige Schilderung aller Erinnerungen nicht notwendig ist. Es ist die Aufgabe des Therapeuten, größere zeitliche Lücken oder vermiedene Themen in der Darstellung des Patienten zu entdecken und genauer zu explorieren. Hilfreich können hierbei sogenannte »Critical Life Event-Lists« sein. Grundsätzlich sollten neben der sachlichen Schilderung der Erinnerung die Reflexion darüber und die Benennung der jeweiligen Gefühle durch den Therapeuten eingeleitet werden (Beispielfragen: »Was hat das damals für Sie bedeutet?«; »Wie sind Sie damit umgegangen?«). Hierdurch soll bereits während dem Erzählen der erlebten Ereignisse eine Neustrukturierung und Neubewertung innerhalb der Lebensgeschichte eingeleitet werden. In den »gesunden« Lebensabschnitten ist auf ein ressourcenorientiertes Vorgehen, welches positive Erlebnisse, Fertigkeiten und bisher erfolgreiche Bewältigungsstrategien betont, zu achten. Die hierdurch eingeleitete Stabilisierung des Patienten ist für die Besprechung des Traumas dringend erforderlich. Die Besprechung des traumatischen Erlebnisses sollte vor die Besprechung des jeweiligen Lebensabschnitts gelegt und in einer eigenen Sitzung besprochen werden. Um den Patienten wertschätzend bei der Schilderung seines Traumas zu begegnen, sollte in dieser Sitzung besonderer Wert auf die Validation der Gefühle gelegt werden. Weiterhin sollen die erinnerten Traumafragmente zu einer Erzählung zusammengeführt werden, so dass der Patient auch Zugriff auf bisher verschüttete Details erlangt, eine vollständige Darstellung durch den Patienten möglich ist und eine umfassende Elaboration des Traumagedächtnisses erzielt werden kann. Die Erarbeitung von positiven Aspekten, die sich durch das Durchleben des Traumas möglicherweise ergeben haben, ist in dieser Behandlungsphase nicht dringend erforderlich und kann auf die Sitzung »Integration und Bewertung« verschoben werden. In den weiteren Sitzungen sollte dringend darauf geachtet werden, die Besprechung der weiteren Lebensphasen fortzuführen. Hierdurch soll dem Patienten verdeutlicht werden, dass das Trauma an sich nur ein kleiner (aber wesentlicher) Abschnitt seines Lebens ist. Nachdem alle Lebensabschnitte mit dem Patienten durchgegangen wurden, schließt sich die Phase der Integration und Neubewertung des Erlebten an. Die Erlebnisse aus den einzelnen Lebensabschnitten werden in den Lebenslauf integriert und (wiederholt) bewertet. Durch die Zusammenfassung der positiven Erlebnisse, Fertigkeiten und bisher erfolgreichen Bewältigungsstrategien soll eine ausgewogene Lebensbilanzierung erfolgen. Weiterhin kann nun auf mögliche positive Aspekte/Folgen des Traumas eingegangen werden (Sinnfindung). Im Anschluss können in weiterführenden Sitzungen spezifische Themen (z. B. kognitive Umstrukturierung dysfunktionaler Gedanken, Kommunikationstraining zur Erzählung der Lebensgeschichte) therapeutisch weiter bearbeitet werden. Zusätzlich empfiehlt sich zur Rückfallprophylaxe die Erarbeitung eines Plans für den Patienten für die Zeit nach der Therapie (Notfallplan/Notfallkoffer). In der Abschlusssitzung soll gemeinsam mit dem Patient eine Evaluation der Therapiezielerreichung durchgeführt sowie die Neubewertung und Integration des Traumas in die Lebensgeschichte wiederholt werden. In ▸ **Tabelle 31** sind mögliche therapeutische Fragen zu den jeweiligen Lebensabschnitten aufgeführt.

Der therapeutische Prozess kann durch die Einbeziehung von Hausaufgaben unterstützt werden. Im Rahmen von Lebensrückblicksinterventionen haben sich folgende Methoden bewährt:

- Kurzbiografie: wertfreie Zusammenstellung wichtiger Lebensstationen zur Gliederung der Lebensrückblicksintervention
- Emotionaler Lebenslauf: neben den Fakten sollen auch die mit ihnen verbundenen Emotionen aufgeführt werden, hierdurch Erweiterung des emotionalen Erlebens und Wortschatz
- Lebenslinie/Lebensfluss: Bewertung einzelner Lebensstationen mit Reflexion der erlebten Gefühle; hierdurch Erweiterung des emotionalen Erlebens und Wortschatzes
- Arbeit mit Fotos und anderen Erinnerungsstücken zur Gliederung und Aufdeckung von ausgeblendeten Lebensabschnitten
- Erarbeitung einer Aufzählung von individuellen Begabungen, Fertigkeiten und Interessen, welche den jeweiligen Patienten besonders auszeichnen zur Selbstwertstabilisierung/zum Selbstwertaufbau (▸ ContentPLUS, **Arbeitsblatt 20**)
- Erarbeitung von Erziehungsgrundsätzen/Werthaltungen in der Ursprungsfamilie durch »geflügelte Worte« (z. B. »Man muss die Zähne zusammenbeißen!«, »Man darf nicht weinen!«) zur Aufdeckung von kognitiven Schemata
- Energiekuchen (▸ ContentPLUS, **Arbeitsblatt 21**)/tragende Säulen des Lebens (▸ ContentPLUS, **Arbeitsblatt 22**; »Was zieht Energie im Leben ab, woher erhalte ich neue?«, »Auf welche Basis (tragenden Säulen) kann ich mein Leben stützen?«) zur Selbstwertstabilisierung/zum Selbstwertaufbau und zur Problemfokussierung
- Briefe schreiben, um unerledigte Dinge abzuschließen
- Erarbeitung von Mut- und Trostworten (hilfreichen Gedanken) zur kognitiven Umstrukturierung

- Wunschbriefkasten, um Ziele und Pläne für die Zukunft zu definieren und eine Strukturierung des Alltags nach Beendigung der Therapie zu ermöglichen
- Spurensuche (bei Verlusterlebnissen; »Was habe ich von der Person übernommen?«, »Was möchte ich beibehalten, was nicht?«), hierdurch Möglichkeit des Abschluss-Findens vom Trauma

Tab. 31: Therapeutische Fragen und Instruktionen zu einzelnen Abschnitten der Lebensrückblicksintervention (nach Maercker 2009, S. 10–17)

Therapieabschnitt	Therapeutische Fragen/Instruktionen – Beispiele
Therapeutisches Rational	»Sich an die Kindheit zu erinnern, verschafft oft große Freude und bringt Menschen in eine gute Stimmung, die für diejenigen nützlich ist, die manchmal Probleme haben. Dadurch kann man sich manchmal über Probleme hinweghelfen. Ich denke, dass das Leben vieler Menschen sehr interessant ist, und würde mich freuen, wenn Sie mir in den nächsten Sitzungen ein paar detaillierte Erinnerungen erzählen, welche Sie für Ihr Leben als wichtig erachten.«
Kindheit/Jugend	• »Was sind einige Ihrer frühesten Erinnerungen?« • »Was hat das damals für Sie bedeutet?«
Erwachsenenalter	• »Wie waren Sie damals?« • »Was war Ihnen wichtig?« • »Was waren Ihre Stärken?« • »Hatten Sie Freude an Ihrer Arbeit? Welche Bedeutung hatte diese Tätigkeit für Sie?«
Trauma	• »Das muss eine ganz furchtbare Zeit für Sie gewesen sein!« Fakultativ: • »Haben Sie bei sich selbst festgestellt, dass Sie etwas Positives aus dieser Lebenserfahrung gezogen haben?« • »Haben Sie einen Abschluss für sich selber finden können? Wie sieht der aus bzw. könnte er aussehen?«
Rentenalter	• »Welche Dinge sind noch zu erledigen?«
Integration und Bewertung	• »Haben Sie bei sich selbst festgestellt, dass Sie etwas Positives aus dieser Lebenserfahrung gezogen haben?« • »Haben Sie einen Abschluss für sich selber finden können? Wie sieht der aus bzw. könnte er aussehen?«
Abschluss	• »Wir haben nun eine Weile über Ihr Leben gesprochen. Berichten Sie doch jetzt über ihre persönliche Entwicklung, über das, was Sie im Leben dazu gelernt haben.« • »Was würden Sie als die drei wichtigsten Dinge in Ihrem Leben bezeichnen? Warum? Was würden Sie ändern, besser machen, unverändert lassen?« • »Was sind heute die wichtigsten Dinge in Ihrem Leben?«
Exploration von Lücken	• »Sie neigen dazu, Ihre Fehler darzustellen, lassen Sie uns etwas über Ihre Erfolge reden!« • »Ich weiß nun viel über Ihre erste Arbeitsstelle, erzählen Sie etwas über die darauffolgende!«

Es konnte inzwischen nachgewiesen werden, dass Lebensrückblicksinterventionen eine gute bis sehr gute Wirksamkeit haben. Eine Metaanalyse für die Behandlung von Depressionen mittels Lebensrückblicksinterventionen von Bohlmeijer et al.

(2003) konnte neun randomisierte Kontrollgruppenstudien integrieren. Die mittlere Effektstärke betrug d = 0.92, was einer Verbesserung der depressiven Symptomatik bei 75 % der Patienten entspricht. Vergleichbar gute Ergebnisse konnten Pinquart und Forstmeier (2012) bei der Behandlung von Depressionen mit einer Effektstärke von g = 0.57 zeigen. Diese sehr hohen Therapieeffekte entsprechen anderen verhaltenstherapeutischen Behandlungsansätzen und übersteigen die Wirksamkeit von Psychopharmakabehandlungen. Der sehr gute Behandlungserfolg konnte insbesondere bei der Therapie von mittelschweren und schweren depressiven Störungen gezeigt werden. Bei der Behandlung von leichtgradigen Depressionen ist eine kognitive verhaltenstherapeutische Behandlung erfolgversprechender. Für die Behandlung von Posttraumatischen Belastungsstörungen konnte Maercker (2002) eine erfolgreiche Wirksamkeitsstudie publizieren. Für die Therapie von Patienten mit Komplizierter Trauer liegen aktuell noch keine Studien vor. Zusammenfassend wird deutlich, dass Lebensrückblicksinterventionen für die Behandlung älterer Menschen mit Depressionen und Posttraumatischen Belastungsstörungen geeignet sind.

8 Multimorbidität und Komorbidität im Alter

Multimorbidität und Komorbidität ist ein Charakteristikum des älteren Menschen. Das gleichzeitige Auftreten von verschiedenen, meist chronischen Erkrankungen überschreitet häufig die traditionellen organmedizinischen Fachgebiete. Durch die Einführung der Fachrichtung Geriatrie wurde den hierdurch notwendigen komplexen Behandlungswegen Rechnung getragen. Sie erlaubt auch die Beurteilung und Behandlung von psychosozialen Faktoren und Funktionseinbußen. Generell gilt ein Patient im Rahmen einer geriatrischen Behandlung als multimorbide, wenn mindestens fünf Erkrankungen (Diagnosen) vorliegen. Neben kausal unabhängigen Erkrankungen liegen im Alter viele kausal abhängige Krankheiten vor (z. B. führt Diabetes mellitus Typ II zu diabetischer Nephropathie und Retinopathie). Eine entscheidende Rolle spielt hierbei das Vorliegen des metabolischen Syndroms, welches durch folgende vier Merkmale gekennzeichnet ist:

- Erhöhter Blutdruck (über 130: 80 mm/hg)
- Hohe Blutfettwerte (über 150 mg/dl)
- Hohe Blutzuckerwerte (über 140 mg/dl)
- Übergewicht (Body-Mass-Index über 30)

Insbesondere Erkrankungen des kardio- und cerebro-vaskulären Systems und Erkrankungen des Bewegungsapparates stehen bei älteren Menschen im Vordergrund. Die Mortalität von multimorbiden Patienten ist deutlich erhöht. Krankheit im Alter sollte immer neben der objektiven Betrachtung die subjektive Bedeutung für den Patienten mitberücksichtigen. So kann die Einschätzung der subjektiven Gesundheit des Älteren deutlich von den objektiven Sachverhalten divergieren. Insbesondere die Funktionsfähigkeit im Alltag trotz der bestehenden Erkrankungen stellt hier einen wichtigen Faktor dar. Mit zunehmendem Alter besteht eine immer größere Diskrepanz zwischen subjektiver und objektiver Gesundheit.

Komorbidität ist gekennzeichnet durch das gleichzeitige Vorliegen von psychischen und körperlichen Erkrankungen. Psychische Störungen können die klinische Beurteilung von Patienten mit somatischen Erkrankungen erschweren und umgekehrt. Häufig ist ein erhöhtes Inanspruchnahmeverhalten durch diese Patientengruppe zu beobachten. Psychische Erkrankungen können das Risiko für körperliche Erkrankungen und Mortalität erhöhen. So können die im Rahmen einer psychischen Störung auftretenden Verhaltensweisen (z. B. Non-Compliance, Suizidalität) das Auftreten von somatischen Erkrankungen begünstigen. Teilweise bestehen aber auch gemeinsame Auslöser für körperliche und psychische Krankheiten. So kann z. B. Bluthochdruck mit folgender Arteriosklerose Ursache für eine koronare Herzerkrankung und vaskuläre Demenz sein. Selbstverständlich begünstigt aber auch das Vorliegen von schweren körperlichen Erkrankungen die Entstehung von psychischen Störungen. Dies trifft im Besonderen zu, wenn durch die körperlichen Einschränkungen die Funktionsfähigkeit im Alltag deutlich reduziert ist und Hilfebedürftigkeit besteht. Es wird deutlich, dass bei der Behandlung älterer Patienten eine komplexe und ganzheitliche Sichtweise erforderlich ist, welche ein psychosomatisches Krankheitsmodell berücksichtigt.

8.1 Frailty – Gebrechlichkeit im Alter

Gebrechlichkeit (Frailty; ICD-10: R54) ist ein altersassoziiertes Syndrom. Aktuell liegen keine verbindlichen Kriterien für die Definition von Frailty vor. Grundsätzlich ist das Syndrom der Gebrechlichkeit von einem Abbau körperlicher und kognitiver Funktionen sowie einer zunehmenden Vulnerabilität gegenüber Erkrankungen und den damit verbundenen psychosozialen Folgen gekennzeichnet. Ursächlich kann eine Kombination von verschiedenen medizinisch feststellbaren Organveränderungen und Funktionsstörungen im Rahmen des natürlichen Alterungsprozesses angenommen werden. Es ist zu beachten, dass insbesondere motorische Defizite bei der Entstehung von Gebrechlichkeit eine große Rolle spielen. Ausgangspunkt hierfür kann eine chronische Unterernährung sein, die zu Sarkopenie mit Verlust der Muskelkraft, nachlassender Gehgeschwindigkeit und verminderter körperlicher Aktivität führt. Als Folge können soziales Rückzugsverhalten und die Entwicklung einer depressiven Symptomatik entstehen, welche mit einer allgemeinen Verminderung der Leistungsreserven und zunehmender Vulnerabilität gegenüber Erkrankungen einhergehen. Die einzelnen beschriebenen Organ- und Funktionsstörungen würden in der Regel keine Diagnose erlauben, in der Kombination jedoch ist ein erhöhter pflegerischer und therapeutischer Aufwand notwendig. Deshalb ist eine Diagnose im Sinne von Gebrechlichkeit und in Abgrenzung von einzelnen definierten Erkrankungen sinnvoll. Eine mögliche Definition nach Fried (2001) ist in ▸ **Kasten 18** dargestellt.

Kasten 18: Definition Frailty (ICD-10: R54)

Bei Vorliegen von drei oder mehr der folgenden Faktoren kann bei einem Patienten im fortgeschrittenen Lebensalter ein Frailty-Syndrom vorliegen:

- Unfreiwilliger Gewichtsverlust (> 10 % in einem Jahr oder > 5 % in sechs Monaten)
- Objektivierte Muskelschwäche (z. B. Handkraftmessung)
- Subjektive Erschöpfung (mental, emotional, physisch)

- Immobilität, Instabilität, Gang- und Standunsicherheit mit Sturzneigung
- Herabgesetzte körperliche Aktivität (hinsichtlich basaler und/oder instrumenteller Alltagsaktivitäten)

Die Diagnostik des Frailty-Syndroms kann mit Hilfe des Geriatrischen Assessments (► Tab. 32) erfolgen. Dieses erfasst neben der physischen und psychischen Gesundheit des Patienten die Selbsthilfefähigkeit, soziale Gesundheit, den ökonomischen Status und die Lebensqualität. Es wird ersichtlich, dass es sich um einen multidimensionalen, interdisziplinären diagnostischen Prozess handelt, aus dem ein umfassender Behandlungs- und Betreuungsplan entwickelt werden kann.

Tab. 32: Das Geriatrische Assessment

Gesundheitsebenen	Inhalte	Assessment-Instrumente
physische Gesundheit	• Multimedikation • Mobilität, Stürze • Inkontinenz • chronische Schmerzen • Ernährungszustand	• Geriatrisches Screening nach Lachs • Mini Nutritional Assessment (MNA) • Handkraftmessung • Timed »Up & Go«-Test • Tinetti-Test • Tandemstand
psychische Gesundheit	• Kognition • Depression	• Mini-Mental State Examination (MMSE) • DemTect • Uhr-Ergänzungs-Test • Geriatrische Depressionsskala (GDS)
Selbsthilfefähigkeit	• Aktivitäten des täglichen Lebens	• Barthel-Index • instrumentelle Aktivitäten nach Lawton und Brody (IADL) • Geldzähltest nach Nikolaus
soziale Gesundheit, ökonomischer Status, Lebensqualität	• soziales Netzwerk und Unterstützung • subjektives Wohlbefinden	• soziale Situation nach Nikolaus (SoS)

Sämtliche Assessment-Instrumente können als Download beim Kompetenzzentrum Geriatrie des MDK Nord (http://www.kcgeriatrie.de/assessment_2.htm; Zugriff am 11. 02. 2013) genutzt werden.

Die Therapie erfolgt abhängig von den im Geriatrischen Assessment erfassten Problembereichen und Erkrankungen. Im Vordergrund sollten immer die Anpassung der Medikation, die Behandlung einer eventuell bestehenden Malnutrition sowie ein Krafttraining stehen.

8.2 Schmerz im Alter

Schmerzen sind häufig mit zunehmendem Alter assoziiert. Etwa 60–80 % der 60- bis 89-Jährigen (Hessel et al. 2003) leiden täglich unter Schmerzen verschiedenster Ausprägung. Häufig werden diese Schmerzen auf altersbedingte Abnutzung (z. B. der Gelenke) zurückgeführt. Dass Schmerzen aber nicht zwingend im Zusammenhang mit körperlichen Veränderungen stehen, konnte durch zahlreiche Studien (z. B. Pfingsten und Hildebrand 1997) belegt werden. So konnte bei der überwiegenden Mehrzahl (ca. 90 %) aller Rückenschmerzen keine oder eine für die berichtete Schmerzsymptomatik irrelevante somatische Veränderung gezeigt werden. Weiterhin ist davon auszugehen, dass körperliche Störungen auch im Alter nur bei einem Bruchteil der Patienten Schmerzen auslösen. Köller (2008) konnte zeigen, dass bei ca. 44 % der 80-Jährigen radiologische Zeichen einer Gonarthrose vorlagen, jedoch nur ca. 11 % über Knieschmerzen klagten. Dennoch ist davon auszugehen, dass chronische Schmerzen im Alter aufgrund von körperlichen Altersveränderungen zunehmen. Auch gilt es zu bedenken, dass 96 % der über 70-Jährigen an einer chronischen körperlichen Erkrankung leiden (Steinhagen-Thiessen und Borchelt 1996), wodurch letztlich das Auftreten von Schmerzen begünstigt wird. Ältere Menschen sind zudem überproportional häufig von körperlichen Erkrankungen betroffen, welche mit chronischen Schmerzen in Verbindung stehen. Hierzu zählen insbesondere:

- Muskuloskeletale Erkrankungen (Arthrosen der Gelenke, chronische Polyarthritis)
- Neuropathische Schmerzen (z. B. Herpes Zoster oder nach Apoplex)
- Krebserkrankungen

Bei älteren Patienten erscheint es aufgrund der bestehenden Multimorbidität und den altersbedingten Körperveränderungen nahezu unmöglich, abschließend ein klares Urteil hinsichtlich der somatogenen und psychogenen Anteile des Schmerzes zu geben. Es ist eher davon auszugehen, dass bei jedem Patienten ein Kontinuum zwischen organischen und psychogenen Schmerzen besteht. In ▸ **Tabelle 33** sind Unterscheidungskriterien für organisch und psychogen bedingte Schmerzen dargestellt.

Zwar stellt eine umfassende organmedizinische Untersuchung den Ausgangspunkt jeder Schmerztherapie dar, dennoch kann aber auch davon ausgegangen werden, dass Schmerzen psychogen verstärkt werden können. So sind bei der Schmerzempfindung neben dem Verhalten auch kognitive, emotionale und biologische Prozesse (▸ **Abb. 20**) relevant.

Tab. 33: Unterscheidungsmerkmale für organische und psychogene Schmerzen

Merkmal	Organische Schmerzen	Psychogene Schmerzen
Lokalisation	eindeutig, umschrieben, einer Organpathologie zuzuordnen	vage, unklar, wechselnd oder »überall«
Zeitdimension	eindeutige Phasen	dauernd, immer, auch nachts
Reaktion auf Analgetika	plausibel, erklärbar	nicht verständlich, unklar
Schmerzschilderung	Adäquat	inadäquat, dramatisch, furchtbar, Patient betont die organische Ursache
Sprache und Verhalten des Patienten	einfach, klar, ruhig	pseudomedizinisches Vokabular, Ärzte-Hopping
Affekte des Betreuers beim Zuhören	ruhig, aufmerksam, einfühlbar	Ärger, Wut, Langeweile, Hilflosigkeit, »immer dasselbe«

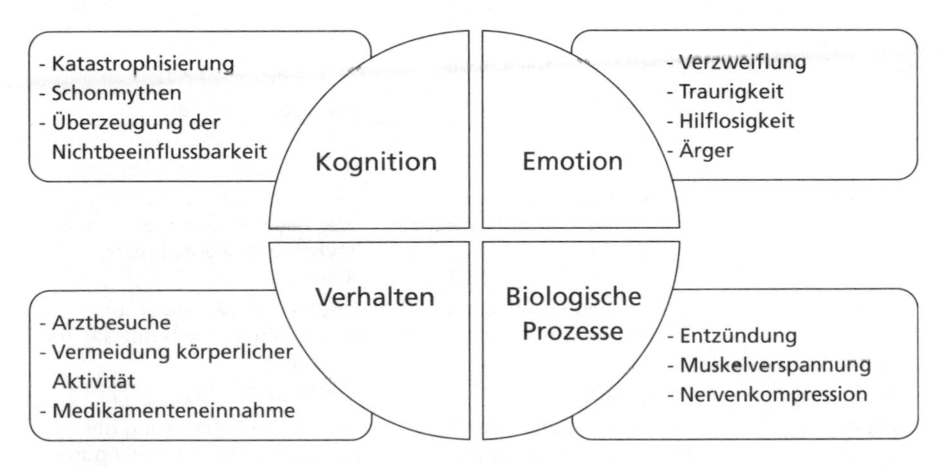

Abb. 20: Mehrdimensionale Verstärkung des Schmerzerlebens (n. Kröner-Herwig 2007)

Aktuell liegen keine ausreichenden Hinweise für eine Veränderung der Schmerzschwelle im Alter vor. Es konnte jedoch gezeigt werden, dass die Schmerztoleranzschwelle mit dem Alter zunimmt und die vegetativen Schmerzreaktionen insbesondere bei Patienten mit Alzheimer-Demenz teilweise erheblich zurückgehen (Kunz und Lautenbacher 2003). Neben den in ▸ **Abbildung 21** dargestellten Faktoren zur Beeinflussung der Schmerzempfindung hat die Bewertung der Schmerzen durch den Patienten einen entscheidenden Einfluss. So fördern dysfunktionale Annahmen wie z. B. »Schmerzen im Alter sind normal« eine passive und hilflose Einstellung hinsichtlich des Schmerzes, die von einer Verringerung von physischen und sozialen Aktivitäten begleitet sein kann. Diese Schonung kann wiederum zu einer Reduktion von körperlicher Ausdauer und körperlicher Belastbarkeit, Muskelabbau, sozialer Isolation und einer zunehmenden Unselbständigkeit führen. Der Schmerz wird von den Betroffenen als Schicksal erlebt und als unveränderbar und unkontrollierbar hingenommen.

Schmerz wird weniger intensiv erlebt:
- gehobene Stimmung
- Angstfreiheit
- Ruhe, Erholung
- Ablenkung
- soziale Integration
- erholsamer Schlaf
Schmerz wird intensiver erlebt:
- Trauer, Ärger
- Angst
- Stress
- Depression
- soziale Isolation
- Schlaflosigkeit, Schlafstörungen

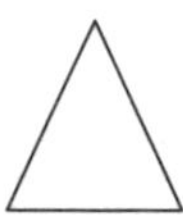

Abb. 21: Beeinflussung der Schmerzempfindung

Bei der Behandlung von Schmerzen muss zwischen akuten und chronischen Schmerzen unterschieden werden (▶ **Tab. 34**).

Tab. 34: Vergleich akuter vs. chronischer Schmerz

Kriterium	akuter Schmerz	chronischer Schmerz
Dauer	nur kurz andauernd	lang andauernd (länger als sechs Monate) bzw. wiederkehrend
Ursache	bekannt und therapierbar, z. B. Verletzung (z. B. Fraktur), Entzündung	unbekannt oder vielschichtig oder bekannt und nicht therapierbar (z. B. Kopfschmerz, Rheuma)
Funktion	Schutz- und Warnfunktion für körperliche Verletzungen	Schutz- und Warnfunktion für psychische/psychosoziale Belastungen
Lokalisation	unilokulär	multilokulär
Behandlung	akute Behandlung der Schädigung, z. B. durch: • Schonung • medikamentöse Behandlung	langfristige Behandlung der schmerzfördernden Bedingungen, z. B.: • Schmerz-Auslöser bearbeiten (z. B. Stress) • Lebenszufriedenheit fördern
Behandlungsziele	• Beseitigung der Ursachen und Schmerzfreiheit	• besserer Umgang mit dem Schmerz • Steigerung der Lebensqualität • Linderung der Schmerzen

Akuter Schmerz stellt eine wichtige Schutzfunktion dar, um den Organismus vor Verletzungen zu warnen. Bei chronischen Schmerzen ist diese Schutz- und Warnfunktion verlorengegangen, so dass er ein eigenes Störungsbild darstellt, welches den Betroffenen in allen Lebensbereichen beeinträchtigt. Als chronischer Schmerz wird jeder Schmerz bezeichnet, der länger als sechs Monate besteht bzw. immer wiederkehrend auftritt (z. B. Migräne). Die besondere Herausforderung bei der Behandlung chronischer Schmerzen stellt das unklare Ursache-Wirkungs-Gefüge dar. So sind bei chronischen Schmerzen die Auslöser häufig unbekannt oder sehr vielschichtig (z.B. Kopfschmerz). Aber auch Erkrankungen, bei denen zwar der Entstehungsprozess bekannt ist, aber gegenwärtig kein kuratives Behandlungskonzept vorliegt, werden als chronische Schmerzsyndrome eingeordnet (z.B. Rheuma). Wie bereits beschrieben wurde, ist bei chronischen Schmerzen der Signalcharakter für eingetretene Verletzungen des Organismus verlorengegangen. Aus psychosomatischer Perspektive kann jedoch postuliert werden, dass chronische Schmerzen eine Warnfunktion für psychische und psychosoziale Belastungen haben. Während es also bei akuten Schmerzen um die akute Behandlung der körperlichen Schädigung z.B. durch Schonung (z.B. Anlegen eines Gipsverbands) oder medikamentöse Behandlung geht, wodurch eine völlige Schmerzfreiheit und Beseitigung der Schmerzursache erzielt werden soll, stellt sich die Therapie chronischer Schmerzen wesentlich umfangreicher dar. Im Mittelpunkt steht die langfristige Behandlung der schmerzfördernden Bedingungen, welche sich insbesondere in psychischen und psychosozialen Bereichen finden. Hierdurch sollen ein besserer Umgang mit dem Schmerz und eine Steigerung der Lebensqualität erfolgen. Eine Linderung der Schmerzen durch eine parallele Veränderung der Schmerzempfindung ergibt sich durch die Verbesserung der psychischen Gesundheit des Patienten.

8.2.1 Schmerzdiagnostik

Ausgangspunkt für eine multimodale Schmerztherapie ist eine umfassende organmedizinische Untersuchung. Die Schmerzdiagnostik benötigt Selbstberichtsdaten, welche insbesondere Auskunft über Stärke, Qualität und Lokalisation des Schmerzes geben. Hierbei ist zu beachten, dass insbesondere die Schmerzberichte älterer Patienten systematischen Verzerrungen unterliegen. Nach Schuler (2009) spielen hierbei folgende Faktoren bei den Betroffenen eine entscheidende Rolle:

- Annahme, dass Schmerz eine natürliche Konsequenz des Alterns ist
- Schmerz als Metapher für eine schwere Erkrankung oder den bevorstehenden Tod (insbesondere bei Krebserkrankungen)
- Schmerz als Sühne für die Vergangenheit
- Schmerz als Zeichen eigener Schwäche
- Schmerz als positive Herausforderung
- Angst vor invasiver Diagnostik und Therapie und deren Nebenwirkungen
- Angst vor Kontrollverlust

Um die Kommunikation über bestehende Schmerzen zu erleichtern, können standardisierte Selbstbeurteilungsinstrumente zur Erfassung der individuellen Schmerzverarbeitung zum Einsatz kommen. Ein sehr umfangreiches Instrument stellt hierbei das Kieler Schmerz-Inventar (KSI; Hasenbring 1994) dar. Das KSI besteht aus drei Selbstbeurteilungs-Instrumenten zur standardisierten Erfassung der individuellen Schmerzverarbeitung auf emotionaler, kognitiver und Verhaltensebene. Teil I (ERSS) erfasst die emotionale Schmerzverarbeitung anhand der Skalen »Angst/Depressivität«, »gereizte Stimmung« und »gehobene Stimmung« über

15 Items. Teil II (KRSS), bestehend aus 34 Items, erfasst schmerzbezogene Kognitionen anhand der Skalen »Hilf-/Hoffnungslosigkeit«, »Behinderung«, »Katastrophisieren«, »Durchhalteappell«, »Bagatellisieren«, »Coping-Signal« und »psychische Kausalattribution«. In Teil III (CRSS) werden über 68 Items Aspekte der Schmerzbewältigung erfasst, die in acht Skalen repräsentiert sind: Vermeiden sozialer Aktivitäten, Vermeiden körperlicher Aktivitäten, Durchhaltestrategien, nichtverbales Ausdrucksverhalten, direkte Bitte um soziale Unterstützung, entspannungsfördernde Ablenkung, passive und aktive Maßnahmen. Auch wenn es sich um ein recht aufwendiges Testverfahren handelt, kann der Praktiker wichtige Informationen für den Therapieverlauf erheben. Es ist zu beachten, dass die Schmerzdiagnostik bei älteren Menschen insbesondere durch kognitive Einschränkungen bei demenziellen Abbauprozessen erschwert ist. Auch hier stellt die Eigenauskunft des Patienten die wichtigste Informationsquelle dar. Generell ist zu empfehlen, den Schmerzverlauf in Form von Intensitätseinschätzungen durch den Patienten und die pflegende Person zu dokumentieren und zu überwachen. Erst wenn die Erhebung des Schmerzes auf verbaler Ebene nicht mehr möglich ist, ist die Erfassung von Schmerzen durch Fremdbeobachtung mittels valider Instrumente notwendig. Grundlage hierfür ist eine intensive Verhaltensbeobachtung, da sich Schmerzsensationen bei Dementen in Verhaltensauffälligkeiten äußern, die von dem Beobachter als Schmerz interpretiert werden müssen. Durch den Arbeitskreis »Schmerz und Alter« sind zur Unterstützung drei Instrumente zu empfehlen. Die BESD-Skala (Beurteilung von Schmerzen bei Demenz; Basler et al. 2006) erfasst fünf Verhaltensreaktionen (Atmung, negative Lautäußerungen, Körperhaltung, Mimik, Reaktionen des Patienten auf Trost). Untersuchungen zur Validität dieser Skala (Schuler et al. 2007) konnten zeigen, dass die Ergebnisse nicht mit anderen Verhaltensauffälligkeiten (z. B. Depressivität) korrelieren und dass der Punktwert nach der Einnahme von Analgetika sinkt. Weitere Verfahren sind das »Beobachtungsinstrument für das Schmerzassessment bei alten Menschen mit Demenz« (BISAD; Fischer 2009; http://www.charite.de/pvf/projekte/demenz.html; Zugriff am 12. 02. 2013). Die BISAD-Skala ermöglicht eine Erfassung von Schmerzen vor und während einer Mobilisation. Allerdings liegen für diese Skalen noch keine ausreichenden Gütekriterien vor. Ein weiteres Beobachtungsverfahren ist der DoloPlus (Kunz 2000), welcher Schmerzauswirkungen auf somatischer, psychomotorischer und psychosozialer Ebene erfasst. Aktuell liegen noch keine offizielle deutsche Übersetzung und Untersuchungen zu der Güte des Tests vor. Eine abschließende Bewertung, welche Beobachtungsinstrumente bei Demenz bevorzugt eingesetzt werden sollten, kann zurzeit noch nicht gegeben werden.

Da sich die Behandlung von chronischen Schmerzen im Alter nicht wesentlich von der Behandlung Somatoformer Störungen unterscheidet, werden die Inhalte einer multimodalen Schmerztherapie im nächsten Kapitel dargestellt. Es ist jedoch bereits an dieser Stelle darauf hinzuweisen, dass eine systematisch durchgeführte Schmerztherapie bei älteren Patienten in der Praxis nach wie vor eine große Ausnahme darstellt, obwohl die vorliegenden Studien zu Therapien mit multimodalem Ansatz positive Behandlungsergebnisse zeitigen (z. B. Reid et al. 2003).

8.3 Somatoforme Schmerzstörung

Fallbeispiel: Somatoforme Schmerzstörung

Frau F. (83 Jahre) berichtet:

»Also es war so, als ich im Krankenhaus war, haben die immer gesagt ›Depression‹. Aber mir fehlt doch nichts, was soll ich denn eine Depression haben. Das kann doch keine Depression sein, wenn ich Schmerzen habe. Das hab ich dann meinem Hausarzt erzählt, der meinte, das ist doch keine Depression, ich sei doch so aufgelebt und er kann sich nicht vorstellen, dass ich so sein soll. Ich weiß es nicht. Jetzt ist mein Zustand ganz schön schlimm – hab ich mir den Rücken gezerrt, das zerrt dann wie Stricke –, auch in den Armen. In den Armen hab ich bisher immer gar nichts gehabt. Und meine Beine tun weh. Und dann tun mir die Augen weh. Und ich hab immer nicht gewusst, was ich habe, hab gedacht, ich muss doch spinnen. Da hab ich beim Arzt angerufen, der hat gesagt, ich muss ein halbes Jahr warten, bis ich einen Termin bekomme. Und da bin ich dann ins Krankenhaus, die haben aber nichts gefunden. In den Waden tut es auch weh. Wenn ich einreibe, hilft es ein wenig, und wenn ich am Sauerstoff bin, geht es besser. Wenn ich in ein Haus reingehe, wird es viel schlimmer, dann drückt es am Kopf, über die Stirn, die Augen und ich sehe alles verschwommen. Dann war ich in der Schmerztherapie. Ich wollt heim, der Doktor nimmt mich gar nicht an und Schmerztropfen habe ich zu Hause genug. Ich bin dann trotzdem vier Tage geblieben und habe Schmerztropfen bekommen, aber dann ging es wieder an. Da war ich dann völlig kraftlos. Es kommt immer wieder, wie der Blitz. Ich konnte gar nichts mehr machen. Da hab ich dann einen anderen Arzt geholt für eine Schmerzspritze. Und da hab ich dann täglich zwei starke Schmerztabletten gekriegt, dann wurde ich gequaddelt. Dann zum Traumatologen, da hab ich dann keine Luft mehr gekriegt. Da mussten sie mich noch mal ins Krankenhaus tun und Sauerstoff geben. Außerdem mein Bauch, da hab ich Blähungen wie verrückt. Wenn keine Winde bei mir abgehen, bin ich todsterbenskrank. Jetzt hab ich ständig Verstopfung, davor hatte ich zwei Jahre nur Durchfall. Was ich gegessen habe, kam wieder. Was hab ich denn für ein Zeug? Am besten geht es mir, wenn ich nichts gegessen habe. Da habe ich keine Zustände und nix. Der andere Arzt hat gesagt, dass liegt am vegetativen Nervensystem – und das ist meine Krankheit. Und was mir da hilft, sind Infusionen mit Kochsalz. Nach acht Stücken hat mich das wieder aufgebaut. Dass ich übererregt war, das war schon länger, aber ich glaub, das ist bei jedem Menschen so. Wenn so viel auf einen zukommt, ist man so. Aber es ist halt immer so wie der Blitz gekommen und vergeht auch wieder wie der Blitz. Da muss man dann schnell an was anderes denken und da suche ich mir dann etwas zu machen. Weg geht es deswegen nicht, aber die Spannung im Körper wird locker. Die Spannung geht vom Magen übers Herz und dann über den Nacken rauf zum Kopf. Aber auf einmal kann es auch in den Beinen sein – es wechselt ständig. Am Schlimmsten ist es, wenn es im Kopf ist. Da vergisst man alles und kann sich gar nicht konzentrieren, hört auch nichts richtig und sieht nicht richtig. Der Kopfdruck war früher hinten, jetzt ist er eher vorne bei der Stirn und den Augen. Da war ich doch bei drei Augenärzten. Die haben auch nichts gefunden. Bei den Augenschmerzen tut sich auch das Gesicht verziehen – ich hab da in den Spiegel geschaut, wie es verkrampft. Das sind wahrscheinlich die kleinen Gefäße. Ich hab das gelesen, ein anderer weiß doch gar nicht, dass es das gibt. Wenn es im Kopf ist, krieg ich noch die Angst dazu und dann haut's mich ganz zusammen. Das ist doch kein Zustand, da soll es lieber in den Waden sein. Vor ca. 40 Jahren hab ich auch so was gehabt, aber nicht so schlimm. Seitdem krieg ich doch laufend dasselbe.«

Zu den Somatoformen Störungen werden alle anhaltenden körperlichen Missempfindungen und Beschwerden gezählt, für die keine ausreichende organmedizinische Erklärung gefunden werden kann. Aufgrund der Zunahme von organischen Erkrankungen im Alter und des sehr unterschiedlichen Umgangs des Betroffenen mit seinen Symptomen, ist es nicht leicht, eine Somatoforme Störung zu diagnostizieren. Besonders bei Somatoformen Störungen ist die Gefahr groß, dass dem Patienten eine psychotherapeutische Behandlung verwehrt bleibt, da die psychische Ursache der Symptome nicht erkannt wird. Aktuell liegen keine einheitlichen Angaben zur Prävalenz Somatoformer Störungen im Alter vor. Es ist davon auszugehen, dass sie nicht seltener als in jüngeren Lebensjahren sind. Insbesondere im Bereich von funktionellen Darmstörungen (Obstipation, Durchfall) ist eher von einer höheren Prävalenz als bei jungen Patienten auszugehen. Weiterhin nehmen Schlafstörungen und Schwindel im Alter zu. In einer repräsentativen Studie von Hessel et al. (2003) bei über 60-Jährigen konnte gezeigt werden, dass ca. 72 % der Befragten an mindestens einem Symptom, ca. 50 % an mindestens vier Symptomen und ca. 23 % an mindestens acht Symptomen aus dem Bereich Somatoformer Störungen leiden. Sowohl körperliche Sensationen im Herzbereich (Herzrasen, Herzstolpern, Druckgefühl) als auch Schmerzen an verschiedenen Körperteilen wurden am häufigsten berichtet. Würde man diese Zahlen als Grundlage einer Prävalenzschätzung von Somatoformen Störungen im Alter heranziehen, würde dieses Störungsspektrum deutlich häufiger als bei jüngeren Patienten vorliegen. Typisch für Patienten mit Somatoformen Störungen ist das häufige Klagen über verschiedenste körperliche Erkrankungen, Ängste, an einer schwerwiegenden Erkrankung zu leiden, und das Drängen auf wiederholte organmedizinische Abklärung der Symptome trotz negativer Ergebnisse und Versicherung der Ärzte, dass die Symptome nicht körperlich begründbar sind. Die Patienten zeichnen sich in aller Regel durch ein rein organmedizinisches Krankheitsverständnis aus, was zu Problemen in der therapeutischen Beziehung führen kann. Bei der Diagnosemitteilung fühlen sich die Patienten häufig in ihren Beschwerden missverstanden, was zu einer Störung der therapeutischen Beziehung führen kann und die Akzeptanz dieser Diagnose behindert. Zu den Somatoformen Störungen zählen die Somatisierungsstörung (ICD-10: F45.0), die undifferenzierte Somatisierungsstörung (ICD-10: F45.1), die hypochondrische Störung (ICD-10: F45.2), die somatoforme autonome Funktionsstörung (ICD-10: F45.3) und die anhaltende somatoforme Schmerzstörung (ICD-10: F45.4). Weiterhin wurde die ICD-10 um die Diagnose »chronische Schmerzstörung mit somatischen und psychischen Faktoren« (ICD-

10: F45.41) erweitert, welche für den Praktiker bei der Diagnosestellung und Diagnosemitteilung bei den Patienten eine große Erleichterung darstellt. In ▶ **Tabelle 35** sind die Charakteristika der genannten Diagnosen erläutert.

Tab. 35: Diagnosen und deren Charakteristika aus dem Bereich der Somatoformen Störungen

Diagnose	Symptome
Somatisierungsstörung ICD-10: F45.0	• Zeitdauer mindestens zwei Jahre • Klagen über multiple und wechselnde körperliche Symptome, die nicht durch eine körperliche Erkrankung erklärt werden können • mehrfache organmedizinische Abklärung der Symptome und Weigerung der Akzeptanz der medizinischen Feststellung • häufige Störung des Sozialverhaltens
Undifferenzierte Somatisierungsstörung ICD-10: F45.1	• wie Somatisierungsstörung, jedoch sind nicht alle diagnostischen Kriterien erfüllt
Hypochondrische Störung ICD-10: F45.2	• anhaltende Beschäftigung mit der Möglichkeit, an einer oder mehreren schweren körperlichen Erkrankung zu leiden • Fehlinterpretation von Körperempfindungen
Somatoforme autonome Funktionsstörung ICD-10: F45.3	• Symptome der autonomen (vegetativen) Erregung: kardiovaskuläres, gastrointestinales, respiratorisches und urogenitales System • objektivierbare Symptome (z. B. Herzklopfen, Schwitzen) und auch subjektive Beschwerden (z. B. Schweregefühl, Engegefühl)
Anhaltende somatoforme Schmerzstörung ICD-10: F45.4	• andauernder, schwerer und quälender Schmerz, der durch einen physiologischen Prozess oder eine körperliche Erkrankung nicht erklärt werden kann • Schmerz tritt in Verbindung mit emotionalen Konflikten oder psychosozialen Belastungen auf
Chronische Schmerzstörung mit somatischen und psychischen Faktoren ICD-10: F45.41	• anhaltender Schmerz, der mindestens sechs Monate besteht • Schmerz ist im Rahmen eines physiologischen Prozesses oder einer körperlichen Störung entstanden • psychische Faktoren beeinflussen den Schweregrad des Schmerzes

Differenzialdiagnostisch müssen Angst- und Panikstörungen und affektive von Somatoformen Störungen abgegrenzt werden. Weiterhin muss selbstverständlich ein Ausschluss möglicher organischer Erkrankungen erfolgen. Von einer organischen Ursache der körperlichen Symptome ist vor allem bei Patienten auszugehen, bei denen die Störung erstmalig nach dem 40. Lebensjahr auftritt.

8.3.1 Diagnostik der Somatoformen Störung

Zur Diagnostik kann das Screening für Somatoforme Störungen (SOMS; Rief und Hiller 2008) verwendet werden. Das Verfahren dient der Erleichterung der Klassifikation, der Quantifizierung sowie der Verlaufsbeschreibung von Personen mit Somatoformen Störungen. Es werden sowohl die Kriterien von DSM-IV als auch des ICD-10 berücksichtigt. Der Hauptteil des Verfahrens besteht aus einer Liste der Symptome (68 Items), die für eine Somatoforme Störung von Relevanz sein können. Eine zufriedenstellende Validität konnte für Personen bis zum 80. Lebensjahr gezeigt werden.

Patienten mit Somatoformen Störungen gelten häufig als Problempatienten, da sie sowohl die Ergebnisse der medizinischen Untersuchungen nicht akzeptieren können als auch häufig psychologischen Aspekten der Symptome skeptisch gegenüberstehen. Nach Ausschluss organmedizinischer Erkrankungen ist zu Beginn der psychotherapeutischen Behandlung der Aufbau einer vertrauensvollen Beziehung zwingend notwendig. Im Zusammenhang mit Somatoformen Störungen sollte deshalb dem Patienten ausreichend Zeit (mehrere Therapiestunden) gegeben werden, seine körperlichen Beschwerden ausführlich darzustellen (▶ **Kasten 19**). Die hierdurch für den Patienten zu erfahrende Wertschätzung und Akzeptanz seiner Symptome durch den Therapeuten kann den Patienten ermuntern, sich für eine psychologische Behandlung zu öffnen.

Kasten 19: Aufbau einer therapeutischen Beziehung bei Patienten mit Somatoformen Störungen

»Sie leiden schon sehr lange unter ihren körperlichen Beschwerden. Damit ich ihre aktuelle Situation besser verstehen kann, möchte ich, dass Sie mir alle körperlichen Symptome von Kopf bis Fuß ausführlich beschreiben und erklären. Lassen Sie uns beim Kopf beginnen. ...«

In einem weiteren Schritt geht es darum, unrealistische Therapieziele zu relativieren. Der Patient soll zwar in seinen Erwartungen an die Therapie ernstgenommen werden, jedoch sollte dringend auf kleinere Teilziele verwiesen und Möglichkeiten der psychotherapeutischen Behandlung aufgezeigt werden. Hierzu ist es erforderlich, gemeinsam mit dem Patienten ein psychosomatisches Krankheitsmodell (▶ **Abb. 22**) zu entwickeln. Die Zusammenhänge zwischen körperlichen und psychischen Prozessen können dem Patienten durch Verhaltensexperimente (z. B. Hyperventilationstest), Biofeedback (z. B. Stressprovokationstest) oder Symptomtagebücher aufgezeigt werden.

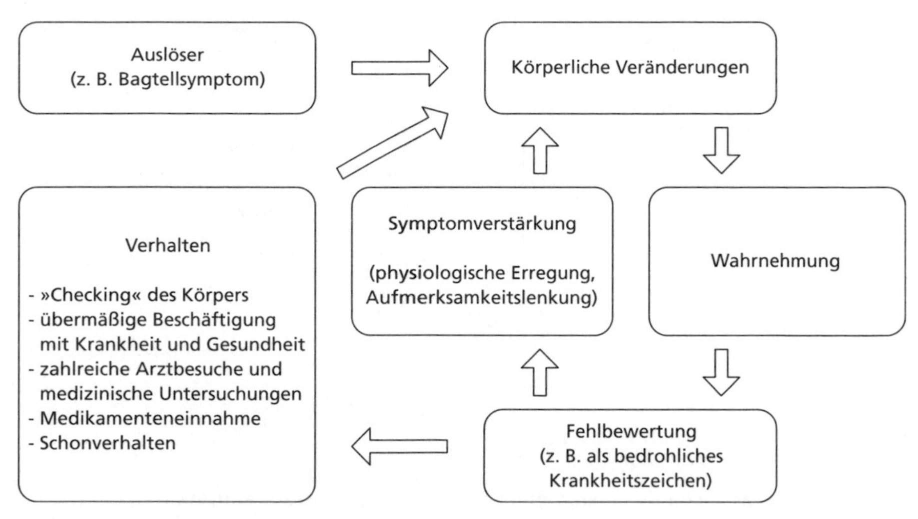

Abb. 22: Störungsmodell der Somatoformen Störung

Ein psychosomatisches Krankheitsverständnis kann weiterhin durch die Diskussion möglicher Ursachen der Beschwerden und ihrer Beeinflussbarkeit aufgebaut werden. Hierbei bietet sich die Einbeziehung des Symptomtagebuchs an. Im Anschluss sollte gemeinsam mit dem Patienten eine Vereinbarung getroffen werden, dass organmedizinische Maßnahmen und Untersuchungen sowie der Medikamentenkonsum auf ein medizinisch notwendiges Maß reduziert werden.

8.3.2 Behandlung der Somatoformen Störung

Ein wesentlicher Baustein der Behandlung Somatoformer Störungen ist der Abbau von inadäquatem Schonverhalten. Hierzu bietet sich eine Diskussion mit dem Patienten über bisherige Bewältigungsstrategien und Verhaltensweisen bei körperlichen Symptomen an (▸ **Kasten 20**, ▸ ContentPLUS, **Arbeitsblatt 23**).

Kasten 20: Abbau von inadäquatem Schonverhalten

»Sie haben im Laufe der Jahre sicherlich nach Verhaltensweisen gesucht, von denen Sie annehmen, dass sie Ihre Beschwerden verringern. Heute wollen wir sehen, was Sie getan haben, wenn die Beschwerden vorlagen. Wir werden versuchen, Vor- und Nachteile dieser Verhaltensweisen näher zu betrachten. Im Anschluss wollen wir gemeinsam überlegen, wie Sie vielleicht besser mit Ihren körperlichen Beschwerden umgehen können und welche Ziele zur Reduktion der Beschwerden realistisch sind.«

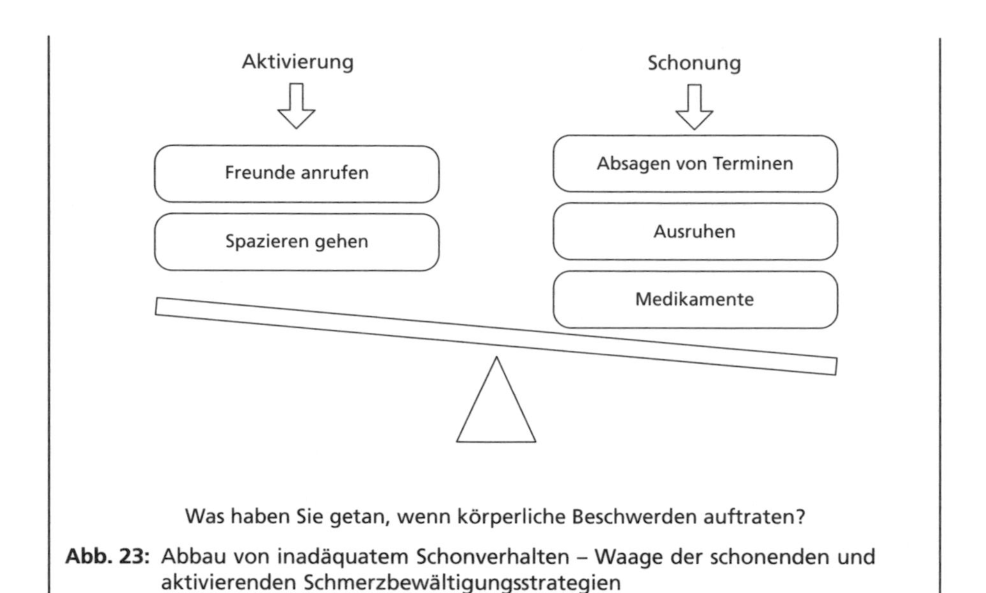

Abb. 23: Abbau von inadäquatem Schonverhalten – Waage der schonenden und aktivierenden Schmerzbewältigungsstrategien

Häufig zeigt sich hierbei ein Ungleichgewicht zugunsten des Schonverhaltens. Um dem Patienten die Wirkung dieses Verhaltens aufzuzeigen, sollten kurzfristige und langfristige Konsequenzen von Schonung und Aktivierung diskutiert werden (► **Tab.** 36).

Tab. 36: Konsequenzen von Schonung und Aktivierung

Konsequenzen	Schonung	Aktivierung
kurzfristig	• Schmerzreduktion • Angstreduktion • Zuwendung von Angehörigen	• Schmerzzunahme
langfristig	• Muskelabbau • Verlust von sozialen Kontakten • psychische Unausgeglichenheit	• Muskelaufbau • Aufbau von sozialen Kontakten • psychisch ausgeglichen
Ergebnis	• Zunahme der körperlichen Beschwerden • Risiko für psychische Erkrankungen (z. B. Depression) steigt • Verlust von Lebensqualität	• Reduktion der körperlichen und psychischen Beschwerden • Selbständigkeit • Steigerung der Lebensqualität

Es wird deutlich, dass die kurzfristigen Konsequenzen von Schonverhalten durchaus positiv sind, jedoch sind die langfristigen Konsequenzen sehr negativ. Die Aufmerksamkeit des Betroffenen bleibt weiter auf die Symptome und die negativen Befürchtungen fokussiert, was letztlich eine negative Erwartungshaltung begünstigt. Der Patient hat nicht die Möglichkeit, die Erfahrung zu machen, dass das befürchtete Ereignis nicht eintreten wird. Aufgrund der Verringerung der Teilhabe am gesellschaftlichen Leben durch eine Verringerung der Aktivitäten kommt es häufig zum sozialen Rückzug. Das Aufgeben der Selbständigkeit im täglichen

Leben führt zu Abhängigkeit, allgemeinen Funktionseinschränkungen, einen schlechten körperlichen Allgemeinzustand und unter Umständen zur Entstehung von weiteren körperlichen Missempfindungen. Bei älteren (pflegebedürftigen) Patienten sollte deshalb immer der Grundsatz der aktivierenden Pflege gelten. Der Patient sollte zudem darauf hingewiesen werden, dass sich durch körperliche Aktivierung bei untrainierten Patienten kurzzeitig eine Symptomverschlechterung ergeben kann. Im Zusammenhang mit dem Aufbau von körperlichen, sportlichen und sozialen Aktivitäten sollten nochmals die bisher festgelegten Therapieziele überprüft und konkretisiert werden. Weitere therapeutische Techniken zur Bewältigung von körperlichen Missempfindungen stellen Übungen zur Aufmerksamkeitslenkung (z. B. Körperreise; ► ContentPLUS, **Arbeitsblatt 18**) und Achtsamkeit (► ContentPLUS, **Arbeitsblatt 24** oder Genusstraining) dar. Neben dem Aufbau eines psychosomatischen Krankheitsverständnisses kann der Patient die Erfahrung machen, dass die Aufmerksamkeit wie ein Scheinwerfer funktioniert und im Körper sehr viele Prozesse ablaufen, die wir üblicherweise nicht wahrnehmen (z. B. Atmung, Herzschlag). Erst wenn die Aufmerksamkeit ganz bewusst darauf gelenkt wird, werden solche »Symptome« erfahrbar. Es wird deutlich, dass unsere Wahrnehmung immer selektiv geschieht (► **Kasten 21**), Dinge, die für den Betroffenen wichtig sind, werden in ihrer Häufigkeit und Intensität höher eingeschätzt und deshalb schneller und stärker wahrgenommen. Die Bewertung der Symptome als Zeichen für eine körperliche Erkrankung kann also dazu führen, dass dieser Körperbereich verstärkt beobachtet wird und kleine Missempfindungen bereits sehr sensibel wahrgenommen werden. Wenn sich durch Konzentration auf bestimmte Körperbereiche körperliche Empfindungen verstärken lassen, ist davon auszugehen, dass Ablenkung, d. h. die bewusste Aufmerksamkeitslenkung auf andere Ereignisse, eine Reduktion der Wahrnehmung der Missempfindung bewirkt. In diesem Zusammenhang sollten gemeinsam mit dem Patienten individuelle Ablenkungsstrategien (z. B. Hobbys und Interessen) erarbeitet werden.

Kasten 21: Experiment zur Aufmerksamkeitslenkung – Uhren-Experiment (► ContentPLUS, Arbeitsblatt 24)

»Bedecken Sie mit Ihrer rechten Hand Ihre Armbanduhr. Ich gehe davon aus, dass Sie Ihre Uhr schon längere Zeit tragen und mehrmals am Tag die Uhrzeit ablesen. Bitte versuchen Sie, mir Ihre Uhr genau zu beschreiben, ohne nachzuschauen:

- Hat Ihre Uhr römische oder arabische Ziffern?
- Sind alle Ziffern vorhanden?
- Hat Ihre Uhr Striche zwischen den Stunden, die die Sekunden anzeigen?
- Hat Ihre Uhr einen Sekundenzeiger, eine Datumsangabe, ...)
- Hat Ihre Uhr ein beschriftetes Ziffernblatt? Wenn ja, was steht dort genau und an welcher Stelle?«

Im Anschluss kann der Patient seine Uhr kurz anschauen, um die Merkmale zu kontrollieren. Nach eingehender Begutachtung und erneutem Abdecken der Uhr wird der Großteil der Patienten dennoch nicht in der Lage sein, die aktuelle Uhrzeit zu nennen.

Es wird deutlich, wie selektiv und oberflächlich unsere Aufmerksamkeit häufig funktioniert.

Zur achtsamen Wahrnehmung unseres Körpers und unserer Umwelt und Schulung der Sinne bietet sich die Durchführung von Genussübungen und Achtsamkeitsspaziergängen an. Die kognitive Umstrukturierung dysfunktionaler Gedanken, welche sich insbesondere in einem negativen Selbstbild und Krankheitsängsten zeigen, stellt einen weiteren Behandlungsbaustein dar. In ► **Tabelle 37** sind häufige dysfunktionale Gedanken und Alternativgedanken von Patienten mit Somatoformen Störungen aufgeführt.

Tab. 37: Kognitive Umstrukturierung von Krankheitsängsten und -überzeugungen

Dysfunktionale Gedanken	Alternativgedanken
• Ich bin schwach und leide mehr als andere. • Ich fühle mich ständig eingeschränkt. • Ich bin nicht mehr leistungsfähig. • Ich bin wertlos. • Ich bin hilflos. • Meine Beschwerden werden immer schlimmer. • Meine Beschwerden bringen mich zur Verzweiflung. • Ich ergebe mich dem Schicksal meiner Krankheit. • Den Tag schaffe ich nicht mehr.	• Ich achte auf meinen Körper und respektiere meine Grenzen. • Auch wenn ich Beschwerden habe, kann ich ... machen. • Ich leiste meine Arbeit so gut ich kann. • Ich bin mir meiner gesunden Anteile bewusst. • Ich suche aktiv nach Lösungen. • Es wird wieder bergauf gehen. • Ich werde besser für mich sorgen, wenn ich Beschwerden habe. • Ich kann auf meine Beschwerden positiv einwirken. • Schritt für Schritt komme ich voran.

Dem Patienten soll mittels ABC-Modell verdeutlicht werden, dass Gedanken einen wesentlichen Einfluss auf unseren Körper, unsere Gefühle und Verhaltensweisen haben. Automatisch ablaufende Gedanken in Bezug auf die körperlichen Symptome können hinterfragt und bewusst verändert werden. Da Patienten auch häufig eine unrealistische Vorstellung hinsichtlich des Gesundheitsbegriffs haben, sollte mittels sokratischer Gesprächsführung hinterfragt werden, was für den Betroffenen Gesundheit bedeutet bzw. ob es eine vollkommene Symptomfreiheit gibt. Der Einsatz von Entspannungsverfahren und Biofeedback sollte auch bei älteren Patienten Standard bei der Behandlung Somatoformer Störungen sein.

9 Hilfs- und Pflegebedürftigkeit im Alter

In Anbetracht des demografischen Wandels ist mit einer Zunahme der Anzahl der Hilfs- und Pflegebedürftigen in der Gesellschaft zu rechnen. Es wird insbesondere die Zahl degenerativer Erkrankungen ansteigen, welche zu diversen funktionellen Defiziten im Bereich der Aktivitäten des täglichen Lebens führen. Funktionelle Defizite sind entscheidend für das tägliche Leben eines älteren Patienten. Neben körperlichen Einschränkungen (▶ **Kap.** 8) kann Hilfs- und Pflegebedürftigkeit im Alter auch durch kognitive Veränderungen entstehen. Insbesondere die steigende Anzahl Demenzkranker wird neue Interventions- und Versorgungsformen erfordern.

9.1 Demenz

Demenzen sind die häufigsten und folgenreichsten psychiatrischen Erkrankungen im höheren Lebensalter. Sie stellen die Folge einer meist chronischen oder fortschreitenden Erkrankung des Gehirns mit Beeinträchtigungen vieler höherer kortikaler Funktionen dar. Insbesondere Gedächtnis, Denken, Orientierung, Auffassung, Rechnen, Lernfähigkeit, Sprache und Urteilsvermögen sind betroffen. Die kognitiven Beeinträchtigungen werden in der Regel von Veränderungen im Sozialverhalten, der emotionalen Kontrolle und der Motivation begleitet. In ▶ **Tabelle 38** sind die wichtigsten Symptome der Demenz anhand von Beispielen aufgeführt.

Häufig werden von den Betroffenen noch vorhandene Fähigkeiten dazu genutzt, um die Beschwerden zu überspielen und zu Beginn der Erkrankung zu kompensieren, so dass die äußere Fassade lange gewahrt bleibt. Demenzen zeichnen sich durch degenerative Prozesse der Gedächtnisleistungen und kognitiver Funktionen aus, welche nach mehrjährigem Verlauf in geistigen Verfall, Verlust der Sprachfähigkeit, vollständige Pflegebedürftigkeit bis hin zum Tod führen. Die durchschnittliche Lebenserwartung von dem Auftreten der ersten Symptome bis zum Tod beträgt ca. acht Jahre (Schäufele et al. 1999).

Der Begriff Demenz umfasst viele verschiedene Krankheitsbilder. Zu unterscheiden ist zwischen primären und sekundären Demenzen. Die sekundären Demenzen machen nur einen Bruchteil der Demenzformen aus (ca. 10 %) und beruhen auf einer meist behandelbaren Grunderkrankung (z. B. Tumor, Stoffwechselerkrankungen). In diesem Kapitel sollen vorrangig primäre Demenzen vorgestellt werden. Demenzen bei Alzheimer-Krankheit mit spätem Beginn (ICD-10: F00.1/ICD-10: G30.1) treten mit 72 % am häufigsten auf. Vaskuläre Demenzen (ICD-10: F01) haben eine Prävalenz von 16 %, unter Parkinson-Demenzen (ICD-10: F02.3/ICD-10: G20) leiden 6 % der Betroffenen. Sonstige Demenzformen zeigen eine Prävalenz von 5 % der Fälle (Ott et al. 1995). Im Folgenden sollen die wichtigsten primären Demenzformen charakterisiert werden.

Tab. 38: Symptome der Demenz

Symptom	Beispiel
Gedächtnisschwierigkeiten	• Verlegen von Schlüsseln oder anderen Gegenständen • wiederholtes Fragen • vergessen, den Herd auszuschalten oder die Tür abzuschließen
Orientierungsstörungen	• Verlaufen in unbekannter und (später) bekannter Umgebung • Datum und Wochentag können nicht benannt werden • Namen können bekannten Personen nicht zugeordnet werden
Sprachstörungen	• Wortfindungsstörungen • viele Umschreibungen
emotionale Störungen	• Depressivität, Aggressivität, Ängstlichkeit, aber auch Euphorie
Denkstörungen	• Wahnvorstellungen, z. B.: Dementer fühlt sich bestohlen, wenn Gegenstände verlegt wurden
Verhaltensstörungen	• motorische Unruhe und Umherlaufen (insbesondere nachts) • fehlende Organisation des Tagesablaufs (auch Körperpflege)

Die Demenz bei Alzheimer-Erkrankung zeichnet sich durch Gedächtnisdefizite aus. Zu Beginn der Erkrankung betreffen diese insbesondere das episodische Gedächtnis. Die Erinnerung an jüngere Ereignisse ist deutlich stärker betroffen als Gedächtnisinhalte, die weiter zurückliegen. Weiterhin können Defizite im semantischen Gedächtnis (Faktenwissen) und des autobiografisch-semantischen Gedächtnisses auftreten. Die Demenz des Alzheimer-Typs zeichnet sich zudem durch Störungen von Sprach- und Aufmerksamkeitsfunktionen aus. Wortfindungsstörungen und Beeinträchtigungen der Wortflüssigkeit sollten in diesem Zusammenhang weniger als sprachliches Defizit (z. B. Aphasie) und vielmehr als Abbau des semantischen und perzeptuellen Gedächtnisses betrachtet werden. Für verhaltenstherapeutische Interventionen ist von Bedeutung, dass das prozedurale Lernen bei Patienten mit Alzheimer-Demenz zu Beginn nicht wesentlich beeinträchtigt ist. Hieraus ergibt sich die Möglichkeit, durch Selbständigkeitsinterventionen den Alltag des Betroffenen zu erleichtern. Im weiteren Verlauf der Krankheit produzieren die Erkrankten zunehmend falsche Erinnerungen (false memories), welche auf Abbauprozesse von episodischen Gedächtnisinhalten zurückzuführen sind und sich durch Konfabulationen äußern. Die Abbauprozesse gehen zunehmend über Störungen von

Gedächtnisinhalten hinaus und betreffen auch Aufmerksamkeitsleistungen und exekutive Funktionen, welche erhebliche Auswirkungen auf die Alltagskompetenzen haben. Häufig ist zudem zu beobachten, dass bereits bei frühen Krankheitsstadien das Bewusstsein für eigene Krankheitssymptome und Beeinträchtigungen reduziert oder vollständig gestört sein kann (Anosognosie). Dies kann dazu führen, dass durch die Betroffenen die eigenen Leistungen deutlich überschätzt werden. Anosognosie kann somit als ein Unterscheidungsmerkmal von leichten Ausprägungen der Alzheimer-Demenz zur leichten kognitiven Störung (mild cognitive impairment, MCI) gesehen werden, da diese eher zu einer Überbewertung der kognitiven Defizite neigen.

Vaskuläre Demenzen stellen einen Oberbegriff für alle demenziellen Formen dar, deren Ursache auf eine pathologische Veränderung der Blutversorgung im Hirn (z. B. durch Apoplex) mit einhergehender Hirnschädigung zurückgeht. Die Art der Schädigung kann aus der betroffenen Hirnregion abgeleitet werden. Deshalb können sowohl einzelne kognitive Störungen als auch globale Funktionseinbußen bei einer vaskulären Demenz bestehen. Häufig treten neben Aphasien auch Amnesien, Apraxien und Störungen exekutiver Funktionen auf. Generell ist die Gruppe der Patienten mit vaskulären Demenzen sehr heterogen, so dass eine allgemeingültige Aussage über das Krankheitsbild nicht möglich ist. Zudem bestehen häufig Mischformen von Demenzen mit vaskulärer Ursache und Alzheimer-Demenz, so dass eine Abgrenzung nicht immer möglich ist.

Die Parkinson-Demenz zeichnet sich durch motorische Einschränkungen aus. Neben einer Bewegungsverlangsamung (Bradykinese) tritt eine Verminderung der Bewegungsamplituden (Hypokinese) auf, welche sich beispielsweise in einer zunehmenden Verkleinerung des Schriftbildes oder einen Verlust der Mimik und Gestik äußern. Zusätzlich besteht in der Regel eine Hemmung der Bewegungsinitiation (Akinese). Erst später treten kognitive Störungen auf, welche sich in Form einer Reduktion der Denkgeschwindigkeit sowie exekutiven Dysfunktionen äußern. Gedächtnisschwierigkeiten treten hauptsächlich beim Abrufen von Informationen auf, bei welchen der Einsatz von Suchstrategien oder die Generierung von internen Abrufhilfen notwendig wird. Auf die Darstellung von sonstigen Demenzformen (z. B. Lewy-Body-Demenz, Frontotemporale Demenz) soll an dieser Stelle aufgrund der geringen Prävalenz in der Praxis verzichtet werden.

Generell erscheint teilweise die Abgrenzung von Demenzen zu leichten kognitiven Störungen und normalen altersbedingten Abbauprozessen schwierig. Deshalb wurde die Diagnose »leichte kognitive Störungen« (ICD-10: F06.7) (Mild cognitive impairment, MCI) eingeführt. Sie charakterisiert Gedächtnis- und Lernschwierigkeiten sowie die verminderte Fähigkeit, sich längere Zeit auf eine Aufgabe zu konzentrieren. Patienten berichten häufig ein Gefühl geistiger Ermüdung bei dem Versuch, Aufgaben zu lösen und neue Sachverhalte zu erlernen. Es ist zu beachten, dass die Diagnose nur dann vergeben werden darf, wenn keines der genannten Symptome so schwerwiegend ist, dass die Diagnose Demenz oder Delir gestellt werden kann. Bei der leichten kognitiven Störung handelt es sich also um einen kognitiven Abbauprozess, der größer ist als die anzunehmenden Altersveränderungen. Die auftretenden Defizite müssen aber nicht zwangsläufig Auswirkungen auf die Durchführung und Umsetzung der Aktivitäten des täglichen Lebens haben. Epidemiologische Studien gehen von einer Prävalenz von 3–9 % der über 65-Jährigen aus. Obwohl bei einigen Betroffenen kein weiterer Verlust von Gehirnfunktionen beobachtet werden kann, entwickelt sich innerhalb von sieben Jahren aus der leichten kognitiven Störung bei 80 % der Fälle eine Demenz (Petersen et al. 2001). Die leichte kognitive Störung ist insbesondere ein Risikofaktor für die Demenz des Alzheimer-Typs. Bislang ist jedoch unklar, ob die Diagnose der leichten kognitiven Störung als ein eigenes Krankheitsbild gelten kann oder ob es sich nur um eine Vorstufe einer demenziellen Erkrankung handelt (Davis und Rockwood 2004). Generell konnte eine Reihe von Faktoren für den Kognitionsabbau eruiert werden (Houx et al. 1991). Hierzu zählen:

- Neurologische Behandlung wegen Schlaganfall, Epilepsie etc.
- Behandlung wegen Krankheiten mit möglicher Gehirnbeteiligung
- Mehr als drei Gehirnerschütterungen
- Mehr als drei Vollnarkosen
- Einnahme von Medikamenten mit Einfluss auf Antrieb und Bewusstsein
- Alkoholmissbrauch und andere neurotoxische Faktoren
- Psychiatrische Behandlung in den letzten fünf Jahren
- Geburtskomplikationen oder Entwicklungsstörungen in der frühen Kindheit

Zusätzlich konnte eine Reihe von Risikofaktoren für das Auftreten einer Demenzerkrankung nachgewiesen werden. Das Alter gilt als der wichtigste Risikofaktor, so steigt mit zunehmendem Alter das Demenzrisiko exponenziell an. Liegen in einer Familie gehäuft neurologische Erkrankungen vor, ist ebenfalls das Risiko für eine Demenzerkrankung erhöht. Dies ist auf eine allgemeine genetische zerebrale Vulnerabilität zurückzuführen. Auch andere neurologische Erkrankungen, wie z.B. Schädel-Hirn-Traumen, erhöhen die Auftrittswahrscheinlichkeit. Eine niedrige Schulbildung und eine geringe Einbindung in soziale Netzwerke (psychosoziale Aktivität) können als weitere Risikofaktoren gelten. Frauen sind im Vergleich zu Männern häufiger von Demenzen betroffen. Dies kann zum einen auf die längere Lebenserwartung zurückgeführt werden, zum anderen wird aktuell der Einfluss von Östrogenen und Statinen bei der Demenzentstehung diskutiert. Vaskuläre Demenzen werden zudem durch das Vorliegen von Hypertonus, Hypercholesterinämie, Diabetes mellitus, Hyperurikämie, Gefäßerkrankungen und zerebralen Marklagerveränderungen begünstigt.

9.1.1 Diagnostik der Demenz

Grundsätzlich sollte immer eine ausführliche Anamneseerhebung hinsichtlich kognitiver Defizite und damit einhergehenden gefährlichen Situationen (z.B. »Haben Sie bereits einmal vergessen, den Herd auszuschalten?«) sowie eine Verlaufsmessung in Bezug auf die Gedächtnisschwierigkeiten erfolgen. Zur Demenzdiagnostik gibt es zahlreiche Screeningverfahren. International ist der »Mini-Mental-Status« (MMS; Folstein et al. 1975) am weitesten verbreitet. Dieser Test verfügt aber über eine mangelnde Sensitivität und berücksichtigt Alter, Bildung und Wohnsituation bei der Auswertung nicht. Insbesondere das Fehlen von zeitgebundenen Aufgaben zur Erfassung des kognitiven Verarbeitungstempos sowie Aufgaben zu exekutiven Funktionen stellen einen weiteren Kritikpunkt dar. Als Grenzwert für das Vorliegen einer kognitiven Störung wird in der Praxis häufig ein Wert kleiner als 26 Punkte bei maximal 30 erreichbaren Punkten angegeben. Bei Patienten mit einer Alzheimer-Demenz ohne Therapie kann von einem jährlichen Punktverlust von zwei bis drei Punkten ausgegangen werden (Salmon et al. 1990). Im deutschen Sprachraum finden des Weiteren der Test zum Demenz-Screening und zur Depressionsabgrenzung (TFDD; Ihl et al. 2000) und der »DemTect« (Kalbe et al. 2004) Verwendung. Der DemTect erreicht im Gegensatz zum MMS eine hohe Sensitivität bei Patienten mit Mild Cognitive Impairment (Rösler et al. 2004). Generell sollte zur Diagnosestellung eine umfangreiche neuropsychologische Testung erfolgen, die oben genannten Screeningverfahren können lediglich Hinweise für das Vorliegen einer kognitiven Störung liefern. Als ausführliche Testbatterie hat sich die CERAD-Batterie (Consortium to Establish a Registry of Alzheimer's Disease; Morris et al. 1989) etabliert. Diese enthält neben verbalen und nonverbalen Gedächtnistests den MMS, Aufgaben zur semantischen Wortflüssigkeit, einen Test zur konstruktiven Praxis und eine Kurzversion des Boston Naming Tests. Zusätzlich wird die CERAD-Batterie häufig um den Trail Making Test A und B sowie eine Aufgabe zur phonematischen Flüssigkeit (S-Wörter) zur CERAD-Plus erweitert. Hinsichtlich der Auswertung der CERAD-Batterie gibt es verschiedene Normwerte. Einige Autoren werten bereits Ergebnisse, deren z-Wert <–1 ist (entspricht einer Standardabweichung), als ein unterdurchschnittliches Ergebnis (Fisseni 1990). Für die CERAD-Batterie besteht die Möglichkeit zur Online-Auswertung über die Website der Memoryclinic Basel (http://www.memoryclinic.ch; Zugriff am 12.02.2013). Zur Erfassung von Beeinträchtigungen der Alltagskompetenz bei älteren Patienten mit leichten bis mittelschweren Einbußen der kognitiven Leistungsfähigkeit liegt die Bayer-ADL-Skala (B-ADL; Erzigkeit und Lehfeld 2010) vor, welche wichtige Zusatzinformationen zu den psychologischen Testergebnissen liefern. Zur Früherkennung demenzieller Entwicklungen sind insbesondere Veränderungen bei der Ausführung von instrumentellen Aktivitäten von Bedeutung. Der Vorteil dieser Skala besteht darin, dass sich direkt Interventionsmaßnahmen ableiten lassen, um ein sicheres Leben im häuslichen Setting weiter zu ermöglichen. Zusätzlich sollten zur Demenzdiagnostik bildgebende Verfahren eingesetzt werden. Weiterhin gestaltet sich insbesondere zu Beginn eines demenziellen Prozesses die Abgrenzung zu einer affektiven Symptomatik im Rahmen einer Depression als schwierig. Treten kognitive Defizite im Ausmaß einer Demenz im Rahmen einer Depression auf, spricht man von einer sogenannten depressiven Pseudodemenz. Häufig gestaltet sich aber die Antwort auf die Frage, ob die depressive Erkrankung alleinige Ursache für die gegenwärtigen Konzentrations- und Gedächtnisprobleme ist oder ob neben der Depression auch eine beginnende Demenzerkrankung vorliegt, schwierig. In ▸ **Tabelle 39** sind Anhaltspunkte für das Vorliegen einer echten Demenz oder einer Pseudodemenz bei Depression aufgeführt.

Tab. 39: Anhaltspunkte für das Vorliegen einer Demenz oder Pseudodemenz bei Depression

Pseudodemenz bei Depression	Demenz
Klagen über Gedächtnisprobleme sind stärker als objektive Befunde	Patient klagt wenig über kognitive Leistungsverluste
stabile depressive Stimmung	Affektlabilität; Patient ist leicht umstimmbar/auslenkbar
überwiegend gequälte Stimmungslage und Selbstabwertung	Stimmung ist eher gleichgültig, Patient neigt zur Selbstüberschätzung
Schuldgefühle und Versagensängste	Patient verneint Probleme und beschuldigt andere; Konfabulationen
Unsicherheit gegenüber anderen	Patient ist fordernd
rascher Beginn der kognitiven Probleme	langsamer, schleichender Beginn der kognitiven Probleme
Schlaflosigkeit, nur selten nächtliche Unruhe	deutliche nächtliche Unruhe
wenig Bemühung, leistungsfähig zu bleiben	Versuch, Defizite auszugleichen (z. B. mit Notizen)
auffällige Leistungsschwankungen bei neuropsychologischen Tests	meist gleichmäßige Leistungsminderungen bei neuropsychologischen Tests

Zur weiteren Abklärung, ob es sich um eine Demenz oder Pseudodemenz bei Depression handelt, sollte die Alltagskompetenz beobachtet und eine Verlaufsbeobachtung und Verlaufstestung durchgeführt werden. Eine umfangreiche körperliche Abklärung der Ursachen der demenziellen Symptomatik ist dringend erforderlich, da bei ca. 10 % der Betroffenen reversible Auslöser für die Defizite im kognitiven Bereich bestehen. Bei einer entsprechenden Therapie kann eine deutliche Verbesserung bis hin zur Wiederherstellung der Leistungsfähigkeit erzielt werden.

Für die Beschreibung des Schweregrades der Demenz gibt es verschiedene Beurteilungsskalen. Neben der ontogenetisch orientierten Reisberg-Skala (Reisberg et al. 1982), welche die Demenzentwicklung in sieben Stufen beschreibt, wird aktuell das Clinical Dementia Rating (CDR; Morris 1993) am häufigsten verwendet. Dieses Rating ermöglicht eine Beurteilung der demenziellen Entwicklung auf fünf Stufen und berücksichtigt folgende Funktionsbereiche: Gedächtnis, Orientierung, Problemlösung und Urteilsfähigkeit, Angelegenheiten des Gemeinwesens, Haus und Hobby, persönliche Pflege (▸ **Tab. 40**).

Tab. 40: Clinical Dementia Rating (Morris 1993; Darstellung nach Wettstein 2005, S. 111)

Funktion	Gesund CDR = 0	Fragliche Demenz (MCI) CDR = 0,5	Leichte Demenz CDR = 1	Mittelschwere Demenz CDR = 2	Schwere Demenz CDR = 3
Gedächtnis	Kein Gedächtnisverlust oder leichte inkonstante Vergesslichkeit	Leichte kognitive Vergesslichkeit. Nur partielle Erinnerung	Mäßige Störung des Gedächtnisses. ADL-Funktionen beeinträchtigt	Ausgeprägte Störung. Nur intensiv Erlerntes bleibt erhalten	Schwere Störung. Nur Erinnerungs-bruchstücke
Orientierung	Voll orientiert	Voll orientiert, aber leichte Störung zeitlicher Zusammenhänge	Mäßige Störung der zeitlichen Orientierung. Örtlich meist orientiert	Zeitlich und örtlich desorientiert	Nur noch autopsychisch orientiert
Problemlösung und Urteilsfähigkeit	Keine Einschränkungen	Nur fragliche Beeinträchtigung bezüglich Problemlösungsfähigkeit	Mäßige Schwierigkeiten bei Problemlösung, meist erhaltene Urteilsfähigkeit	Schwere Beeinträchtigung der Problemlösungsfähigkeit und Beeinträchtigung der Urteilsfähigkeit	Keine Problemlöse- und Urteilsfähigkeit.
Angelegenheiten des Gemeinwesens	Unabhängigkeit in allen Bereichen	Nur fragliche Beeinträchtigungen	Unfähig, selbständig sinnvoll zu wirken, obwohl z. T. noch engagiert. Gute Fassade	Keine unabhängige Funktion außerhalb des zu Hauses. Kann zu Anlässen mitgenommen werden	Keine unabhängige Funktion außerhalb des zu Hauses. Kann nicht mehr zu Anlässen mitgenommen werden
Haus und Hobby	Keine Beeinträchtigungen	Leben zu Hause und Hobbys und intellektuelle Interessen leicht beeinträchtigt	Leichte Funktionsbeeinträchtigungen zu Hause, Aufgabe von Hobbys und komplexen Arbeiten	Nur einfache Hausarbeiten	Keine signifikante Funktion zu Hause
Persönliche Pflege	Völlig selbständig	Völlig selbständig	Aufforderung nötig	Hilfe nötig beim Anziehen und bei der täglichen Hygiene	Braucht viel Hilfe, häufig inkontinent

9.1.2 Diagnosemitteilung Demenz

Die Studienlage hinsichtlich der Mitteilung der Demenzdiagnose an den Betroffenen ist uneinheitlich. Schelling (2005) gibt an, dass 33–96 % der Menschen mit Demenz und 17–100 % der Angehörigen eine Offenlegung der Diagnose befürworten. Etwa die Hälfte der in den Studien befragten Ärzte verneint die Diagnosemitteilung, obwohl dies in der Regel im Widerspruch mit den Richtlinien von professionellen Organisationen steht. Dennoch gibt es sowohl Gründe, die für, aber auch gegen eine Offenlegung der Diagnose sprechen. Generell hat jeder Patient das Recht, die Diagnose zu kennen, dies sollte insbesondere bei Patienten mit einem vorhandenen Problembewusstsein berücksichtigt werden. Die Diagnosemitteilung kann zu einer Maximierung der Behandlungsmöglichkeiten führen und eine bessere Lebens- und Pflegeplanung ermöglichen. Kritiker der Diagnosemitteilung begründen das Verschweigen der Diagnose mit dem Argument, dass es aktuell keine Möglichkeiten der effektiven Behandlung oder Heilung gebe und die Diagnose nur emotionalen Stress (z. B. Angst, Suizidalität) verursache, insbesondere vor dem Hintergrund, dass eine Demenzerkrankung nach wie vor als Stigma angesehen werden kann. Teilweise wird auch argumentiert, dass der Betroffene die Diagnose nicht verstehe bzw. behalten könne und deshalb eine Offenlegung der Diagnose nur gegenüber den Angehörigen sinnvoll sei.

9.1.3 Behandlung der Demenz

Aus den dargestellten Risikofaktoren für Demenzen lassen sich demenzpräventive Maßnahmen ableiten. Als erste Strategie ist die Erhöhung von zerebralen Reserven zu nennen. So ist Bildung ein Hauptschutzfaktor für die Entstehung von demenziellen Prozessen. Aber auch alle anderen Tätigkeiten, die mit einer Aktivierung der Hirntätigkeit in Verbindung stehen (z. B. intensive Hobbytätigkeit) verbessern die funktionellen Reserven, wodurch schädigende Läsionen besser toleriert werden können. Hierzu zählt auch der Einsatz von formellen Gedächtnisschulungsprogrammen, die mit einem psychomotorischen Training oder körperlicher Aktivität gekoppelt werden sollten. Weiterhin konnte gezeigt werden, dass gute soziale Beziehungen (Partnerschaft, Familie, Freundschaften, Nachbarschaft) das Risiko, an Demenz zu erkranken, reduzieren, da auch hier anspruchsvolle kognitive Leistungen notwendig sind. Eine zweite Strategie stellt die Minimierung von schädigenden Einflüssen auf das Gehirn dar. Die Verhinderung von Hirntraumata (z. B. durch Unfälle) und Schlaganfällen (z. B. durch Bluthochdruck) kann durch einen gesunden Lebensstil unterstützt werden.

Demenzielle Erkrankungen haben weitreichende Konsequenzen für den Betroffenen:

- Verlust der Autonomie und Pflegebedürftigkeit aufgrund zunehmender Gedächtnisprobleme, Apraxie und gestörte Verarbeitung visuell-räumlicher Informationen

- Untererernährung und Verhungern aufgrund eines gesteigerten Energieverbrauchs durch psychomotorische Unruhe und mangelnde Nahrungsaufnahme
- Verhaltensstörungen, insbesondere psychotische Phänomene (Wahn), affektive Störungen (Depression, Angst), Antriebsstörungen (psychomotorische Unruhe) und Persönlichkeitsveränderungen
- Erhöhte Unfallgefahr, insbesondere Autounfälle und Stürze
- Erhöhtes Risiko, Opfer krimineller Taten zu werden
- Begleiterkrankungen (z. B. epileptische Anfälle, Dyskinesie)
- Medizinische Unterversorgung aufgrund fehlender Krankheitseinsicht

Neben diesen objektiv beobachtbaren Konsequenzen einer Demenzerkrankung sollte der Behandler sich aber auch über die Veränderungen der Wahrnehmung, des Erlebens und des Verhaltens von Betroffenen bewusst sein, um eine adäquate Unterstützung bei krankheitsbedingten Problemen zu gewährleisten. Hierzu sind eine umfassende Beobachtung des Erkrankten und die Testung von möglichen Interpretationen seiner Äußerungen unausweichlich, da der Demenzkranke nur im Anfangsstadium aktiv an der Erarbeitung von Bewältigungsstrategien mitarbeiten kann. Das Anfangsstadium der Demenz ist häufig von Angst und Verzweiflung bei dem Betroffenen geprägt. Vergesslichkeit, Konzentrationsschwierigkeiten, Wortfindungsstörungen und Fehlinterpretationen werden bewusst wahrgenommen, so dass Gefühle der Hilf- und Hoffnungslosigkeit und ein Verlust des Selbstwertgefühls entstehen. Die Erkrankten hoffen vergeblich, dass sich die Ereignisse und die Umwelt wieder ordnen und ihre Defizite wieder rückläufig werden. In dieser Phase entstehen häufig zusätzlich zur demenziellen Problematik depressive Symptome. Aber auch im mittleren und letzten Krankheitsstadium kann es durch die Zunahme von körperlichen Problemen (z. B. Inkontinenz) zu psychischen Störungen kommen. Es ist zu beachten, dass auch Patienten mit schweren Demenzen über eine Reihe von emotionalen Fähigkeiten verfügen, welche häufig übersehen werden. Auch Alltagsfertigkeiten, wie z. B. das Abwaschen von Geschirr, bleiben häufig lange erhalten. Grundsätzlich reagieren Demenzkranke sehr gut auf Außenreize. Um den Verlust der kognitiven Fähigkeiten gegenüber der Umwelt zu verheimlichen, kommen durch den Betroffenen die folgenden Bewältigungsstrategien zum Einsatz:

- Bagatellisieren
- Kompensation (z. B. durch Merkzettel)
- Fassadenverhalten
- Vermeidungsstrategien
- Projektionen auf die Umwelt (z. B. eine andere Person hat einen Fehler gemacht)

Letztlich geraten die Erkrankten in einen Teufelskreis aus zunehmendem Verlust kognitiver Fähigkeiten, welche zu einer Verstärkung der zeitlichen, örtlichen und situativen Orientierung führen. Die hieraus resultierende emotionale Unsicherheit äußert sich in einem Misslingen von Bewältigungsversuchen, was wiederum den kognitiven Abbau und die Entstehung von psychischen Erkrankungen (Depression, Angststörungen) verstärkt. Um das Wohlbefinden eines Demenzkranken zu beurteilen, hat Volicer (1999) drei Dimensionen eingeführt: Engagement vs. Apathie, glücklich vs. traurig und ruhig vs. agitiert. Mit Hilfe dieser Dimensionen kann der psychoemotionale Zustand des Betroffenen gut beschrieben und eingeschätzt werden. Durch die Beobachtung des Gesichtsausdrucks lassen sich zusätzlich wichtige Informationen hinsichtlich der psychischen Verfassung sammeln, da Demenzkranke nicht mehr in der Lage sind, ihren emotionalen Ausdruck und Verhaltensweisen an kulturelle und gesellschaftliche Normen anzupassen.

Auch wenn es sich bei Demenzen in aller Regel um degenerative Prozesse handelt und in der Vergangenheit große Zweifel an der Beeinflussbarkeit des Krankheitsverlaufs mittels psychotherapeutischer Therapieansätze bestanden, sollen im Folgenden verschiedene Interventionen dargestellt werden, die den Verlauf der Erkrankung günstig beeinflussen. Ausgangspunkt hierfür ist ein erweitertes Verständnis für die Demenzentstehung, welches neben den biologischen Prozessen auch die Risikofaktoren auf psychosozialer Ebene mitberücksichtigt. Auch wenn als Therapieziel nicht die Symptomfreiheit stehen kann, können geeignete verhaltenstherapeutische Strategien einen wichtigen Beitrag zur Lebensqualität des Dementen leisten. Bei der Behandlung eines Dementen ist es bereits ein Erfolg, wenn das Krankheitsbild einige Zeit stabil bleibt. Psychotherapeutisches Handeln kann sich die häufig lange fortbestehende Fähigkeit zum motorischen und operanten Lernen zu Nutze machen. Auch der Einsatz von klassischer Konditionierung bietet eine weitere Interventionsmöglichkeit. Grundsätzlich müssen bei jedem Patienten die individuell erhaltenen Kompetenzen eruiert und hieraus Interventionsstrategien abgeleitet werden, um eine Verzögerung des Fortschreitens der demenziellen Erkrankung und eine längere Aufrechterhaltung der Selbständigkeit in den Aktivitäten des täglichen Lebens zu erzielen. Psychotherapeutische Interventionen haben ihre Berechtigung bei leichten bis mittelschweren Demenzausprägungen. Als Therapieziele können die folgenden Themen genannt werden (Hirsch 2009):

- Stützung der Selbstsicherheit und des Selbstbildes und Verringerung von Hilflosigkeit und Abhängigkeit
- Klärung von Gefühlen zum Selbst, dem Körper und zu den Bezugspersonen
- Akzeptieren und Bewältigen der bestehenden und zunehmenden Verluste sowie Anpassung an die veränderte Lebenssituation
- Stabilisierung und Förderung von vorhandenen Kompetenzen, Ressourcen und Aktivitäten des täglichen Lebens
- Verringerung von Verhaltensauffälligkeiten
- Stabilisierung der Emotionen und Affekte
- Akzeptanz der kognitiven Defizite und deren optimale Nutzung
- Vermeidung einer frühzeitigen, dem neuropsychologischen Defizit nicht entsprechenden psychosozialen Deaktivierung
- Verringerung von depressiven Symptomen, Ängsten, Rückzugs- und regressiven Tendenzen
- Stabilisierung und Förderung von familiären Beziehungsstrukturen sowie sozialen Kompetenzen
- Förderung von Interesse an der Umwelt und an Tätigkeiten

Die Therapieziele ändern sich mit dem Fortschreiten der demenziellen Erkrankung. Während Patienten mit einer leichten Demenz häufig unter dem Verlust der Kontrolle hinsichtlich der kognitiven Abbauprozesse leiden und sich der Situation hilflos ausgeliefert sehen und depressive Symptome entwickeln, sind bei einer Zunahme der demenziellen Symptomatik immer mehr externe Reize notwendig, welche sowohl krankheitsvermindernd, aber im Falle einer Überforderungssituation auch krankheitsverstärkend wirken können. Bei schweren Demenzerkrankungen richtet sich die psychotherapeutische Behandlung an die Angehörigen, um eine Linderung des Leidens des Betroffenen zu ermöglichen. Handlungsleitend sollte immer die gemeinsame Zielvorgabe sein, die Selbstbestimmung und Selbständigkeit des Erkrankten zu fördern und persönliche Lebensqualität herzustellen. Es wird deutlich, dass eine ständige Anpassung der Therapiestrategien, des Behandlungsverfahrens und -ansatzes gegeben sein muss. Die in ▶ **Kapitel 1** dargestellten Therapiemodifikationen für ältere Patienten sollten um folgende Punkte erweitert werden (n. Diel und Kurz 2003, 2004):

- Vereinfachung und Verständlichkeit
- Wiederholungen
- Strukturierung des Geschehens im Behandlungsprozess
- Problem- und Alltagsorientierung
- Einfache plastische Therapiemethoden
- Einfache Hausaufgaben
- Behutsame Konfrontation mit Leistungsgrenzen und Annahme von Hilfe

Aufgrund des stetigen Fortschreitens der Erkrankung nehmen im Behandlungsverlauf nonverbale, verhaltensbezogene und umweltstrukturierende Ansätze an Bedeutung zu.

Psychotherapeutische und neuropsychologische Interventionen lassen sich in acht Bereiche untergliedern:

- Verhaltenstherapeutische Techniken
- Kognitive Trainingsprogramme
- Entspannungstraining
- Realitätsorientierungstraining
- Lebensraumgestaltung und Milieutherapie
- Reminiszenz- oder Erinnerungsarbeit
- Selbsterhaltungstherapie
- Validation

Bei verhaltenstherapeutischen Interventionen kommen insbesondere kognitiv-behavioristische Verfahren zum Einsatz. Ziel ist der Einsatz eines bewältigungsorientierten Verfahrens, welches dem Demenzkranken eine Anpassung an die kognitiven Defizite und eine Verringerung von Verhaltensproblemen und nichtkognitiven Symptomen ermöglicht. Bei leichten Demenzformen können verhaltenstherapeutische Techniken wie Selbstinstruktion, Selbstkontrolle, Rollenspiele, kognitive Umstrukturierung und Selbstsicherheitstrainings zum Einsatz kommen.

Ehrhardt und Plattner (1999) entwickelten beispielsweise ein verhaltenstherapeutisches Kompetenztraining, welches sowohl im Einzel- als auch im Gruppensetting angewendet werden kann. Inhaltlich beschäftigen sich die sechs Module mit den Themen: Therapieplanung und Verhaltensanalyse, Psychoedukation, Stressmanagement, Aufbau von (positiven) Aktivitäten, Förderung sozialer Kompetenzen und kognitive Umstrukturierung depressiogener Gedanken. Verhaltenstherapeutische Ansätze können auch bei fortgeschrittenen Demenzen zum Zuge kommen. So können durch die Anwendung einfacher Lerngesetze Verbesserungen in den Funktionsbereichen der Aktivitäten des täglichen Lebens (Selbstversorgung, Ankleiden, Kontinenz) gezeigt werden. Der Einsatz von kognitiven Trainingsprogrammen bei Demenzkranken war lange Zeit umstritten, da Generalisierungseffekte auf die kognitive Leistungsfähigkeit nicht nachgewiesen werden konnten. Grundsätzlich sollten fluide kognitive Funktionen trainiert werden. Werden diese inhaltsbezogen trainiert, kann die Alltagskompetenz über einen längeren Zeitraum erhalten werden (Oswald und Engel 2006). Kognitive Trainingsprogramme haben zunächst das Ziel, explizite Gedächtnisleistungen mittels Gedächtnisstrategietrainings zu optimieren. Wichtig ist hierbei, dass das Training an die individuellen Möglichkeiten und Voraussetzungen angepasst wird und über das biografische Altgedächtnis arbeitet. Ein Gruppentraining ist zu bevorzugen, da über soziale Interaktionen und Erfolgserleben das Lernen verbessert werden kann. Zusätzlich sollten Angehörige in das Training einbezogen werden, um eine kontinuierliche Anwendung des Erlernten im Alltag zu gewährleisten. Gedächtnistrainings können bei leichten und mittelgradigen Erkrankungsstadien zum Einsatz kommen. Positive Effekte in der Behandlung von Demenzpatienten konnten durch Entspannungsverfahren (Autogenes Training und Progressive Muskelrelaxation) beobachtet werden. Ein stufenweises Vorgehen bei der Instruktion der Entspannungsverfahren, welche sich auf die Hauptübungen beschränkt, ist zu beachten. Realitätsorientierungstraining (ROT) und Verbesserungen der Lebensraumgestaltung stehen in enger Beziehung. So kann beispielsweise durch das Anbringen von überdimensionierten Uhren und Kalendern die zeitliche Orientierung der Betroffenen verbessert werden und Piktogramme an Türen können die räumliche Orientierung erleichtern, wodurch für den Erkrankten (auch bei fortgeschrittener Erkrankung) mehr Selbständigkeit ermöglicht wird. In der Praxis hat sich das »24-Stunden-ROT« durchgesetzt, bei dem jeder Patientenkontakt zur Förderung der Orientierung genutzt wird. Neben einer angepassten Lebensraumgestaltung wird im Rahmen der Milieutherapie besonderer Wert darauf gelegt, dass dem Dementen eine vertraute Beziehungsperson zur Seite steht, welche die Biografie des Erkrankten kennt und diese in einen strukturierten Tagesablauf einbeziehen kann. Zielsetzung der Reminiszenz- und Erinnerungsarbeit ist, durch die Nutzung von autobiografischen Erinnerungen, den Patienten emotional einzubeziehen. Hierdurch kann die Kommunikation und Interaktion des Betroffenen verbessert werden. Weiterhin kann eine Steigerung des Selbstwertgefühls und des Bewusstseins der eigenen Identität beobachtet werden. Die Spannweite von Ansätzen der Reminiszenztherapie ist sehr weit gefächert und reicht von der Lebensrückblicksintervention (► **Kap. 7.1.3**) bis hin zum Einsatz von Musik, Fotografien, Zeitungen und weiteren Materialien zur Auslösung für Erinnerungen. Die Selbsterhaltungstherapie legt den Fokus auf den Selbst-Erhalt und nicht auf die Selbst-Korrektur. Vorhandene Kompetenzen werden weiter trainiert und führen so zu Erfolgserlebnissen, welche den Selbstwert des Erkrankten stabilisieren. Als ein weiteres gefühlsorientiertes Verfahren hat sich die Validation durchgesetzt. Es wird davon ausgegangen, dass die hinter dem beobachtbaren Verhalten des Dementen liegenden Gefühle stellvertretend für das rationale Denken stehen. So sollte bei der Behandlung und Betreuung auf die Gefühle reagiert und Fehler und Gedanken nicht korrigiert werden.

9.2 Demenzangst

Demenzerkrankungen gab es in der Menschheitsgeschichte schon immer. Auch heute ist die Angst vor Demenz weit verbreitet. Noll und Schöb (2001) konnten zeigen, dass 29–35 % der über 70-jährigen Deutschen über subjektiv wahrgenommene kognitive Veränderungen besorgt sind. Demenzen sind nach wie vor ein tabuisiertes Thema in unserer Gesellschaft, was zur Folge hat, dass die Erkrankung bei Betroffenen erst sehr spät diagnostiziert wird. Hinter der Angst vor Demenz verbergen sich insbesondere die Ängste, nicht mehr handlungsfähig und über eine längere Zeit der Betreuung Dritter ausgeliefert zu sein. Häufig wird geäußert, dass das Weiterleben im Falle einer Demenzerkrankung nicht mehr wünschenswert sei. Die Sorge, an Demenz erkrankt zu sein, kann sich zu einer regelrechten Demenzangst steigern, so dass die Betroffenen von den behandelnden Ärzten eine Diagnosestellung und therapeutische Empfehlung erwarten. Häufig können die bestehenden Bedenken über eine neuropsychologische Testung ausgeräumt werden. Normales Altern ist mit einem altersbedingten kognitiven Abbau verbunden, welcher sich in visuell-räumlichen Fähigkeiten, Gedächtnisfunktionen, Exekutivfunktionen, Sprache und Denken bemerkbar macht. So bietet das DSM-IV die Kategorie des Altersbedingten kognitiven Abbaus an (ICD-10: R41.8), welche auf ältere Menschen zutrifft, die unter subjektiven kognitiven Problemen klagen, welche nicht durch eine spezifische psychische oder neurologische Störung erklärt werden können. Dennoch ist zu beachten, dass der Bereich zwischen nichtpathologischen kognitiven Beeinträchtigungen und Demenzen fließend ist. Die Teilnahme an einem Gedächtnistraining mit Psychomotoriktraining sowie die Aktivierung von sozialen Kontakten können die bestehenden Sorgen verringern.

Teil III: Alterspsychotherapeutische Behandlungskonzepte

Wie bereits in ▸ **Kapitel 2.2** deutlich wurde, besteht eine unzureichende psychotherapeutische und psychosomatische Versorgung älterer Patienten. Gerontopsychosomatische Spezialabteilungen, aber auch ambulante alterspsychotherapeutische Angebote stellen nach wie vor die Ausnahme im deutschen Gesundheitssystem dar. Häufig beschränken sich Interventionen für ältere Patienten auf kognitive Trainings oder altersadaptierte Bewegungsprogramme. Dies trägt aber den komplexen Erkrankungen der Patienten nur unzureichend Rechnung. Deshalb soll im Folgenden ein gerontopsychosomatisches Behandlungskonzept dargestellt werden, welches sich auf alterspsychotherapeutische Anwendungen für Patienten ohne kognitive Defizite bezieht. Anschließend soll am Beispiel des Alzheimer-Therapie-Zentrums der Schön Klinik Bad Aibling ein Behandlungskonzept für Menschen mit Demenz und deren Angehörige vorgestellt werden.

10 Stationäre gerontopsychosomatische Behandlungskonzepte

Stationäre Behandlungskonzepte stellen eine weitere wichtige Säule in der Versorgung älterer psychisch kranker Menschen dar. Eine weite Verbreitung ist bei gerontopsychiatrischen Stationen gegeben, welche sich auf die Behandlung von psychischen Erkrankungen im Alter spezialisiert haben. Dies gilt insbesondere für Demenzerkrankungen und die damit verbundenen Störungen von Verhalten und Erleben. Häufig bestehen zudem Stationen zur Therapie von affektiven Störungen. Im Vordergrund einer gerontopsychiatrischen Behandlung steht die Förderung des Gedächtnisses, des Denkvermögens, der sozialen und alltagspraktischen Fähigkeiten. Eine Integration von neurowissenschaftlich basierten, psychotherapeutisch ausgerichteten und sozialpsychiatrischen Ansätzen wird in gerontopsychiatrischen Einrichtungen verfolgt. Die Patienten werden darin unterstützt, den Alltag wieder alleine bewältigen zu können, bzw. weiterführende Wohn- und Betreuungsformen zu organisieren.

Einen neuen stationären Behandlungsansatz stellen gerontopsychosomatische Einrichtungen dar, welche insbesondere der Multimorbidität im Alter Rechnung tragen wollen. Durch die interdisziplinäre Zusammenarbeit von psychosomatischer und geriatrischer Expertise können im Rahmen der Alterspsychotherapie körperliche Faktoren und Erkrankungen berücksichtigt werden und eine diagnostisch sorgfältige Abklärung von somatischen und psychogenen Aspekten der Symptome des Patienten erfolgen. Gerontopsychosomatische Behandlungsansätze richten sich vorrangig an Patienten der dritten Lebensphase und befassen sich mit

- den psychischen Auswirkungen bzw. der Bewältigung des normalen körperlichen Alternsprozesses – verstanden als Entwicklungsaufgabe,
- mit der besonderen Phänomenologie und Symptomatik psychischer Störungen und Persönlichkeitsstörungen im Alter,
- mit den funktionellen Störungen und Somatisierungsstörungen alter Menschen,
- mit den Folgen psychischer Traumatisierungen auch in früheren Lebensabschnitten (insbesondere Kriegserlebnisse),
- den im Alter vermehrt auftretenden somato-psychosomatischen Wechselwirkungen (Coping, Compliance) bei schweren Körperkrankheiten und
- der Erforschung adaptiver Prozesse im Kontext der im Alter auftretenden Gewinne (»späte Freiheit«) und Verluste (Rollenverluste; Gefährdung des sozialen Netzwerkes).

In einem solchen Ansatz werden medizinische, psychologische und psychotherapeutische Erkenntnisse in einem Gesamtbehandlungsplan integriert. Es wird der

Tatsache Rechnung getragen, dass sowohl bei der Entstehung als auch bei der Aufrechterhaltung von psychosomatischen und psychischen Erkrankungen biologische, psychologische und soziale Faktoren eine wichtige Rolle spielen können. Deshalb setzt dieser Behandlungsansatz das enge Zusammenarbeiten von Personen verschiedener Berufsgruppen voraus. Eine Beschränkung auf eine rein somatische Diagnostik und Therapie wird der Problematik psychosomatisch Kranker in der Regel nicht gerecht. Durch gerontopsychosomatische Behandlungskonzepte kann eine Lücke im medizinisch-psychotherapeutischen Versorgungssystem für ältere Menschen geschlossen werden.

Neben allgemeinen gerontopsychiatrischen und gerontopsychosomatischen Stationen wurden speziell auf die Bedürfnisse Demenzkranker Alzheimer-Therapie-Zentren aufgebaut. Ziel dieser Einrichtungen ist, den Krankheitsverlauf zu verzögern, Begleitsymptome zu verringern und Angehörige auf das Leben zu Hause mit der Erkrankung vorzubereiten. Innerhalb dieses stationären Interventionsprogramms werden Erkrankte gemeinsam mit einem Angehörigen aufgenommen. Das Behandlungskonzept besteht aus drei Säulen:

- Die medizinische Behandlung der Demenz mittels einer gezielten medikamentösen Therapie
- Ein individuell gestaltetes und an den erhaltenen Fähigkeiten ausgerichtetes Therapieprogramm für die Betroffenen
- Ein intensives Schulungs- und Unterstützungsprogramm für die begleitenden Angehörigen

Es wird deutlich, dass es sich bei dem vorgestellten Konzept um ein ressourcenorientiertes Behandlungsprogramm, welches die Förderung erhaltener Fähigkeiten des Patienten in den Mittelpunkt stellt, handelt. Durch den engen Einbezug der Angehörigen in die Therapie kann diese Förderung bestmöglich gelingen. Angehörige können des Weiteren lernen, ihren Umgang mit dem Erkrankten zu verbessern, Konflikte zu vermeiden und sich selbst zu entlasten. Dies ermöglicht ein harmonischeres Miteinander trotz der Erkrankung.

11 Ambulante und teilstationäre psychotherapeutische Behandlungsformen

Im ambulanten Bereich werden niedergelassene Psychotherapeuten häufiger mit älteren Klienten konfrontiert sein, was die Vertiefung von gerontologischem Wissen, z. B. im Rahmen des Ausbildungs-Curriculums zum Ärztlichen/Psychologischen Psychotherapeuten, rechtfertigen sollte. Weiterhin sollten psychotherapeutische Praxen barrierefrei ausgestattet sein, um den Zugang für in der Mobilität eingeschränkte Klienten zu erleichtern. Eine Vernetzung der ambulanten Psychotherapeuten zu Haus- und Fachärzten könnte in Form von Medizinischen Versorgungszentren umgesetzt werden. Kurze Wege und eine reibungslose interdisziplinäre Zusammenarbeit könnten dem älteren Klienten zu Gute kommen. Zur Diagnostik und Intervention bei kognitiven Schwierigkeiten wurden Gedächtnisambulanzen bzw. Gedächtnissprechstunden eingerichtet. Sie bieten die Möglichkeit einer umfassenden Diagnostik mit unterschiedlichen Testverfahren. Entsprechend den Testergebnissen werden dem Patienten Therapiemöglichkeiten erläutert und auf mögliche Einrichtungen verwiesen. Zudem gibt es Fachstellen für pflegende Angehörige mit Demenzberatung. Neben der Beratung und Begleitung rund um das Thema Demenz können Informationen zur Pflegeversicherung oder zum Betreuungsrecht eingeholt werden. Generell stellen diese Fachzentren ein Entlastungsangebot für pflegende Angehörige dar.

Neben ambulanten Versorgungsformen für ältere Menschen werden teilstationäre Behandlungskonzepte an Bedeutung gewinnen. Insbesondere tagesklinische Angebote, welche an geriatrische oder psychiatrische Kliniken angeschlossen sind, sind ideal für Patienten, die nicht mehr stationär behandelt werden müssen, aber mehr als eine ambulante Behandlung benötigen. Tageskliniken bieten den Betroffenen die Chance, eigene Potenziale durch eine Intensivierung relevanter Interventionen (z. B. Psychotherapie, Physiotherapie, Ergotherapie) weiter auszuschöpfen. Weiterhin hat der Patient die Möglichkeit, das Erlernte zu Hause direkt zu erproben und umzusetzen. Zeigen sich hierbei Probleme, können sehr zeitnah neue Lösungen mit dem therapeutischen Team entwickelt werden. Ziel einer tagesklinischen Behandlung ist die Förderung der Selbständigkeit, wodurch Pflegebedürftigkeit verhindert werden kann.

Häufig scheitert eine gute Betreuung psychisch kranker älterer Menschen an einer unzureichenden Verzahnung von ambulanten und stationären Behandlungsangeboten. Hausärzte, Psychiater, Psychotherapeuten und auch ambulante Pflege, Physiotherapie und Ergotherapie sollten miteinander kooperieren. Eine Verbesserung der Versorgungssituation im Sinne einer »Integrierten Versorgung« (gemäß § 140 a SGB V) könnte die Folge sein.

Zusammenfassung

In kaum einem anderen Tätigkeitsfeld des Gesundheitswesens haben sich derart gravierende und notwendige Veränderungen vollzogen wie in der Arbeit mit psychisch kranken Menschen. Dennoch stellt die psychotherapeutische Behandlung Älterer ein Außenseiterthema dar, welches von Vorurteilen geprägt ist. Dies hat zur Folge, dass ältere Menschen häufig nicht ausreichend psychotherapeutisch versorgt sind. Die Aufrechterhaltung der körperlichen und psychischen Gesundheit stellt eine Grundbedingung für erfolgreiches Altern dar. So werden in Zukunft Psychotherapeuten und Ärzte mit einer wachsenden Anzahl von über 65-jährigen Patienten konfrontiert werden. Deshalb erscheint die Nutzung von psychosomatischer und geriatrischer Fachkompetenz innerhalb eines interdisziplinären Behandlungsansatzes als erfolgversprechend und innovativ, um den Erhalt bzw. die Wiedererlangung der größtmöglichen Selbständigkeit und Selbstbestimmung im Alter zu erzielen. Systematische wissenschaftliche Forschung konnte zeigen, dass ältere Menschen mindestens genauso erfolgreich psychotherapeutisch behandelt werden können wie jüngere.

Es bleibt zu hoffen, dass immer mehr Therapeuten die Notwendigkeit und Sinnhaftigkeit für Psychotherapie bei älteren Menschen entdecken, so dass in Zukunft eine bessere Versorgung dieser Patientengruppe möglich wird.

Literatur

Aroldt V, Schmidt EH (1990) Differentielle Typologie und Psychotherapie depressiver Erkrankungen im höheren Lebensalter – Ergebnisse einer epidemiologischen Untersuchung in Nervenarztpraxen. Zeitschrift für Gerontopsychologie und -psychiatrie 5, 17–24.

Atchley RC (1989) A continuity theory of normal aging. The Gerontologist 29, 183–190.

Baltes PB, Baltes MM (1990) Psychological perspectives on successful aging: the model of selective optimization with compensation. In: Baltes PB, Baltes MM (eds.) Successful aging: perspectives from the behavioral sciences. New York: Cambridge University Press, 1–34.

Baltes MM (1995) Verlust der Selbständigkeit im Alter: Theoretische Überlegungen und empirische Befunde. Psychol Rundschau 46, 159–170.

Baltes PB, Baltes MM, Freund AM, Lang FR (1999) The Measure of Selection, Optimization, and Compensation (SOC) by selfreport: Technical Report 1999. Berlin, Germany: Max Planck Institute for Human Development.

Baltes PB (2003) Das hohe Alter – mehr Bürde als Würde. Max Planck Forschung (Nr. 2), 15–19.

Basler H, Hüger D, Kunz R, Luckmann J, Lukas A, Nikolaus T, Schuler M (2006) Beurteilung von Schmerz bei Demenz (BESD). Der Schmerz 20, 519–526.

Beck AT, Kovacs M, Weissman A (1979) Assessment of suicidal intention: the Scale for Suicide Ideation. J Consult Clin Psychol 47 (2), 343–352.

Beck AT, Steer RA, Brown GK (1996) Beck Depression Inventory, 2nd ed. Manual. San Antonio: The Psychological Corporation.

Becker I, Hauser R (2004) Verteilung der Einkommen 1999–2003. Bericht zur Studie im Auftrag des Bundesministeriums für Gesundheit und soziale Sicherung. Frankfurt a. M.: Universität.

Beutel M, Will H, Völkl K, Rad M, Weiner H (1995) Erfassung der Trauer am Beispiel des Verlusts einer Schwangerschaft: Entwicklung und erste Ergebnisse zur Validität der Münchner Trauerskala. Psychotherapie, Psychosomatik, medizinische Psychologie 45, 295–302.

Bickel H (1999) Epidemiologie der Demenz. In: Förstel H, Bickel H, Kurz A (Hrsg.) Alzheimer Demenz. Grundlage, Klinik und Therapie. Berlin, Heidelberg: Springer.

Blazer DG (1997) Generalized anxiety disorder and panic disorder in the elderly: A review. Harvard Review of Psychiatry 5 (1), 18–27.

Bohlmeijer E, Smit F, Cuijpers P (2003) Effects of reminiscence and life review on late-life depression: a meta-analysis. International Journal of Geriatric Psychiatry 18, 1088–1094.

Bowlby J (1987) Verlust, Trauer und Depression. Frankfurt a. M.: Fischer Taschenbuch.

Bonanno GA, Kaltman S (2001) The varieties of grief experience. Clin Psychol Rev 5, 705–734.

Borkovec TD, Newman MG (1999) Worry and generalized anxiety disorder. In: Bellack AS, Hersen M, Salkovskis P (eds.) Comprehensive clinical psychology: Vol. 4 Adults: Clinical formulation and treatment. Oxford: Elsevier Science, 439–459.

Butler RN (1963) The life review: an interpretation of reminiscence in the aged. Psychiatry 26, 65–76.

Butler RN (1969) Age-ism: Another Form of Bigotry. The Gerontologist 9, 243–246.

Cattell RB (1957) Personality and motivation structure and measurement. New York: World Book.

Charlton R, Dolman E (1995) Bereavement: a protocol for primary care. British Journal of General Practice 45 (397), 427–430.
CIPS – Collegium Internationale Psychiatriae Scalarum (2005) Internationale Skalen für Psychiatrie. Göttingen: Beltz-Test.
Creamer M, Parslow R (2008) Trauma Exposure and Posttraumatic Stress Disorder in the Elderly: A CommunityPrevalence Study. American Journal of Geriatric Psychiatry 16 (10), 853–856.
Cuijpers P, Dekker J, Hollon SD, Andersson G (2009) Adding psychotherapy to pharmacotherapy in the treatment of depressive disorders in adults: a meta-analysis. J Clin Psychiatry 70 (9), 1219–1229.
Davis HS, Rockwood K (2004) Conceptualization of mild cognitive impairment: a review. International Journal of Geriatric Psychiatry 19, 313–319.
Diehl M, Xoyle N, Labouvie-Vief G (1996) Age and sex differences in strategies of coping and defense across the life span. Psychol Aging 11/1: 127–139.
Diel J, Kurz A (2003) Innovative kausale Therapieverfahren. In: Förstl H (Hrsg.) Antidementiva. München, Jena: Urban & Fischer, 211–230.
Diel J, Kurz A (2004) Psychotherapeutische Strategien bei Demenz und anderen organisch bedingten psychischen Störungen des höheren Lebensalters. In: Leibing E, Hiller W, Sulz SKD (Hrsg.) Lehrbuch der Psychotherapie, Band 3. Verhaltenstherapie. München: CIP-Medien, 169–177.
Dilling H, Mombour W, Schmidt MH (2000) Internationale Klassifikation psychischer Störungen: ICD–10, Kapitel V (F); Klinisch-diagnostische Leitlinien. Bern: Huber.
Erhardt T, Plattner A (1999) Verhaltenstherapie bei Morbus Alzheimer. Göttingen: Hogrefe.
Erikson EH (1966) Identität und Lebenszyklus. Frankfurt am Main: Suhrkamp Taschenbuch Verlag. 1. Auflage 1973, 55–123.
Erlemeier N (2001) Suizidalität und Suizidprävention im Alter. Schriftenreihe des Bundesministeriums für Familie, Senioren, Frauen und Jugend, Band 212. Stuttgart: Kohlhammer.
Erzigkeit H, Lehfeld H (2010): Die Bayer ADL-Skala (B-ADL). Eine Skala zur Erfassung von Beeinträchtigungen der Alltagskompetenz bei älteren Patienten mit Einbußen der kognitiven Leistungsfähigkeit. Manual. Frankfurt a. M.: Pearson.
Faschingbauer TR (1981) Texas revised inventory of grief manual. Houston: Honeycomb Publishing.
Favaro A, Tenconi E, Colombo G, Santonastaso P (2006) Full and partial post-traumatic stress disorder among Worl War II prisoners of war. Psychopathology 39, 187–191.
Favre-Morandi C, Ruegger-Frey B, Grob D, Weinheimer B (2011) Kognitive Verhaltenstherapie in der Akutgeriatrie – Sturzangst, Anpassungsstörung und Angehörigenberatung von dementen Menschen. Psychotherapie im Alter 1/8. Jg. 2011, 41–43.
Fischer T (2009) Entwicklung eines Instruments zum Assessment von Schmerzen bei alten Menschen mit schwerer Demenz. Dissertation, Medizinische Fakultät Charité – Universitätsmedizin Berlin. http://www.charite.de/pvf/projekte/demenz.html.
Fisseni HJ (1990) Lehrbuch der psychologischen Diagnostik. Göttingen: Verlag für Psychologie.
Folstein MF, Folstein SE, McHugh PR (1975) Mini-mental-state. A practical method for grading the cognitive state of patients for the clinician. Psychiatr Res 12, 189–198.
Fooken I (1990) Zur Intimitätsentwicklung älterer Ehepaare aus der Perspektive der Lebensspanne. In: Schmitz-Scherzer E, Kruse A, Olbrich E (Hrsg.) Altern – ein lebenslanger Prozess der sozialen Interaktion. Darmstadt: Steinkopff Verlag, 209–221.
Forstmeier S, Uhlendorff H, Maercker A (2005) Diagnostik von Ressourcen im Alter. Zeitschrift für Gerontopsychologie und -psychiatrie 18, 227–257.
Franke GH (2002) SCL-90-R – Die Symptom-Checkliste von Derogatis – Deutsche Version. Göttingen: Betz Test GmbH.
Fried LP, Tangen CM, Walston J, Newman AB, Hirsch C, Gottdiener J (2001) Frailty in older adults: evidence for a phenotype. J Gerontol A Biol Sci Med Sci 56 (3), 146–156.
Füsgen I (2004) Geriatrie. Grundlagen und Symptome, Band 1, 4. Auflage. Stuttgart: Kohlhammer.

Garner J (2003) Psychotherapies and older adults. Australian and New Zealand Journal of Psychiatry 37 (5), 537.

GEK (2007) GEK-Report ambulant-ärztliche Versorgung 2007. Schriftenreihe zur Gesundheitsanalyse 59. St. Augustin: Asgard-Verlag.

Görgen T, Herbst S, Kotlenga S, Nägele B, Radebold S (2009) Kriminalitäts- und Gewalterfahrungen im Leben älterer Menschen. Zusammenfassung wesentlicher Ergebnisse einer Studie zu Gefährdungen älterer und pflegebedürftiger Menschen. Bundesministerium für Familie, Senioren, Frauen und Jugend. Berlin.

Grigsby AB, Anderson RJ, Freedland KE, Clouse RE, Lustman PJ (2002) Prevalence of anxiety in adults with Diabetes: a systematic review. J Psychosom Res 53, 1053–1060.

Grond E (1997) Altenpflege ohne Gewalt. Hannover: Vincentz Network.

Hasenbring M (1994) Kieler Schmerz-Inventar (KSI). Bern: Huber.

Hautzinger M, Bailer M (1993) Allgemeine Depressionsskala (ADS). Göttingen: Beltz Test Gesellschaft.

Hautzinger M, Bailer M (1994) Das Inventar Depressiver Symptome (IDS). Weinheim: Beltz Test.

Hautzinger M (2000) Depression im Alter. Weinheim: Beltz.

Havighurst RJ (1948) Developmental Tasks and Education. New York.

Heidenblut S, Zank S (2010) Entwicklung eines neuen Depressionsscreenings für den Einsatz in der Geriatrie. Die »Depression-im-Alter-Skala« (DIA-S). Zeitschrift für Gerontologie und Geriatrie 43 (3), 170–176.

Herschbach P, Berg P, Dankert A, Duran-Atzinger G, Engst-Hastreiter U, Waadt S, Keller M, Henrich G (2005) Fear of Progression in Diabetes Mellitus, Cancer and Chronic Arthritis – Psychometric Properties of the Fear of Progression Questionnaire (FoP-Q). J Psychosom Res 58, 505–511.

Herschbach P, Berg P, Waadt S, Duran G, Engst-Hastreiter U, Henrich G, Book K, Dinkel A (2010 a) Group Psychotherapy of Dysfunctional Fear of Progression in Patients with Chronic Arthritis or Cancer. Psychother Psychosom 79, 31–38.

Herschbach P, Book Km Dinkel A, Berg P, Waadt S, Duran G, Engst-Hastreiter U, Henrich G (2010 b) Evaluation of two Group Therapies to Reduce Fear of Progression in Cancer Patients. Support Care Cancer 18, 471–479.

Hessel A, Geyer M, Gunzelmann T, Schumacher J, Brähler E (2003) Somatoforme Beschwerden bei über 60-Jährigen in Deutschland. Zeitschrift für Gerontologie und Geriatrie 36, 287–296.

Heuft G, Kruse A, Radebold H (2006) Lehrbuch der Gerontopsychosomatik und Alterspsychotherapie, 2. Auflage. München: Reinhardt.

Hirsch RD (1990) Psychotherapie im Alter: Geht das noch? Psychologie Heute 17 (2), 62–67.

Hirsch RD (1999) Psychotherapie kennt keine Altersgrenzen. Neuropsychiatrische Nachrichten 5, 9–16.

Hirsch RD (2001) Misshandlung und Gewalt an alten Menschen. Notfallmedizin 27, 324–328.

Hirsch RD (2009) Zur Psychotherapie. In: Förstl H (Hrsg.) Demenzen in Theorie und Praxis. Heidelberg: Springer, 367–382.

Horowitz MJ, Siegel B, Holen A, Bonanno GA (1997) Diagnostic criteria for complicated grief disorder. American Journal of Psychiatry, 154 (7), 904–910.

Houx PJ, Kreeling FW, Jolles J (1991) Age-associated cognitive decline is related to biological life events. In: Iqbal K, McLachlin DRC, Winblad B, Wisniewski HM (Hrsg.) Alzheimer's disease: Basic mechanisms, diagnosis and therapeutic strategies. Chichester UK: Wiley, 353–358.

Ihl R, Grass-Kapanke B, Lahrem P (2000) Entwicklung und Validierung eines Tests zur Früherkennung der Demenz mit Depressionsabgrenzung (TFDD). Fortschr Neuro Psychiatr 68, 413–422.

Illhardt FJ (1995) Ageism im Umgang mit alten Menschen und seine Auswirkungen auf die therapeutische Beziehung. Zeitschrift für Gerontopsychologie und -psychiatrie 8, ½, 9–16.

Juurlink DN, Herrmann N, Szalai JP, Kopp A, Redelmeier DA (2004) Medical illness and the Risk of Suicide in the Elderly. Archives of Internal Medicine 164, 1179–1184.

Kalbe E, Kessler J, Calabrese P (2004) DemTect: a new, sensitive cognitive screening test to support the diagnosis of mild cognitive impairement and early dementia. Int J Geriatr Psychiatry 19, 136–143.

Kast V (1985) Trauern. Phasen und Chancen des psychischen Prozesses. Stuttgart: Kreuz.

Keller MB, McCullough JP, Klein DN, Arnow B, Dunner DL, Gelenberg AJ, Markowitz JC, Nemeroff CB, Russell JM, Thase ME, Trivedi MH, Zajecka J (2000) A comparison of nefazodone, the cognitive behavioral-analysis system of psychotherapy, and their combination for the treatment of chronic depression. N Engl J Med 342, 1462–1470.

Kröner-Herwig B (2007) Schmerz – eine Gegenstandsbeschreibung. In: Kröner-Herwig B, Frettlöh J, Klinger R, Nilges P (Hrsg.) Schmerzpsychotherapie, 6. Auflage. Heidelberg: Springer, 7–20.

Köller M (2008) Muskel- und Gelenkerkrankungen im Alter. In: Böhmer F, Füsgen I (Hrsg.) Geriatrie. Wien, Köln, Weimar: Böhlau, 437–446.

Kubany ER (1998) Cognitive Therapy for trauma-related guilt. In: Folette VM, Ruzek JI, Abueg R (Eds.) Cognitive-behavioral therapies for trauma. New York: Guilford Press.

Kübler-Ross E (1971) Interviews mit Sterbenden. Zürich: Kreuz.

Kunz R (2000) Schmerzerfassung bei Patienten mit Kommunikationsstörungen, Erfahrungen mit dem Instrument Doloplus©. Zeitschrift Infokara Nr. 2.

Kunz M, Lautenbacher S (2003) Einfluss der Alzheimer-Erkrankung auf die Schmerzverarbeitung. Fortschritte Neurol Psychiat 71, 1–8.

Lang FR (1998) Einsamkeit, Zärtlichkeit und subjektive Zukunftsorientierung im hohen Alter: Eine Untersuchung zur Sozio-emotionalen Selektivitätstheorie. Zeitschrift für Klinische Psychologie 27, 98–104.

Lang FR, Carstensen LL (1998) Social relationships and adaption in late life. In Edelstein B (Ed.) Comprehensive Clinical Psychology. Vol. 7: Gerontopsychology, 55–72. Oxford: Elsevier Science.

Laux L, Glanzmann P, Schaffner P, Spielberger CD (1981) Das State-Trait-Angstinventar. Weinheim: Beltz.

Leitlinie der Deutschen Gesellschaft für Allgemeinmedizin und Familienmedizin (2005) Pflegende Angehörige, 1–19.

Löwe H (1970) Einführung in die Lernpsychologie des Erwachsenenalters. Berlin: Deutscher Verlag der Wissenschaften.

Maercker A (1998) Posttraumatische Belastungsstörungen: Extrembelastungsfolgen bei Opfern politischer Gewalt. Lengerich: Pabst.

Maercker A, Schützwohl M (1998) Erfassung von psychischen Belastungsfolgen: Die Impact of Event Skala – revidierte Version. Diagnostica 44, 130–141.

Maercker A (2000) Psychotherapie (Verhaltenstherapie) von Angststörungen im Alter. Nervenheilkunde 3, 3–5.

Maercker A (Hrsg.) (2002) Alterspsychotehrapie und klinische Gerontopsychologie. Berlin: Springer.

Maercker A (2003) Alterspsychotherapie: Aktuelle Konzepte und Therapieaspekte. Psychotherapeut 48, 132–149.

Maercker A, Forstmeier S, Wagner B, Glaesmer H, Brähler E (2008) Posttraumatische Belastungsstörungen in Deutschland. Ergebnisse einer gesamtdeutschen epidemiologischen Untersuchung. Nervenarzt 79, 577–586.

Maercker A (2009) Lebensrückblicksinterventionen als wirksame Alterspsychotherapietechniken. Ärztliche Psychotherapie und Psychosomatische Medizin 4, 10–17.

Margraf J, Ehlers A (2007) Das Beck Angst-Inventar (BAI) – Manual. Deutsche Bearbeitung. Frankfurt a. M.: Harcourt Test Services GmbH.

Matsakis AM (1994) Posttraumatic Stress Disorder: A Complete Treatment Guide. Oakland, CA: New Harbinger Publications.

McEwan K, Donnelly M, Robertson D, Hertzman C (1991) Mental health problems among Canada's seniors: Demographic and epidemiologic considerations. Departement of National Health and Welfare, Mental Health Division, Ottawa.

Mehnert A, Herschbach P, Berg P, Henrich G, Koch U (2006) Progredienzangst bei Brustkrebspatientinnen – Validierung des Progredienzangstfragebogens PA-F-KF. Z Psychsom Med Psyc 52, 274–288.
Menning S (2004) Die Zeitverwendung älterer Menschen und die Nutzung von Zeitpotenzialen für informelle Hilfeleistungen und bürgerschaftliches Engagement. Expertise im Auftrag der Sachverständigenkommision 5. Altenbericht der Bundesregierung. Bamberg.
Morris JC, Heyman A, Mohs RC (1989) The Consortium to Establish a Registry for Alzheimer's Disease (CERAD. Part I. Clinical and neuropsychological assessment of Alzheimer's disease. Neurology 39, 1159–1165.
Morris JC (1993) The Clinical Dementia Rating (CDR): Current version and scoring rules. Neurology 43, 2412–2414.
National Safety Council (1996) Accident facts. Chicago: National Safety Council.
Neimeyer RA (1998) Lessons of loss. A guide to coping. New York: McGraw-Hill.
Niederfranke A (1991) Ältere Frauen in der Auseinandersetzung mit Berufsaufgabe und Partnerverlust. Stuttgart: Kohlhammer.
Noll HH, Schöb A (2001) Lebensqualität im Alter. Expertise im Auftrag der Sachverständigenkommission 4. Altenbericht der Bundesregierung. Mannheim.
Oswald WD, Engel S (2006) Prävention. In: Oswald WD, Lehr U, Sieber C, Kornhuber J (Hrsg.) Gerontologie. Stuttgart: Kohlhammer, 149–153.
Ott A, Breteler MM, van Harskamp F (1995) Prevalence of Alzheimer's disease and vascular dementia: association with education. The Rotterdam Study. British Medical Journal 310, 970–973.
Palmore EB (1999) Ageism – Negative and Positive. New York: Springer.
Peters M (2008) Alter und Psychotherapie – von der Annäherung zweier Fremder. Psychotherapie im Dialog 9, 5–12.
Pfingsten M, Hildebrand J (2007) Rückenschmerzen. In: Kröner-Herwig B, Frettlöh J, Klinger R, Nilges P (Hrsg.) Schmerzpsychotherapie, 6. Auflage. Heidelberg: Springer, 405–425.
Petersen RC, Smith GE, Waring SC, Ivnik RJ, Tangalos EG, Kokmen E (2001) Mild Cognitive Impairment: Clinical characterisation and outcome. Archives of Neurology 56, 303–308.
Pines A, Aronson E, Kafry D (2006) Ausgebrannt: Vom Überdruss zur Selbstentfaltung. Stuttgart: Klett-Cotta.
Pinquart M (1998) Wirkungen psychosozialer und psychotherapeutischer Interventionen auf das Befinden und das Selbstkonzept im höheren Erwachsenenalter – Ergebnisse von Metaanalysen. Zeitschrift für Gerontologie und Geriatrie 31, 120–126.
Pinquart M, Forstmeier S (2012) Wirksamkeitsforschung. In: Maercker A, Forstmeier S (Hrsg.) Der Lebensrückblick in Therapie und Beratung, 47–63. Berlin: Springer.
Prigerson HG, Maciejewski PK, Newson J, Reynolds CFI, Frank E, Bierhals EJ, Miller M, Fasicka A, Doman J, Houck PR (1995) The inventory of complicated grief: A scale to measure certain maladaptive symptoms of loss. Psychiatric Research 59, 65–79.
Prigerson HG, Maciejewski PK (2006) A call for a sound empirical testing and evaluation of criteria for Complicated Grief proposed for DSM-V. Omega, 52, 9–19.
Reid M, Otis J, Barry LC, Kerns RD (2003) Cognitive-behavioural Therapy for chronic low back pain in older persons: A preliminary study. Pain Medicine 4 (3), 223–230.
Reisberg B, Ferris SH, De Leon MJ, Crook T (1982) The Global Deterioration Scale (GDS). An instrument for the assessment of primary degenerative dementia. American Journal of Psychiatry 139, 1136–1142.
Rief W, Hiller H (2008) SOMS – Screening für Somatoforme Störungen, 2. Vollständig überarbeitete und neu normierte Auflage. Göttingen: Hogrefe.
Rix S (1995) Employment. In: Maddox G (Ed.) The encyclopedia of aging. New York: Springer.
Rösler A, Billino J, Kleinschmidt A, Steinmetz H (2004) Neuropsychological Diagnosis and Cognitive Profiles on Dementia. Akt Neurol 31, 490–497.
Rowe JW, Kahn RL (1998) Succesful Aging. New York: Pantheon Books.
Rybarczyk B, Bellg A (1997) Listening to life stories: A new approach to stress intervention in health care. New York: Springer.

Salmon DP, Thal LJ, Butters N, Heindel WC (1990) Longitudinal evaluation of dementia of the Alzheimer type: a comparison of 3 standardized mental status examinations. Neurology 40, 1225–1230.

Saß H, Wittchen HU, Zaudig M, Houben I (1998) Diagnostische Kriterien des Diagnostischen und statistischen Manuals psychischer Störungen DSM-IV (Deutsche Bearbeitung). Göttingen: Hogrefe.

Schäufele M, Bickel H, Weyerer S (1999) Predictors of mortality among demented elderly in primary care. International Journal of Geriatric Psychiatry 14, 946–956.

Schelling HR (2005) Demenz als Krankheit und Diagnose: Mentale Repräsentationen und Einstellungen. In: Martin M, Schelling HR (Hrsg.) Demenz in Schlüsselbegriffen. Bern: Huber, 75–100.

Schmidtke A, Sell R, Löhr C (2008) Epidemiologie von Suizidalität im Alter. Zeitschrift für Gerontologie und Geriatrie 41, 3–13.

Schramm E, Caspar F, Berger M (2006) Spezifische Therapie für chronische Depression. Der Nervenarzt 3, 355–371.

Schuler M, Becker S, Kaspar R, Nikolaus T, Kruse A, Basler H (2007) Psychometric properties of the German »Pain Assessment in Dementia Scale« (PAINAD-G) in nursing home residents. J Am Med Dir Assoc 8, 388–395.

Schuler M (2009) Schmerzassessment bei Menschen mit Demenz – eine Übersicht. Psychotherapie im Alter 4/6., Jg. 2009, 479–491.

Segal Z, Williams M, Teasdale J (2002) Mindfulness-Based Cognitive Therapy for Depression: A new Approach to Preventing Relapse. New York: Guilford. Dt.: Achtsamkeitsbasierte kognitive Therapie der Depression. Ein neuer Ansatz zur Rückfallprävention. Tübingen: Deutsche Gesellschaft für Verhaltenstherapie.

Seligman ME (1975) Helplessness: On depression, development, and death. Freemann: San Francisco.

Six F (1992) Epidemiologie des Sturzes und der Hüftfraktur. Schweiz Rundsch Med (Praxis) 81 (46), 1378–1382.

Snell FI, Padin-Rivera E (1997) Post-traumatic stress disorder and the elderly combat veteran. J Gerontol Nurs 23 (10), 9–13.

Stanley M, Beck J, Zebb B (1996) Psychometric properties of four anxiety measures in older adults. Behav Res Ther 34, 827–838.

Statistisches Bundesamt (2008) Todesursachenstatistik. Wiesbaden.

Statistisches Bundesamt (2012) Pflegestatistik 2011, Ländervergleich – Pflegebedürftige. Wiesbaden.

Staudinger UM, Freund AM, Linden M, Maas I (1999) Selbst, Persönlichkeit und Lebensgestaltung im Alter: Psychologische Widerstandsfähigkeit und Vulnerabilität. In: Mayer H, Baltes PB (Hrsg.) Die Berliner Altersstudie. Berlin: Akademie.

Staudinger UM (2000) Viele Gründe sprechen dagegen, und trotzdem geht es vielen Menschen gut: Das Paradox des subjektiven Wohlbefindens. Psychologische Rundschau 51, 185–197.

Steil R, Ehlers A (2000). Die Posttraumatische Diagnose Skala (PDS). Göttingen: Hogrefe.

Steinhagen-Thiessen E, Borchelt M (1996) Morbidität, Medikation und Funktionalität im Alter. In: Mayer KU, Baltes PB (Hrsg.) Die Berliner Altersstudie. Berlin: Akademie, 151–183.

Straus MA (1990) The Conflict Tactics Scale and its critics: An evaluation and new data on validity and reliability. In: Straus MA, Gelles RJ (eds.) Physical violence in American families: Risk factors and adaptions to violence in 8,145 families. New Brunswick, NJ: Transaction Publishing, 49–73.

Stroebe M, Stroebe W, Hansson R (1993) Theory, research and intervention. New York: Cambridge University Press.

Teegen F, Meister V (2000) Traumatische Erfahrungen deutscher Flüchtlinge am Ende des II. Weltkrieges und heutige Belastungsstörungen. Z Gerontopsychol Psychiatrie 13, 112–124.

Twerski A (1988) Medical illness and anxiety. In: Last C, Hersen M (eds.) Handbook of anxiety disorder. New York: Pergamon, 564–570.

Volicer L, Camberg L, Hurley A, Ashley J, Woods P, Ooi WL, McIntyre K (1999) Dimensions of Decreased Psychological Well-Being in Advanced Dementia. Alzheimer's Disease and Associated Disorders 13 (4), 192–201.

Waadt S, Duran G, Berg P, Herschbach P (2011) Progredienzangst. Manual zur Behandlung von Zukunftsängsten bei chronisch Kranken. Stuttgart: Schattauer.Walter U, Schwartz FW (2001) Gesundheit der Älteren und Potenziale der Prävention und Gesundheitsförderung. In: Deutsches Zentrum für Altersfragen (Hrsg.) Personale, gesundheitliche und Umweltressourcen im Alter. Expertisen zum dritten Altenbericht der Bundesregierung, Band 1. Opladen: Leske und Budrich, 145–251.

Watzlawick P (2000) Anleitung zum Unglücklichsein. 21. Auflage. München: Piper.

Wechsler D (1944) The measurment of adult intelligence. Baltimore: Williams & Witkins.

Wettstein A (2005) Umgang mit Demenzkranken und Angehörigen. In: Martin M, Schelling HR (Hrsg.) Demenz in Schlüsselbegriffen. Bern: Huber, 101–153.

Wolfersdorf M (2000) Suizidalität – Begriffsbestimmung und Grundzüge der notfallpsychiatrischen Suizidprävention. Psycho 26, 319–325.

Wolfersdorfer M, Etzersdorfer E (2011) Suizid und Suizidprävention. Stuttgart: Kohlhammer.

Worden JJ (2000) Beratung und Therapie in Trauerfällen. Bern: Huber.

Yehuda R, Bierer L, Schmeidler J, Aferiat DH, Breslau I, Dolan S (2000) Low cortisol and risk for PTSD in adult offspring of Holocaust survivors. Am J Psychiatry 157, 1252–1259.

Yesavage JA, Brink TL, Lum O, Huang V, Adey M (1983) Development and validation of a geriatric depression scale. A preliminary report. Journal of Psychiatric Research 17, 37–49.

Zank S (2002) Einstellungen alter Menschen zur Psychotherapie und Prädiktoren der Behandlungsbereitschaft bei Psychotherapeuten. Verhaltensther. Verhaltensmed. 23,181–194.

Zank S, Schacke C (2007) Abschlußbericht der Phase 2 der »Längsschnittstudie zur Angehörigenbelastung durch die Pflege demenziell Erkrankter« (LEANDER). Bonn: Bundesministerium für Familie, Senioren, Frauen und Jugend.

Zimmermann T, Alsleben M, Heinrichs N (2012) Progredienzangst gesunder Lebenspartner von chronisch erkrankten Patienten. Psychother Psych Med 62, 344–351.

Znoj H (2004) Komplizierte Trauer. Göttingen: Hogrefe.

Stichwortverzeichnis